ヨガだからできる幸福感の高め方

感覚をチューンナップ
体と心を
踊らせる！

中村尚人 著
理学療法士
ヨガインストラクター

BAB JAPAN

はじめに

突然ですが皆さんが「幸せを感じる」時はどんな時でしょうか？　少しの間だけ考えてみて下さい。可能なら書き出してみるといいですね。○○した時とか、○○された時とか出てくると思います。「幸せを感じる」というのが実はポイントで、感じるということは、身体を通して実感していることです。この時の「幸せを感じる」というのは、快適な状態である「気持ちいい」に言い換える事ができます。

褒め言葉をかけられて気持ちいいという「心」の状態でも表現はできますが、基本的に気持ちいいは「体」の状態です。暖かいお風呂や布団に入った時、空腹が満たされお腹いっぱいになった時、好きな人と抱き合った時のぎゅっとされる感じなど、体が快適だと感じた時、「気持ちいい」状態となり、それを心が「幸せ」だと実感するのです。

赤ちゃんには、まだ自我はありませんが、快不快という原始的な情動はあります。それは、お腹が減った、オムツが気持ち悪い、放っておかれてつまらないなどのまさに身体が感じる感覚です。親はその不快な状態を察して、おっぱいをあげ、オムツを交換し、抱っこして揺すります。この不快を取り払ってくれて快適な状態を作ってくれる経験が、安心を作り出し、成長とともに高次な信頼や喜びになっていきます。

身体倫理学を提唱された春木豊氏はこうおっしゃっています。「体の緊張のない心の緊張はないし、心の緊張のない体の緊張はないのである。」と（『動きが心を作る 身体心理学への招待』春木豊、2011、講談社現代新書）。心をメタファーとし、体こそが実態を持ったリアルな心の元であるという主張です。春木先生は生物学・進化学的な視点から身体を整えることの方が、カウンセリングなどの言葉で心を整えようとする方法よりも本質的であると確信されていました。現代は過去にないほどの情報化社会で、脳が優位になってきています。養老孟司氏やC・W・ニコル氏は『身体を忘れた日本人』という本を出すほどこの異常な状態に警笛を鳴らされています（『「身体」を忘れた日本人』養老孟司、C・W・ニコル、2015、山と渓谷社）。日本人の身体性が低下してきているというのです。自然を管理し統制された都市社会では、頭で分かった気になっている事が多く体で感じるという体験（身体知）が圧倒的に低下しています。子どもによる犯罪を見ても、人の痛みが理解できないような共感の欠如が見て取れます。

私は過去に12年間理学療法士として、病院や介護施設などで臨床をしてきました。その中で、リハビリテーションで体の機能は順調に回復するのに、心は回復せずにずっと閉ざしたままという方を何名か経験することがありました。体の専門家として、作業療法士や臨床心理士のように心に対応できないもどかしさを感じていました。また、自分自身もストレスで胃炎になり、胃薬なしでは仕事ができないようになったこともあり、「心身相関」という大きなキーワードが自分の課題となっていきました。そこからヨガに出会い、そして春木先生の提唱される理論に完全に同意し、２０１１年に八王子でヨガスタジオ「タクトエイト」を立ち上げ、予防医学を啓蒙すると同時に、体から心を調整する方法にのめり込むことになります。

本書では、私が30年間合気道やヨガの実践を通して培った感性の調整技術を理学療法や様々な科学の視点を踏まえて解説します。この技術を習得することで「気持ちいい」という感じる力を高め、それによって幸せをより実感できるようになることでしょう。また、中には感じる力が高過ぎる方もいます。そのような方々にとっては、その感性を下げて、過剰に反応しなくなる方法をお伝えします。割合としては、感性を高める技術が多いですが、「幸せになるためには感じる技術が役に立つ」という感性の調整法を提唱します。武道家や身体技法を探究されている方々にとっては、感性を高めることで、より繊細なレベルで心身を調整するための参考として活用いただけたら幸いです。

解説の中では多くの論文を参照しますが、実技については研究などで確かめられたものではなく、あくまでも経験上の考察になっていることに関してはご了承ください。今後、各種専門家や研究者によって、最善な技法が特定されることを望みます。

春木先生に「誰もが簡単にリラックスできる方法を作りなさい。」と宿題を出されてから約10年。僕としては、ようやく先生に初回レポートを届けられそうです。

２０２３年９月

中村尚人

目次

★第1章　感性とは？　53

第4章 センスを下げる鍛錬アーサナ10選 ―― 169

第5章 感性を高めるヨガ以外の方法

【連動した複合的な動きで自分の体と繋がる】

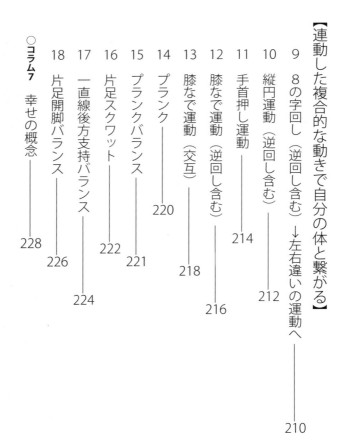

序章

〝幸福感〟とは何か？

1 自分の幸福度を測ってみよう

WHO（世界保健機関）では幸福度を測定する質問紙法調査を作成しています。The WHO-5 Well-being Index と言います（https://www.psykiatri-regionh.dk/who-5/Pages/default.aspx）。日本語版もあります。早速、測定してみましょう。まずは現在の自分の幸福度を数値化して、幸福について考える素材にしてみましょう。

粗点の範囲は0～25点で、0点はQOLが最も不良であることを示しており、25点は最も良好であることを示しています。0～100点の百分率スコアを求めるためには、粗点に4をかけます。

解釈としては、粗点で13点未満であるか、5項目のうちのいずれかに0または1の回答があるときには、精神的健康状態が低いことを示し、大うつ病（ICD-10）調査票（Major Depression Inventory）を実施することが奨励されています。

変化のモニタリングとしては、百分率スコアを用いて、10％の差が認められる場合には、有意

The WHO-5 question

「５つの設問について過去２週間において最も当てはまるものを示して下さい。

	最近２週間は、	いつも	ほとんどいつも	半分以上の時間を	半分以下の時間を	ほんのたまに	まったくしない
1	明るく、楽しい気分で過ごした。	5	4	3	2	1	0
2	落ち着いた、リラックスした気分で過ごした。	5	4	3	2	1	0
3	意欲的で、活発的に過ごした。	5	4	3	2	1	0
4	ぐっすりと休め、気持ちよくめざめた。	5	4	3	2	1	0
5	日常生活の中に、興味あることがたくさんあった。	5	4	3	2	1	0

「スコアリングの原則：０～25の範囲の未加工スコアに４を掛けて、想像できる最悪の幸福度を表す０から、想像できる最高の幸福度を表す100までの最終スコアを与えます。

な変化として捉えられています。

また、臨床的には、うつ病のスクリーニングとしてカットオフスコア50以下が妥当とされています。(Christian Winther Topp, The WHO-5 Well-being Index: A Systematic Review of the Literature. Psychotherapy and Psychosomatics, Vol.84, Issue3, 2015)

いかがでしたでしょうか。満点取れましたか？　あくまでも２週間という短期的なものですが、可能な限り高い点数を維持したいですね。

その他の幸福感に関する有名な評価では、他にも幸福学者のエド・ディーナー氏による人生満足尺度（SWLS：Satisfaction with Life Scale）や、心理学者のソニア・リュボミアスキー氏が開発した主観的幸福感尺度（SHS：Subjective Happiness Scale）というテストバッテリーもあります。ＳＷＬＳは自分の人生を理想や満足という視点でどう捉えているかという5つの問いからなっており、やや俯瞰した感覚です。ＳＨＳは4項目からなり、自分が幸福か不幸かを直球で聞く内容で、やや漠然とした概念的なものです。下記のリンク先のサイトで確認できますので、興味のある方はご自分の幸福度を数値化してみて下さい。

- SWLS：https://eddiener.com/scales/7
- SHS：https://sonjalyubomirsky.com/subjective-happiness-scale-shs/

❷ 幸福とは何か？

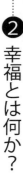

幸福度というものがどのような構成要素から捉えられるのかを国連がまとめた「WHR : The World Happiness Report（https://worldhappiness.report）2023」から見てみたいと思います。

このＷＨＲによると、幸福度に影響する要素として、以下の８項目を上げています。

①身体的及び精神的健康
②人間関係（家族、職場、地域）
③収入と雇用
④向社交性や信頼を含む人格的美徳
⑤ソーシャルサポート
⑥個人の自由
⑦汚職の欠如
⑧効果的な政府

このように、幸福に関する要因は多因子であり、ひとつで結論が出せるようなものではありません。１番の身体的、精神的な健康は確かに幸福感に直結していそうです。２番の人間関係も不良であれば辛くなります。ヒトは群をなす動物ですから、人間関係は昔は生存的に、今は社会的に大きな比重となります。3番の仕事も収入という生活に直結する側面でも、生きがいという生きる意味の側面でも幸福感には影響するでしょう。

4番は「人格的美徳」とあるのが興味深いです。何を美徳とするかは文化によって異なりますので、ここはそれぞれの文化の中での美徳ということではないでしょうか。自己主張が強く、白黒はっきりする国と、日本のように和を重んじて世間体などの全体的な常識に重きを置いて、ある意味で曖昧さもよしとする国では、相当美徳という価値観は異なりそうです。

5番のソーシャルサポートは、隣の芝は青く見えますので、北欧などの社会福祉の充実した国家などと比較すれば、日本は足りないと嘆いてしまいますが、日本は、世界に誇れる皆保険制度に生活保護などの社会保障があります。市区町村の公的な制度も充実していると言えそうです。

6番の個人の自由は、職業選択の自由や表現の自由も日本では憲法で守られていますね。7番の汚職は、他国に比べたらカルテルの禁止（独占禁止法）もありますし、賄賂も昔はあったでしょうが、今は相当厳しいと思えます。

8番の効果的な政府というと、日本は高齢者ばかりで、女性議員数も少なく、世襲政治家も多いと自慢できたものではありませんが、戦争している国ではないですし、クーデターでできた軍

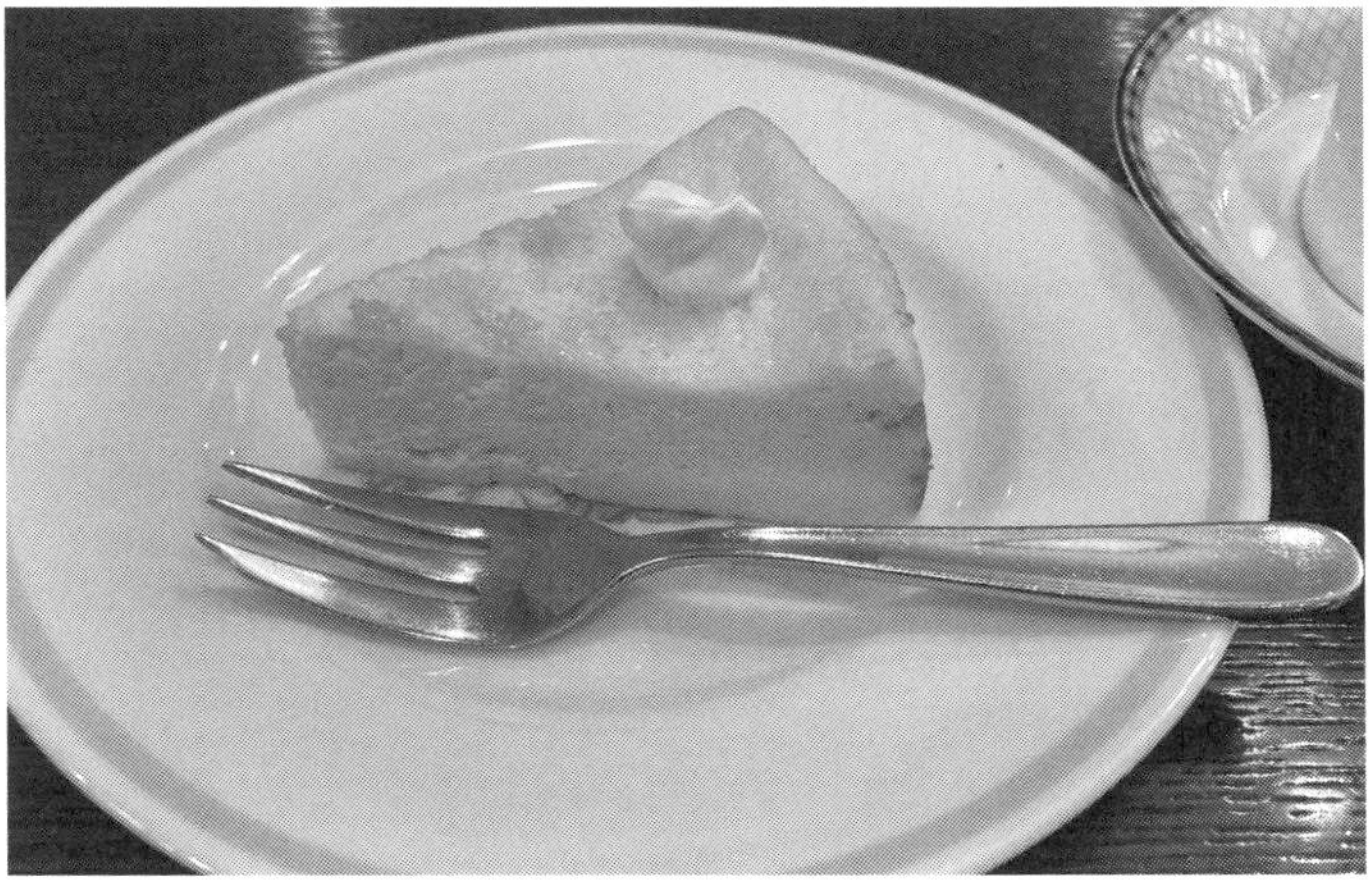

事政権に比べれば国の属国とはいえ一応民主主義のまともな国の方だと思います。

国のあり方が幸福感に影響を及ぼすことは容易に想像できます。戦争をしている国の国民に何を望んでいるかと問うと、「普通の日常」、「平和」と答えるそうです。確かに、不安定な国内情勢で幸せを実感することは難しいでしょう。幸せを感じる前に、死なないようにしなければいけないという毎日なのですから。ただこれは自分一人でどうにかなるものではないですね。政治的に民主主義であれば、まともな政治家を選ぶその一票しかできません。ただ、こういうことも国民の幸福感に繋がっていると思うと、投票率の低い日本は、自分の幸福について他人任せと言われてもしようがないかもしれません。

経済も、日本では生活保護などで健康で文化的な最低限度の生活を営む権利を憲法25条で定めていますが、そのような制度や理念のない国ももちろんあるでしょう。日本でも貧困という問題は表面化しているものの、先進国であることには間違いなく、経済の途上国と比較するならばGDPを見ても世界有数な裕福な国であることは間違いないです。

日本は国の裕福度や社会制度的、憲法による人権保障的には満たされているにも関わらず、人間関係で悩み、精神的な不調を抱える人が多いのも事実です。そこには、上下関係の複雑さや受験戦争などのプレッシャー、さらに島国ならではの人種としての多様性の欠如による同調圧力なども関係しているのかもしれません。

国や経済をすぐに変えることはできませんが、身体的、精神的健康は各種運動、瞑想法などの実際の技法によって自分でもなんとかできる可能性があります。また、人間関係も何もできないということはなさそうです。環境を変えたり、自身の物事の捉え方を変えたり、できることを試してみる価値はあります。特に私は日本に関して、身体を基礎とした感じる力が低下してることが、現代の幸福度の低下に関係していると思っています。本書で紹介するヨガ的な実践法を多くの方に試して欲しいなと思います。

子安増生らは、先に挙げたWHOの要素ではなく、幸福感を有能感（自分自身が何事かを成し遂げられる感覚）、生命感（孤独ではなく繋がっている感覚）、達成感（努力が報われた感覚）の3軸で捉えて、13国を対象にインターネットを使った質問紙調査を行なっています。

その結果では、いずれにおいても日本や韓国は低く、メキシコやブラジルなどのラテン系は高くなっていました。ラテン系では、独居率が日本の20％に対して5％と低いそうです。別の研究では、自殺率が日本が10万人当たり約20人なのに比べラテン系は約4～6人と低いことが報告されています。さらに日本では信仰を持っていない人が約80％なのに対し、ラテン系は信仰を持っている人が約80％と真逆だったそうです（子安増生他、幸福感の国際比較研究‐13ヵ国のデータ、Japanese Psychological Review，2012, Vol.55, No.1, 70-89）。この結果も幸福を感じる要素として、個人の感覚に焦点を当てたものとして参考になります。

繋がりが重要であることは、群れる動物という点では当然必要な項目です。繋がるのはもちろん人間同士が中心ですが、動物や木々などの他の生物との繋がりもあるでしょうし、もっと広げれば宇宙や自然全体などとの間にも存在するのではないでしょうか。ペットやアウトドアが人気があるのもそのためでしょう。星空にギリシャ神話を当てはめた昔の人々の気持ちにもロマンを感じます。孤独は不安を感じさせ心身を病ませます。逆に繋がりは安心感を提供します。私たちには繋がりは必須なのです。

また、信仰というものも自分が何者かに支えられている、見守られているという想像上の感心感を作り出し、また恐怖や不安に対して教義という宗教ロジックによる安心感を創出していると考えられます。信じる者は救われるというのは、まさにその代表例でしょう。そういう意味で心の安定には重要な要素ですし、だからこそ世界中にありとあらゆる信仰が出現したのでしょう。信仰は人にとっての必需品といったところでしょうか。

③ 神道と感性

日本人にとって、無宗教が多いというのは通説ですが、海外から見たらとても矛盾した行動をとっているようです。多くの日本人が、正月には初詣に行きますが、この時の人数を見てみましょう。２００９年までは警視庁が取りまとめて公表していました。２００９年の上位5位を見てみます（次ページ表参照）。

それぞれ約300万人が訪れています。神社は神道ですし、お寺は仏教です。そこに初詣参拝者数の合計９９３９万人（２００９年時点）が参拝しているわけす。数回行ってる人や複数の施設に

順位	神社	人数（万人）
1	明治神宮	319
2	成田山新勝寺	298
3	川崎大師平間寺	296
4	伏見稲荷大社	277
5	鶴岡八幡宮	251

詣でる方もいますので、実際は国民の半数といったところのようですが、宗教施設に多くの国民が祈りを捧げているのは事実です。なのに無宗教とはどういうことだと混乱されるのも仕方ないですね。ちなみにイスラム教のメッカ巡礼は年間250万人程度だそうです。その人数を凌駕する数が正月だけで訪れる日本は不思議な国なのです。

日本人が無宗教というのは、敬虔な信仰心は持っていないということだと思います。お墓はあるし、仏神社にも詣でるけど、家には神棚も仏壇もなく、仏教の宗派も特に勉強はしない。宗教的な体裁はあれど実際中身はあまりない形骸化してるということでしょう。しかし、食事では合掌して祈りを捧げますし、玄関をきれいにして不浄を祓い、禊のようにお風呂にほぼ毎日入ります。当たり前のようですが、海外ではそれらは普通ではありません。宗教性を自覚しないまま文化として浸透してしまっているのでしょう。

私はこのような日本人の当たり前とされている習慣に、身体的行動として宗教性が残っているところに注目します。合掌しないで食べるという行為には違和感を感じますし、お風呂に入らないのも何となくすっきりしません。神社に詣でて首を垂れるのも、自然であってやらされている感じはありません。逆にしないと気持ち悪いというのは、身体性に染み込んでいるということですから、そういう習慣の力はすごいなと思います。逆に、いくら宗教的な教義を勉強したとしても行動として身についていなければそれこそ画餅が如く意味をなさないでしょう。多くの宗教が、習慣に戒律を設けて、実際に修行という行為を推奨しているのもその為でしょう。頭で分かるということと、実際に行動して分かるということは違うのです。最終的には、身体を通して習慣として身につくことで、その教えなり思想がまさに身につくのです。そういう意味では、「もったいない」という思想や「いただきます」という思想が、日本人の場合は、無意識にある意味で完全に習慣化されているというこれもまた不思議な人達といえます。

仏教はインド発祥で、中国を通って日本に来た外来思想ですが、神道は日本人にとっては馴染み深い存在であり、天皇制の根拠でもある由緒正しい在来信仰です。その発祥は日本古来の土着文化であり、自然崇拝、アミニズムです。自然という人間の制御の及ばない大いなる存在に対して、畏敬の念を抱き、それが儀式となり、崇拝対象として形作られていきました。

「古事記」や「日本書紀」によって、国を治めるシステムとして天皇制と各種の土着文化を整理統合し、今日の日本という国のアイディンティティとして形作られたのは西暦720年前後です。そもそも、神道という言葉は、仏教に対して日本の霊性、精神性を区別するために作られたものです。

驚くことに、この神道には教祖がいません。経典もありません。つまり、儀式や浄不浄の概念はありますが、どうやったら救われるとか、多くの宗教がしているような不安を相手にする宗教ロジックは存在していません。教義としての思想がないので、教団や宗派もありません。そもそも八百万の神ですから、それぞれの地域で違っていいですし、思想の違いで争うこともないですし、何かをしなければ神に認められないというような契約制度もありません。

多くの宗教が思想で人を安心させようとするのに比べ、神道は思想ではなく感性で人の人生を豊かにしようとしていたと考えられます。不安を相手にするから救いという概念が生じます。しかし、神道では不安を相手にしません。未知なものに対して、畏敬の念を抱く人間の自然な反応のみを尊び、そこに理屈をこねてさも論理的に理解したような頭でっかちな解釈を作りません。

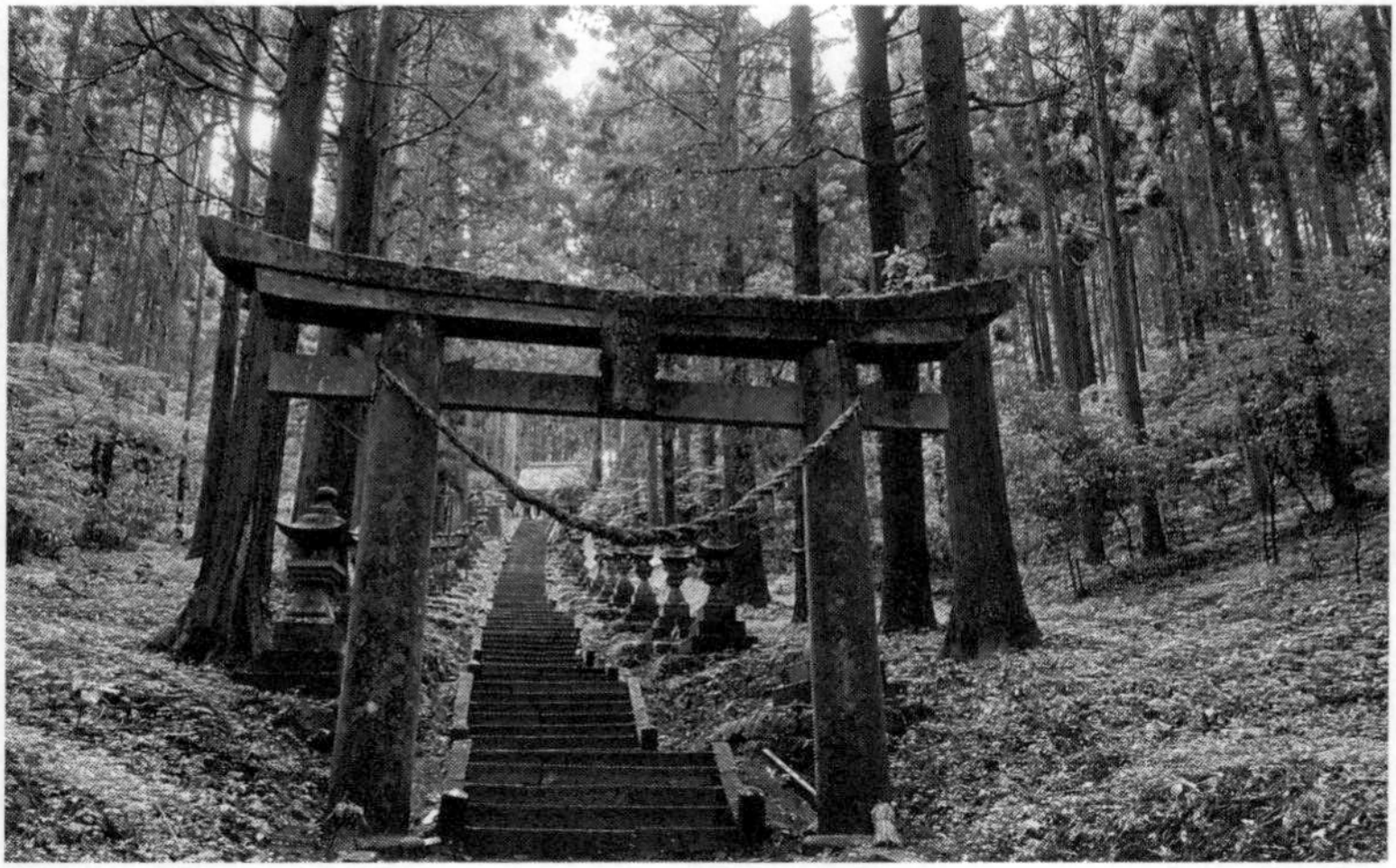

信仰の場合は、ある人が作った理屈を信じるかどうかですが、神道は自然は偉大で人間は無力だという事実だけがそこにあり、理屈ではなく祈りという行為でその思いを落ち着かせる方策をとっています。大いなる存在を感じるというのは感性です。理屈は頭での考えですが感性は体で感じるものです。自然は人間が支配するのだという西洋的な思想とはまるで違います。神道は事象を謙虚にありのまま受け止めて、そこに祈りという身体を使った実際の行為で対応しているのです。この行為によって心は豊かになります。自然の恵みに感謝し、自然の脅威に対して慄く。自然が豊かだからこそ、自然災害も多い。そのような環境において、日本人は理屈よりも感性で自然と同じく心の豊かさを作ってきたのではないでしょうか。身体的な

感じる力が高かったからこそ、西洋とは異なり頭でっかちになってこなかったのかも知れません。

私の住んでいるところの近くには、天皇家のお墓である多摩御陵があります。敷地には玉砂利が敷き詰められ、大きな大木がその両脇に聳え立ちます。そして御陵の前に立つと、空がどこまでも続くような空間があり、眠っている方の偉大さが感性を通して伝わってきます。日本人は、具体的な偶像や経典ではなく、その場で感じる雰囲気の中に神や大いなる存在を感じてきました。そこには、教えを説く者と信じる者という関係性はなく、自らを生かしてくれている自然に感謝し、謙虚な気持ちで幸せを噛み締める自然に湧き出る霊性が、ただただ湧いているのです。感性に理屈はいらないのです。僕はこれこそが日本的なマインドフルネスだと思います。

あるがままを判断せずに受け入れる方法は、感性の鋭い日本人にはすでに備わっていたと思います。その感性が現代では低下してきたからこそ、マインドフルネスが注目されているのではないでしょうか。


このような神道の精神性は、理論や思想で世の中を理解しようとする他の宗教の方には理解できない、とても不思議な形態だと思います。この感性は、美的感覚でもあります。空間という美意識です。現代的には、「デザイン」と表現されるのでしょうが、神社には玉砂利や御神木、そして奥行きや明暗など、聴覚、視覚、触覚、嗅覚さらには身体感覚を通して、自然と人間との関係性を直感的に感じさせます。神道の神様は場に宿る神であり、場で感じる神ですから、神道には「場」が必要です。鎮守の森なり、滝、岩など自然が織りなす「美」がなければ成り立たないのです。思想ではないので、日本以外には出れません。砂漠では砂漠の神がいると思いますが、日本で感じる自然への畏敬の念とは異なるでしょう。四季があり、山や海に恵まれた日本だからこその、自然豊かな場の神なのです。ある意味では、世界は地域それぞれの環境で神道的な場があっていいのです。それこそが八百万の神です。一神教だとこれらの多様性は無視されてしまいます。世界の多くの戦争の背景には、そういった思想による原理的な概念の影響も多分にあると感じています。

私のスピリチュアリティも日本の自然の中にあります。それは時に美しい夕陽が見える丘であり、神社という場所であり、また時に風であり、川のせせらぎであり、雨や雪などの自然現象です。神が自然に宿っているのですから、その自然を綺麗にしようとは思っても、破壊しようとか支配しようとは考えません。自分は自然の一部であり、また自然もまた自分です。川と自分に境はありませんし、空と自分にも境はありません。これは自然科学においても水も空気も自分を構成している要素ですから、矛盾しません。これが日本人の感性だったのだろうと思います。

日本には「自然（しぜん）Nature」という言葉は明治以前にはなかったようです。「自然（じねん）Spontaneously」という言葉はあったので、そこに西洋の概念であるNatureを追加したそうです。その前は、「天地」、「万有」と言っていたそうです。内と外を分けて考えるのは西洋の概念であり、それが日本に導入され、さらに戦後は加速して、自分と自然環境というように分けて捉えるのが常識になってしまいました。理屈で物事を細分化することが特徴である西洋思想が日本に入ってきて、総体で感じるとか、縁起の中で繋がりを感じる東洋的感覚はだいぶ減ってきてしまったと思います。神道が伝えてきた神性、つまりは自然を感じる感性は今、危機的状況ではないでしょうか。この神道的な感性を取り戻すことは、ひいては幸福感の向上につながるのではというのが私の考えです。

4 脳で作られる世界と体で感じる世界

脳は人間にとってあるのは当たり前ですが、考えてみれば脳のない生物も沢山います。クラゲやサンゴなどの刺胞動物、ウニやヒトデのような棘皮動物の他、そもそも細菌などの単細胞生物にも脳はありません。でも生きてます。つまり、脳は後からできたものであって、身体の方が先にできているということです。ですから脳は身体を拠り所として外界を感じ、その感覚をもとに心を構成してきました。これは身体心理学の考えですが、生物学的な事実です。

脳には経験を蓄積することができる記憶装置を持っています。これによって推測や現象を照合することができます。また、人間は高度な認知機能を持っていますので空想の世界を作り出すこともできます。仮想現実という言葉をよく聞くようになりましたが、そもそも我々の都市や社会構造、文明も現実だと思っていますがはじめは空想の世界のものです。つまり頭の中で思い描いたものを現実化したのであって、我々の社会の中で自然を除いた人工物は全て空想の産物です。

文明という視点では、歴史を見るとすごい勢いで進歩してきました。特にこの数十年はインターネットやパーソナルコンピューターによって目まぐるしい発展をしています。しかし、身体はどうでしょうか。おそらく数百年、数千年大きな変化はないはずです。脳はどんどん仮想な世界を現実化してきましたが、身体はそのスピードでは変化できないのです。脳は早く、身体は遅いともいえます。実際、文明が発展してもそこに本当に人間がついていっているかというと疑問です。進歩といいつつ自然環境は破壊され、動物は続々と絶滅し、戦争は後を絶ちません。

私はよく脳は空想（fantasy）、身体は現実（real）と言っています。脳は空想ですから、過去にも未来にも、はたまた違う宇宙にもいけます。しかし、身体は今ここにしか存在できません。

空想で空を飛んでも現実では飛べません。だから人はジェット機や飛行機を作ったのです。空想で音のようなすごい速さで移動できても現実では走る程度です。だからスポーツカーを作ったのです。実際、飛行機もスポーツカーも素晴らしいプロダクトですが、人間の身体が変化したわけではありません。身体は何も変わっていないのです。人間はまるで自分自身が飛んだり早く走れるようになったと勘違いしているだけです。機械によって仮想の世界を現実化しただけです。映画の世界ですね。

このように脳は空想の世界に暴走していきます。自分は地球上で偉くてすごい存在なのだと勘違いしていきます。鳥は現実的に飛べるので十分凄いのですが、人間は飛行機で飛べるので自分の方が凄いと思い込んでます。魚や海獣類は現実的に泳げるので十分凄いのですが、人間は船や潜水艦で泳げるので自分の方が凄いと錯覚しています。最たる勘違いは、銃や爆弾を持っているので強いと思っていることでしょう。現実的には象やライオンに比べたらとてもとても弱い存在なのにです。

人間は空想したことを現実化する技術を手にしたことで、世界を大きく変えてきてしまいました。自然（nature）に対して、人間が作ったものは「人工（artificial、mechanical）」という言葉で表現されますが、まさに都市や社会は脳が作り出した人工世界です。この中では想定したことのみが起こるように設計されます。脳が作ったルールで成り立っていますので、例えば青信号は「安全」で、黄色信号は「注意」、そして赤信号は「危険」です。色にそもそも「安全」とか「危険」という意味はありません。脳がルールとして勝手に当てはめただけです。しかし、車を運転している人間は人工ではなく自然なので、事故が起こります。人間は想定外のことを起こしてしまうのです。物思いに耽ったり、よそ見をしたり、時に体調が悪くなったり…。ここが今都市において顕在化されてきた脳（ルール）と身体（人間の性）との矛盾です。都市は想定内なのに、人間は想定外の存在だと気づいてきたのです。そうなると、もう運転は自動運転に任せて人間という想定外の事をしでかす自然は無くそうという議論が起きてきます。そのうち料理も教育も人間を排除する議論が起こるでしょう。AIに任せた方が安心だと。人間という自然な存在は脳からするとノイズやバグだという考えになってしまいます。ちなみに都市の中でのままならない象徴は子どもです。突然泣き出し、ところ構わず騒ぎます。ルールに従わない厄介な存在です。脳化が進むと、子どもは排除の対象です。少子化ということの背景には、根本的に文明化した都市の抱える自然排除という通念があるのだろうと私には見えます。実際、先進国（文明国）はことごとく少子化になっていきます。

このように、想定しないことが起こるのは困るので脳としては基本的に都市から自然を排除しようとします。脳からすると自然は想定しない挙動を取る居て欲しくない存在なのです。都市は公園など制御できる管理された自然は許容しますが、野生動物が住む管理できない野生的自然は排除しようとします。彼らは想定外なのです。野生の動物は「害獣」、野生の虫には「害虫」と勝手に名前をつけて殺していい対象というレッテルを貼り駆除します。異教徒は殺していいというロジックと同じです。脳はそういうレッテル貼りが得意です。このレッテルが自分や他者に対しても適応されると、苦しみの原因になります。自分は○○な人間なのだと決めつけ、あの人は○○な人間だと決めつけ、落ち込み、争い、拒否し、悩みます。脳化社会とは、自然を排除する仮想空間そのものということがよく理解できます。これが脳の特性なのです。

5 ヨガの教え

ヨガは心身を結合させよと説きます。繋ぐとはヨガの語源である「ユジュ」です。特に脳は暴走してしまう暴馬のような性質を持っているのでしっかりと、軛（くびき）をつけて制御しなければいけないといいます。これがヨガの意味です。つまり、現実である身体を無視して、脳は空想の世界に勝手に行ってしまい、空想の世界のことをまるで現実だと勘違いして苦しみを作り出してしまいます。国境という現実的な土地の違いはありませんが、脳は勝手に境界を定めて国同士で戦争します。ヒトは生物学的に一種ですので現実的な大きな違いはないのですが、脳は人種というものを作り出して区別をします。「自分のもの」など脳が作った空想の概念なのに、脳は自分の所有欲を満たすために人生を賭けて争っています。アメリカの原住民の方々は、土地は皆んなのものであり個人が所有するという概念が無かったので、個人という概念を持つ英国人に占領されました。原住民は自然的人間であり、英国人は脳的人間だったということです。残念ながら、空想の世界を現実化できる文明の方が力を持ちます。侵略行為は往々にして、文明社会を築いたところが自然派社会を駆逐する行為として広がっていきました。

このように考えると、自然破壊は起こるべくして起こったということでしょう。脳は自然という現実よりも、空想で作り上げた社会に安心感を得るのです。自分の決めたルールで進む世界を。これは自己レベルでも同じです。脳は自分は綺麗で尊敬され、誰もが憧れる特別な存在だという空想を作ります。しかし、現実は完璧な人はいませんから思い通りにはいきません。病気にはなるし、歳は取るし、そもそも人間として排泄はするし性欲も湧きます。漫画の世界のように綺麗なことばかりではありません。こうやって脳の空想世界の自分と現実とではそぐわないところが出てきます。当たり前なはずなのですが、多くの方は、脳が優位になっているために理想と現実のギャップで苦しみます。この苦しみは作られた空想の世界での苦しみであることに気付かずにです。

「脳は空想、身体は現実」という大きな構造的な違いが理解できると、身体性がいかに重要なのかも納得がいくかなと思います。体を無視する、体のことが分からなくなるということは、脳と身体が乖離していくということです。現代はインターネット社会になり様々なデータを解析し、アルゴリズムに基づいてビジネスもどんどん効率重視で進められていますが、果たしてそれが、現実の人間にとって幸せに結びついているかは疑問というしかないでしょう。人権を無視したような環境で低賃金で働かされている人々があるからこそ成り立つ大量生産に低価格の商品達。職人が一生懸命作り、それを一生物として使い続けていた古き良き日本の姿はもうなくなりつつあります。

本来私たちが感じる幸せは身体で感じる現実的なものです。いい香りに、美味しい味、人の温もりに、清々しい風。そういった身体を通した感覚を感じることで、まさに幸せを実感していたはずです。それが、脳がどんどん優位になり、今というこの現実よりも、先にあるであろう成功という虚構を信じ、学業に、忙殺され、いい人を演じ、憧れの凄い存在になろうと足掻き、決して得ることのできない完璧を目指し苦悩しています。そうではなく脳が作った空想の世界で苦しんでいることに気づき、身体を使って本来の実感できる幸せを取り戻していこうじゃありませんか。

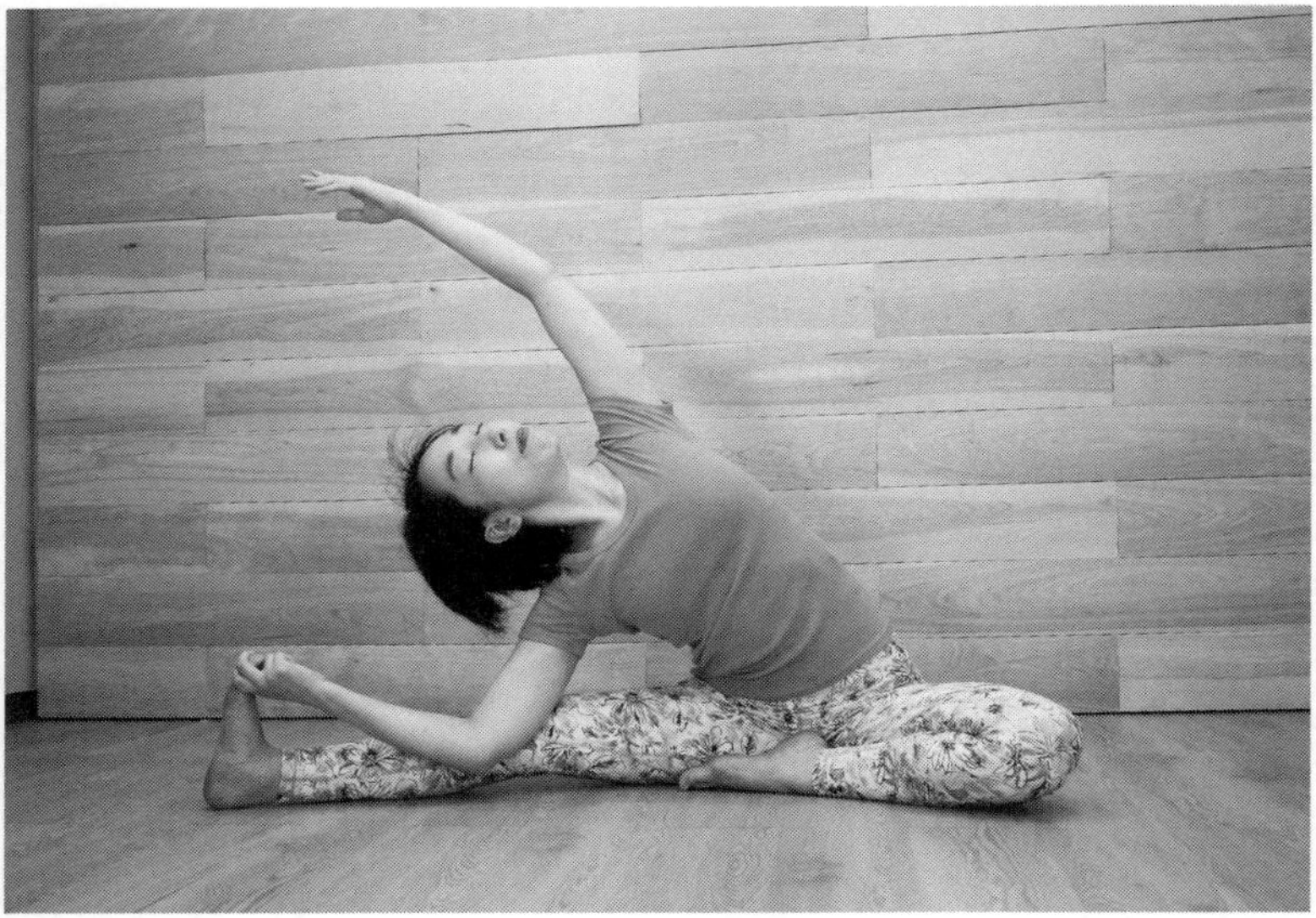

ヨガは、現実の世界である身体に刺激を加えて、空想家の脳（心）を身体に留める練習を行います。心身一如とは、心と体という並列なものを一体化させるのではなく、「脳を身体に寄り添わせる」という方向性の明確な意味で用いられるべきでしょう。

・空想の世界で苦しむのはやめよう。
・内臓の調子を整えて体の内側を心地よくしよう。（クリア：浄化法）
・気持ちよくストレッチをして爽快感を感じよう。（アーサナ：姿勢法）
・深呼吸をして心地よい呼吸を感じてみよう。（プラーナヤーマ：調気法）
・緊張をとり完全に脱力して心身の安心感を得よう。（デイヤーナ：瞑想法）

そんな風にヨガは私たちに快適になる方法を示してくれるのです。

6 健康でいることの要因

ストレスを受けると、多くの人は苦しみ、時に潰れてしまいます。ですからできるだけストレスの少ない生き方をしましょうと提唱されますが、ストレスはゼロにはできません。身体的ストレスには重力や風力、光に音など物理的な刺激もストレスです。精神的ストレスも、群れの動物である以上ゼロにはできないでしょう。病気の原因をゼロにするという発想を疾病生成論（pathogenesis）といいます。細菌やウィルスが病気の原因であるというように、病気の因果関係が明確な場合はその原因を除去すればいいという考え方で問題ありません。しかし、前記のストレスの場合はゼロにできないのですから、当てはまらない概念になります。

そこで出てきたのが、健康生成論（salutogenesis）です。1970年代の終わり頃に健康社会学者であるアーロン・アントノフスキー氏が提唱したもので、第二次世界大戦のアウシュヴィッツ収容所の悲惨な経験をした生存者（女性）を追跡した研究で、そのうち約3割の方に肯定的感情を認めたという結果から導き出した概念です。壮絶な体験をしたのになぜ肯定的でいられるのか、その理由がわかればストレスに強い特性が見つかるのかも知れないと思ったのでしょう。

彼は、首尾一貫感覚（sense of coherence：SOC）が重要なのではないかと提唱しています。これは、下位概念として物事を把握し予測する力である「把握可能感（comprehensibility）」と、自分の資源を用いて困難を乗り越えられるという「処理可能感（manageability）」そして、人生で起こる物事には意味があると思える「有意味感（meaningfulness）」から構成されます。これらによって低いSOCの人はストレスに弱く、ネガティブな認知傾向があるのに対して、高いSOCを持つ人は、健康に対してポジティブな結果を生むとしています。このSOCは一言で表現すれば、「人生には意味がある」という考えです。SOC以外に汎抵抗資源（general resistance resorses：GRRs）というストレスに対処する上で必要なリソースとして身体的・生化学的、物質的、認知・感情的、価値態度的、対人関係的、社会文化的資源の6つの領域が提唱されています。

SOCが高い人は、幸福感が高いというのは想像に難くないですね。ストレスを上手に対処する方法を「コーピング：coping」と言います。コーピングにも、問題を解決してストレスを無くそうとする「問題焦点型」や、ストレスの捉え方を変えていこうとする「情動焦点型」、ストレスを発散させる「ストレス解消型」などがあります。対処方法はそれぞれあれど、SOCもコーピングも、生得的というよりも、体験や学習によって変えられるものだといわれています（田中小百合他、地域住民の健康保持能力の強化に関する縦断的検討、日本看護研究学会、2010年、33巻、5号75-82、嘉瀬貴祥、首尾一貫感覚の強化を視野に入れたライフスキル・トレーニングプログラムの開発、科学研究費助成事業研究成果報告書、2018、32686）。

今までは、病気から健康を捉えて、病気がなければ健康という考えで、不調を取り除くことに焦点を当てていました。しかし、昨今の流れは、SOCのような健康でいるための要素はなんだという、新しい視点からの考察がなされてきています。取り除くことが叶わないストレスであるならば、その環境下でもプラスに物事を進めていける要素を伸ばした方がいいのではないかという自然な発想かもしれません。

このSOCに関して、とても興味深い報告があります。それは、運動をする人ほどSOCが高いということです（園部 豊他、大学生における運動及び生活活動が精神的健康に与える影響―首尾一貫感覚を媒介変数として―、健康支援学会誌、第20巻1、35-42、2018）。この傾向は海外でも報告されており、身体を実際に動かすことは、GRRsの一つである身体的資源の活用に他なりません。SOCは概ね成人になると固定化されると言われていますが、それは不可逆的ではなく、人生経験を積むことで高まることも低下することもありえます。であれば、できるだけSOC、GRRsが高まるような生活習慣、運動習慣を身に付けたらいいということになります。

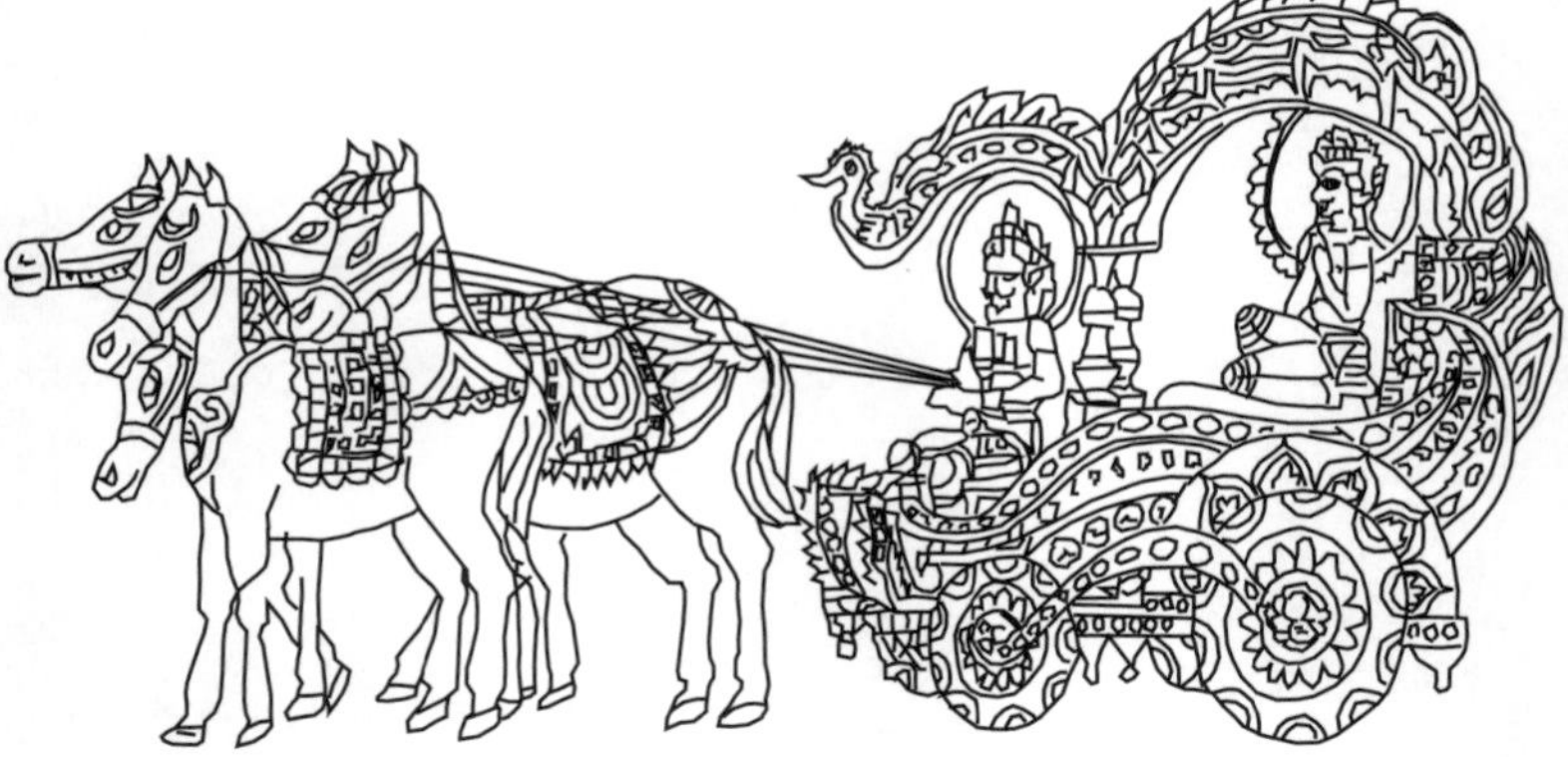

将軍アルジュナとクリシュナ神（バガヴァッド・ギーター）

運動はいわゆる生活習慣病（糖尿病、高血圧、肥満など）のリスクを減らすだけでなく、脳機能の向上に認知症や心疾患、脳卒中の予防にも有益とされています。また、有酸素運動では感染に対する抵抗力の向上やうつ病など精神疾患の予防にも有意義という報告が集まりつつあります（マーシー・シャイモフ著「脳にいいことだけをやりなさい」三笠書房、２００８、アンデッシュ・ハンセン著、運動脳、サンマーク出版、２０２２)。ストレスに強くなること、主観的幸福感を高めること、そして心身の健康を維持するために、身体を使う実感としての運動は、感性を高め、自分を客観的に捉えるまたとない究極の方法であり、また誰でもすぐに始めることができる最高の薬でもあるのです。

ＳＯＣは健康状態のみならず、自殺率や犯罪にも関係しているという調査が多くあります。運動がポジティブなものの考え方を高め、自分の人生に意味を持つようになるというのは若干唐突な関係にも感じます。この関連について、ヨガ的な視点から考察をすると、身体という現実を直視し、感性が高まった人は、物事を客観的に捉えて、自分という脳の暴走をある程度理性で制御できるのではないかと考えられます。ヨガが暴れ馬の脳を身体という現実に留めるようとする印象そのものです。

7 自然から遠ざかる

近代というのは、前述したように自然を排除して都市を作ってきた歴史でもあります。都市を「脳化社会」と読んだのは解剖学者の養老孟司氏ですが、まさに山を切り開き、海を埋め立てて、ヒトは制御不能な自然を破壊して、そこに制御可能な都市を作ってきました。地下街や大きなショッピングモールを作れば雨や雪という自然をある程度制御できます。空調機で温度を管理できるようにしたことで、季節も制御できました。ダムを作って水源を確保し、水道を張り巡らすことで水源としての川も制御できました。こうやって、自然を制御することで、自然に対する感性はどんどん低下しています。いくら外で大雨や雹が降っていても、ビルの中にいれば関係ないのです。川がいくら汚れていても水道から出る水が綺麗であれば別に関係ないのです。空想で作った人工的世界が制御され安定していれば、現実の自然がどうなっていようと関係がないのが都市です。環境破壊は起こるべくして起こっているのでしょう。

神道は感性によって感じる霊性だという話をしました。日本の霊性は基本的に人格神ではなく、自然を対象としてきました。神性な場所は、自然を生かした空間によって、僕らの心に訴えかけてくるように設計されています。この感性は自然を感じる感覚を元にしています。ですから、自然を感じたことがない人にとっては、わからない感覚だと思います。つまり、都市でしか生活したことのない人にとって、神社は公園の一つとしか感じないのではないでしょうか。そこに神性や霊性を感じることは難しいでしょう。なぜなら自然は体全体で感じるものだからです。視覚情報だけで感じるものではありません。体で感じるものを感性の根拠にしていればそこにはリアリティがあります。体はリアルだからです。目には見えない大いなるものと繋がって安心を得るためには、空想ではなく体を元とした感性が必要なのです。

自然を排除した環境では、体で感じる感覚の多様性が減少しています。渓谷の水の冷たさは水道の冷たさではありません。山頂で感じる風は扇風機や空調機の風とは違います。砂利道や獣道を歩く感覚と舗装された道路を歩いているのとでは感覚はまるで違います。都市は人工的に作られた刺激が多すぎるのです。統一されたシステムを都市は好みます。自然には、多様性しかありません。スポーツで体を動かしているといっても、それも決まったルールの動かし方です。自然では、時に藪漕ぎをし、岩によじ登り、川に入っては、急な崖を歩きます。この自然の中で、体が感じる刺激は都市のそれとは比べ物になりません。そして、その多様な体への刺激が、多様な感性を生み育てるのです。

「自然欠乏症 Nature Deficit Disorder」という名称によって都市ならではの疾患を総称し、自然から遠ざかることの危険性について警笛を鳴らしている方々がいます。２００４年にアメリカで出版された「Last Child in the Woods: Saving Our Children from Nature-Deficit Disorder」、という本がきっかけになって広まった概念です。アレルギー疾患やうつ傾向、多動や集中力の低下などが、自然の中で過ごすことで軽快していくという報告です。ちなみに、医学の父である古代ギリシャのヒポクラテスは「自然から遠ざかるほどに病になる」と名言を残していますが、その頃から既に都市化の危険性を感じていたとは驚きです。子どもの頃は、やはり自然の中で思いっきり遊ぶことが一番大切だと思います。

自然や緑地との接触が人間の幸福をどのように高めるかについては強力な証拠も報告されています（Krekel, Christian et al., The greener, the happier? The effects of urban green and abandoned areas on residential well-being, SOEPpapers on Multidisciplinary Panel Data Research, No. 728）。また、残念なことですが、オーストラリアやコロンビアなどの多くの先住民族は文明化された人々に侵略され、先祖代々受け継いできた土地を奪われ移住させられています。その方々の生活習慣病の罹患率も自殺率も、先住民以外の国民の数倍から数十倍といわれ、文明化の被害者になっています。そこには人種差別や不平等な社会制度など多様の要因が関与していますが、生活の糧であった土地（自然）から遠ざけられた人間がどれだけ苦しむことになるのかを如実に物語っているとも考えられます。つまり、脳が作った文明は、現実的な自然と共に生きていた先住民を殺しているということです。

自然の中に行って遊ぶことが一番感性を豊かにすることだと思いますが、忙しくて時間が取れないという声も聞こえてきそうです。大丈夫です、自然は何も山や川だけではありません。自分の体こそ多様性のある自然そのものなのです。我々の腸内には37兆個といわれる体の細胞をゆうに超える100兆個の細菌が住んでいます。皮膚にも常在菌は1兆個と言われています。小さな地球がまさに体です。

生活の時間やタスクを管理することは可能ですが、トイレに行くことや眠気などの生理現象は制御不能ですね。体という自然は、まさに意思とは別に自然に現象が起こってしまうものです。体に働きかけるヨガや様々なエクササイズは、体という自然を感じるいい機会になります。自分の思っている以上に自分は自分を知りません。これから紹介するエクササイズで、体に様々な刺激を加えて、自分を感じ、発見する旅に出かけましょう。

【やってみよう！ 体を感じる簡単ワーク1】

それでは自分の体を感じるワークをしてみましょう。座ったままで簡単にできるものです。使っている感覚は関節位置覚という関節の中の感覚です。思ったより難しいですが、何回か繰り返して、成功率を上げましょう。

◉人差し指合わせ

① 目を閉じて、肩幅よりやや広く、体の前に人差し指を用意する。

② ゆっくりと10秒ほどかけて顔の前まで指を移動させて、指先を合わせる。

③ どれくらいあって、どれくらい離れたかを確認しましょう。

人差し指合わせ

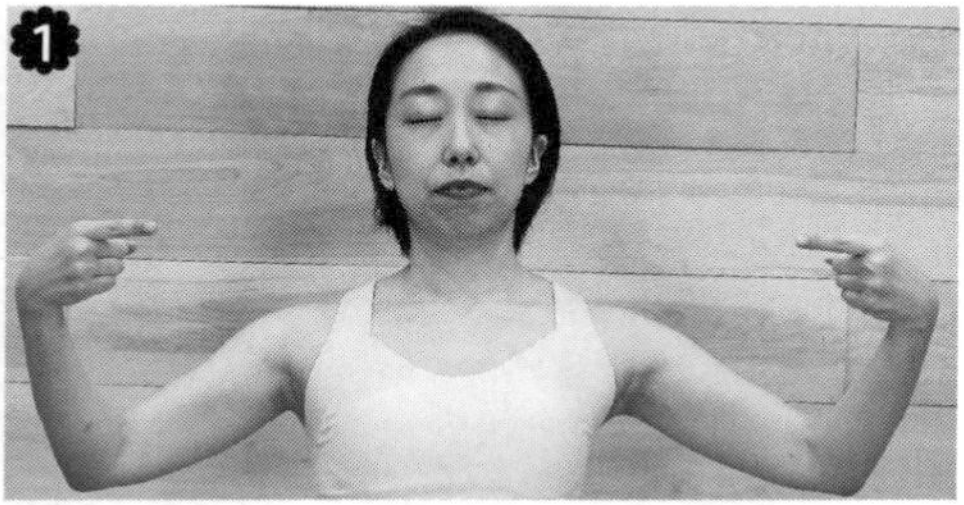

1 目を閉じて、肩幅よりやや広く離して、体の前に人差し指を構える。

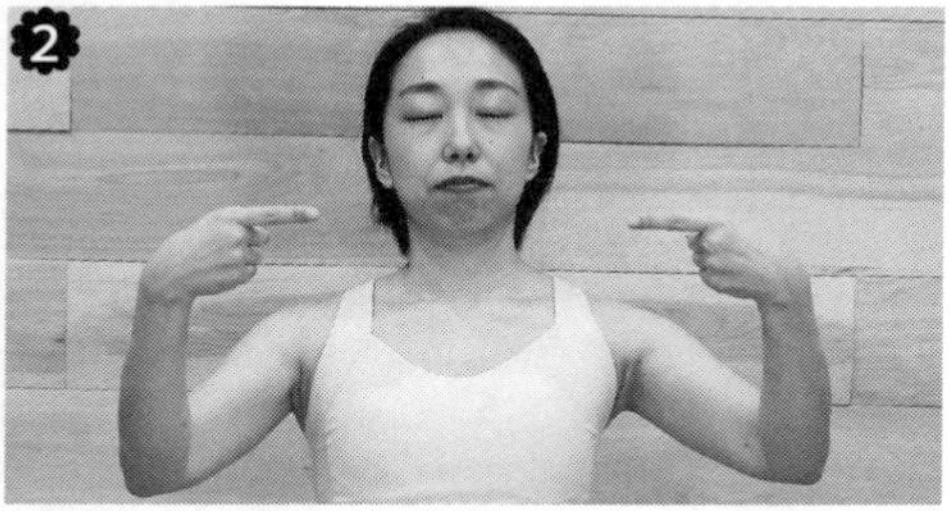

2 ゆっくりと10秒ほどかけて、顔の前まで指を移動させて指先を合わせる。

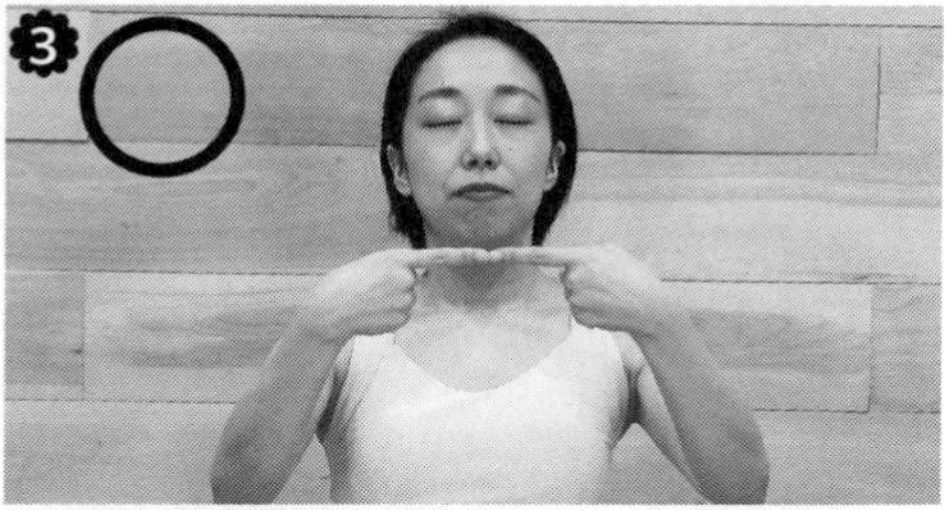

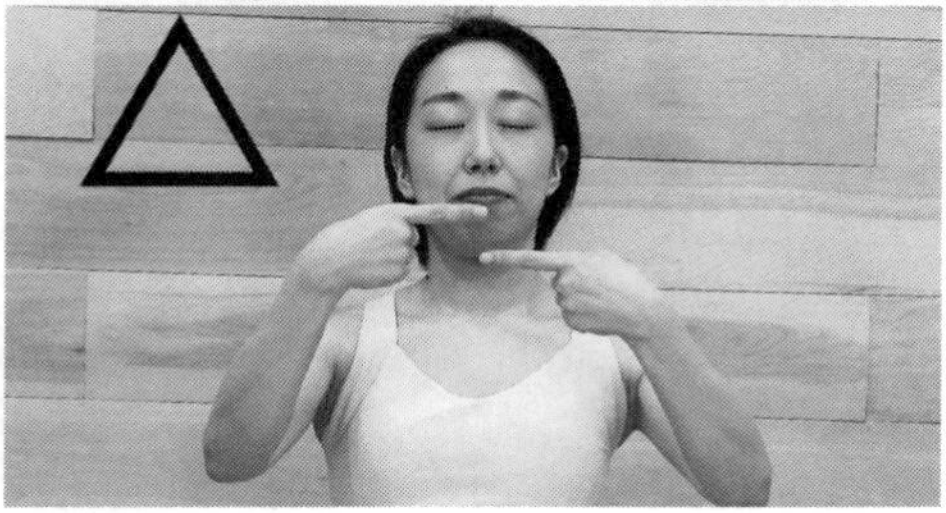

3 どれくらい合って、どれくらい離れたかを確認。ぴったり合えばよし、だが、視覚抜きの身体感覚だけで合わせるのはなかなか簡単ではない。

親指合わせ

◉親指合わせ

人差し指と同じく、親指でもやってみましょう。

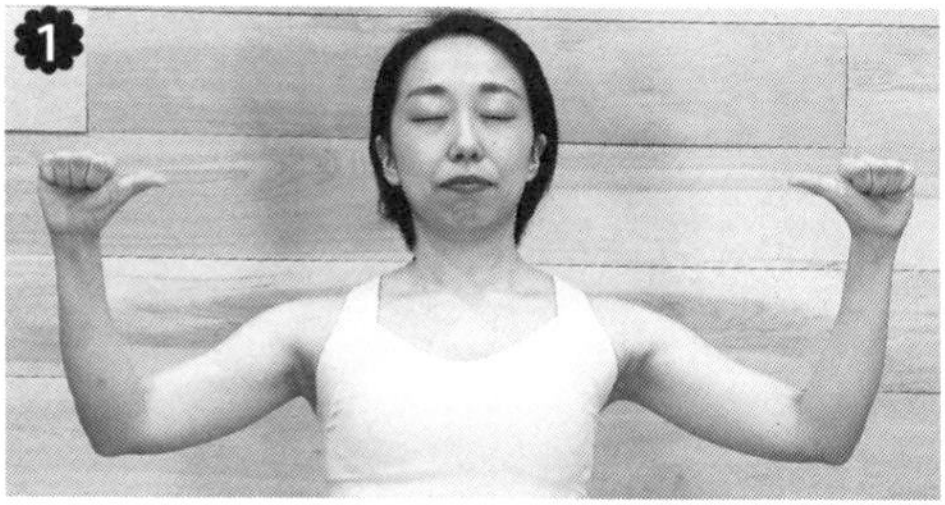

目を閉じて、肩幅よりやや広く離して、体の前に親指指を構える。

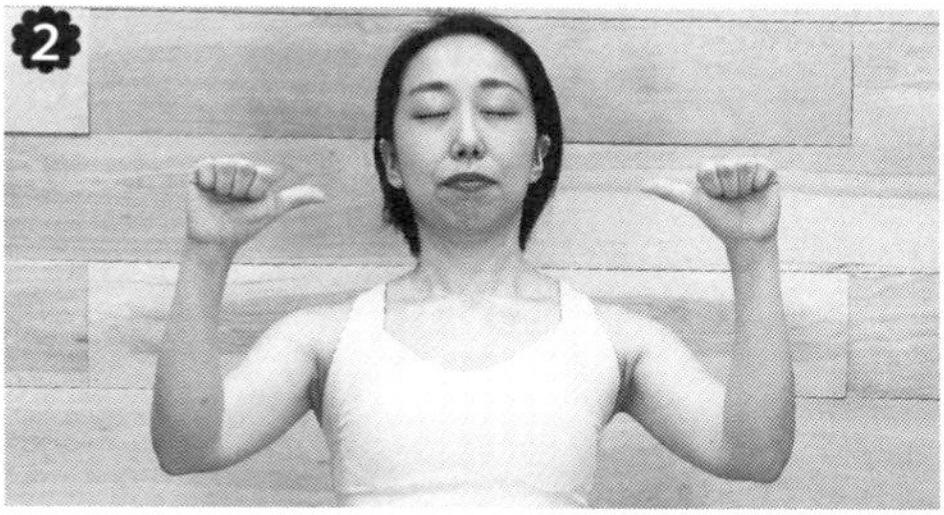

ゆっくりと10秒ほどかけて、顔の前まで指を移動させて指先を合わせる。

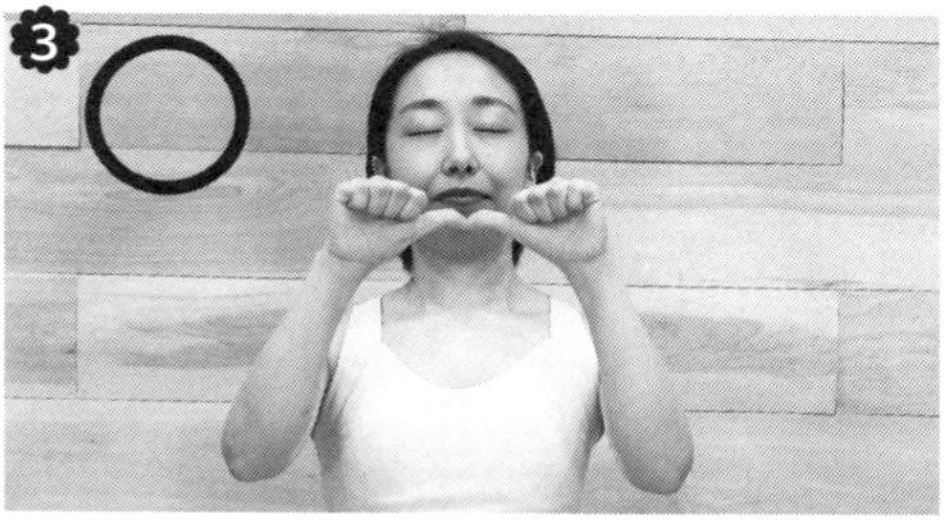

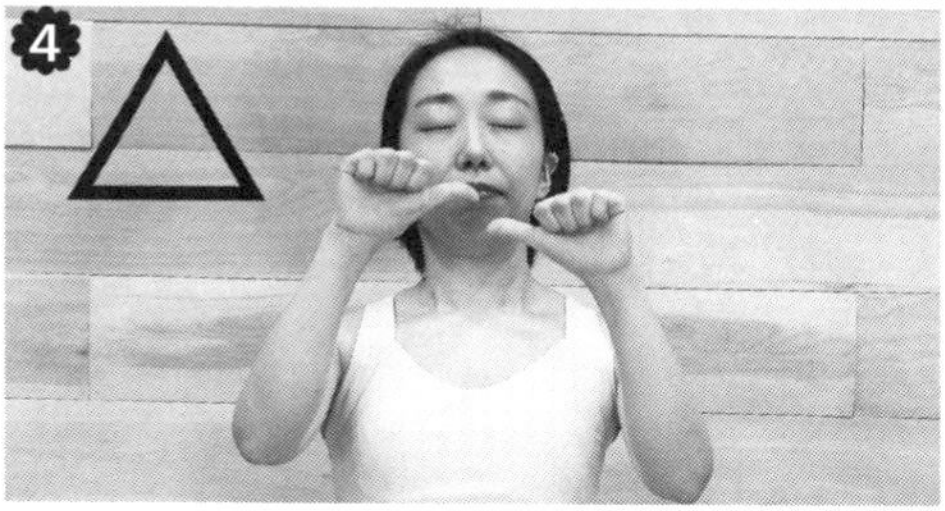

どれくらい合って、どれくらい離れたかを確認。親指側には、人差し指側とは微妙に違う感覚がある。最初はうまくいかなくても、何回か繰り返してぴったり合うようになってきたら、〝関節位置覚〟が向上している。

コラム 1

「死にたい」と思ったことのある若者が半数

日本の自殺者数は2万人を超えており（２０２２年時点）、３万人越えの平成10年台よりは減少していますが、世界的にみると自殺率は世界で第6位（２０２２年時点）と残念な順位です。日本の若年世代の死因の第一位は自殺です。これはG7（フランス、アメリカ、イギリス、ドイツ、日本、イタリア、カナダ）の中では唯一です。

日本財団による18～29歳の若年層全国1万４千人を対象とした自殺意識調査（２０２２年）では、「希死念慮（死にたいと願い自殺を考える）」を経験した人は44.8%と約半数に認められたと報告しています。また、その背景としては、いじめや人間関係、性被害の悩みが多いそうです。

（日本財団、子どもの生きていく力サポートプロジェクト https://www.nippon-foundation.or.jp/what/projects/supporting-children-life）

自殺の理由を調べてみますと、次ページ図のようになります。（厚生労働省、令和４年自殺対策白書より https://www.mhlw.go.jp/stf/seisakunitsuite/bunya/hukushi_

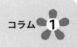

（厚生労働省『自殺対策白書』より）

自殺の原因

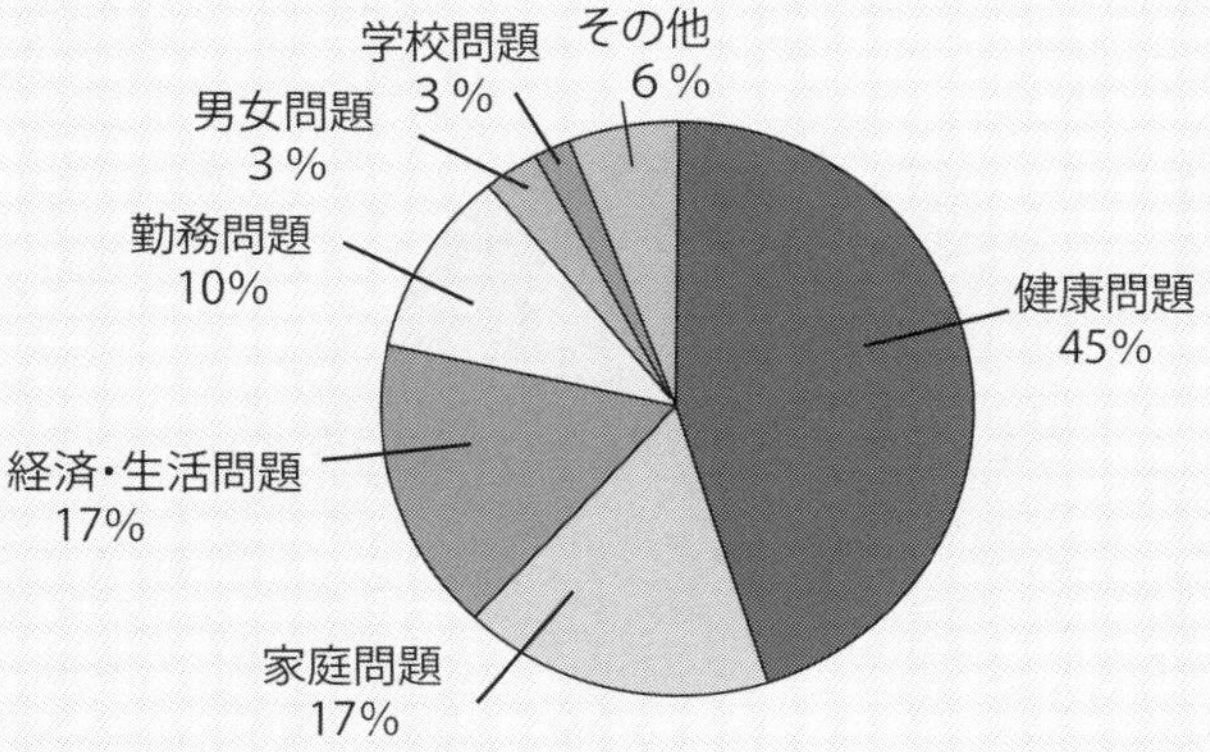

kaigo/seikatsuhogo/jisatsu/jisatsuhakusyo2022.html)

一番多い健康問題の内訳を見ていくと、2018年のデータではうつ病が40%、身体の病気31%とうつ病がトップでかなりの影響を与えています。また、年齢別ですと、やはり若年層はうつ病が、高齢になると身体の悩みが主要な問題になっています。

ヨガは、心にも体にもポジティブな効果を示すことができます。動くのもしんどいという場合もあるでしょう。体を動かすのが大変なら、呼吸に意識を向ける調気法はどうでしょうか。目を瞑って呼吸に意識を集中するだけでも、背外側前頭前野が活性化することが分かっており、これは前帯状皮質とともに中央実行ネットワーク（CEN：central exective network）として知られ、パフォーマンスの向上などに関連しているとされています。マインドフルネスの文脈での報告ですが、呼吸法はヨガの技法でもあります。

少しでも健康問題に悩んでいる方がいたら、本書で紹介しているヨガを試してもらいたいと思います。何かを求めなくても、ただただ今起こっている心身の変化に気づいて欲しい。気づきから自ずと治癒力が湧き出し、心地よい揺らぎの中で整っていくことでしょう。

第1章

感性とは？

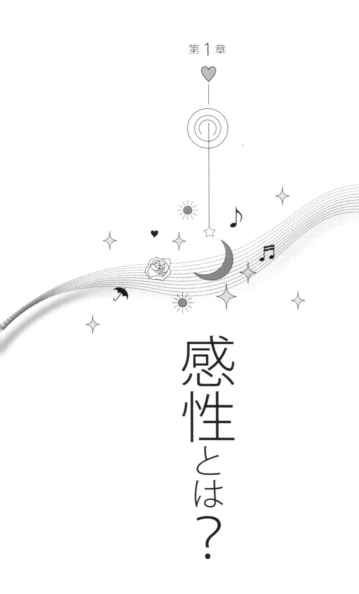

1 感覚の科学

食事の時に心ここに在らずの状態で考え事をしていて、食べたものの味の記憶がまるで残っていないという経験をしたことはありませんか。試験や発表会の前日で緊張し過ぎたとか、失恋であまりにも悲しかったとか、何を食べたのかすら思い出せないということもあるでしょう。

感じていないはずはないのに記憶に残らないとは、「感覚」というのは本当に不思議な現象です。ここでは、感じるということを少し生理学的に解説したいと思います。

私たちが感じる感覚には、代表的なものとして「五感」があります。視覚、聴覚、嗅覚、触覚、そして例に出した味覚があります。これらは、体の外側にある情報であり、外部環境を把握するためのセンサーである「感覚受容器」によって受け取る物理的な信号からなります。

これらの外部の感覚は入力されると脳内に入って、一度脳のほぼ真ん中に位置する5センチ程度の大きさである「視床」というところに集められます。この視床の役割はというと、膨大な感

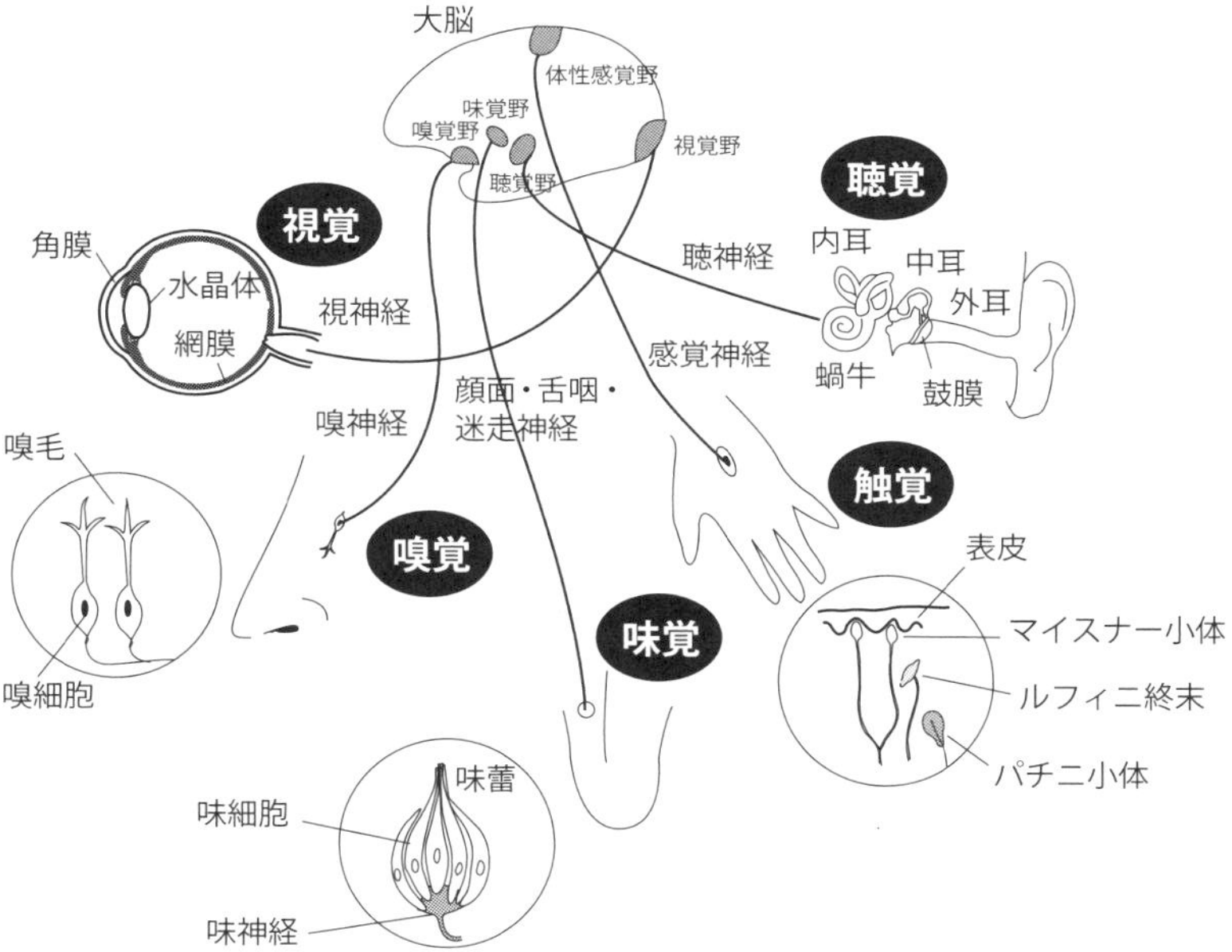

感覚	刺激	受容器
視覚	色彩という「波長」 明暗という「明るさ・光」	網膜の視細胞で色は錐状体が、 光は杆状体が担当
聴覚	音という「振動・周波数」	内耳の有毛細胞
嗅覚	臭いという「化学物質・有香物質」	嗅状皮にある嗅神経細胞
触覚	振動や圧力などの「機械的刺激」	マイスナー小体、パチニ小体、 ルフィニ終末、自由神経終末など
味覚	甘味、塩味、酸味、苦味、旨味を 構成する「化学物質」	味蕾にある味細胞

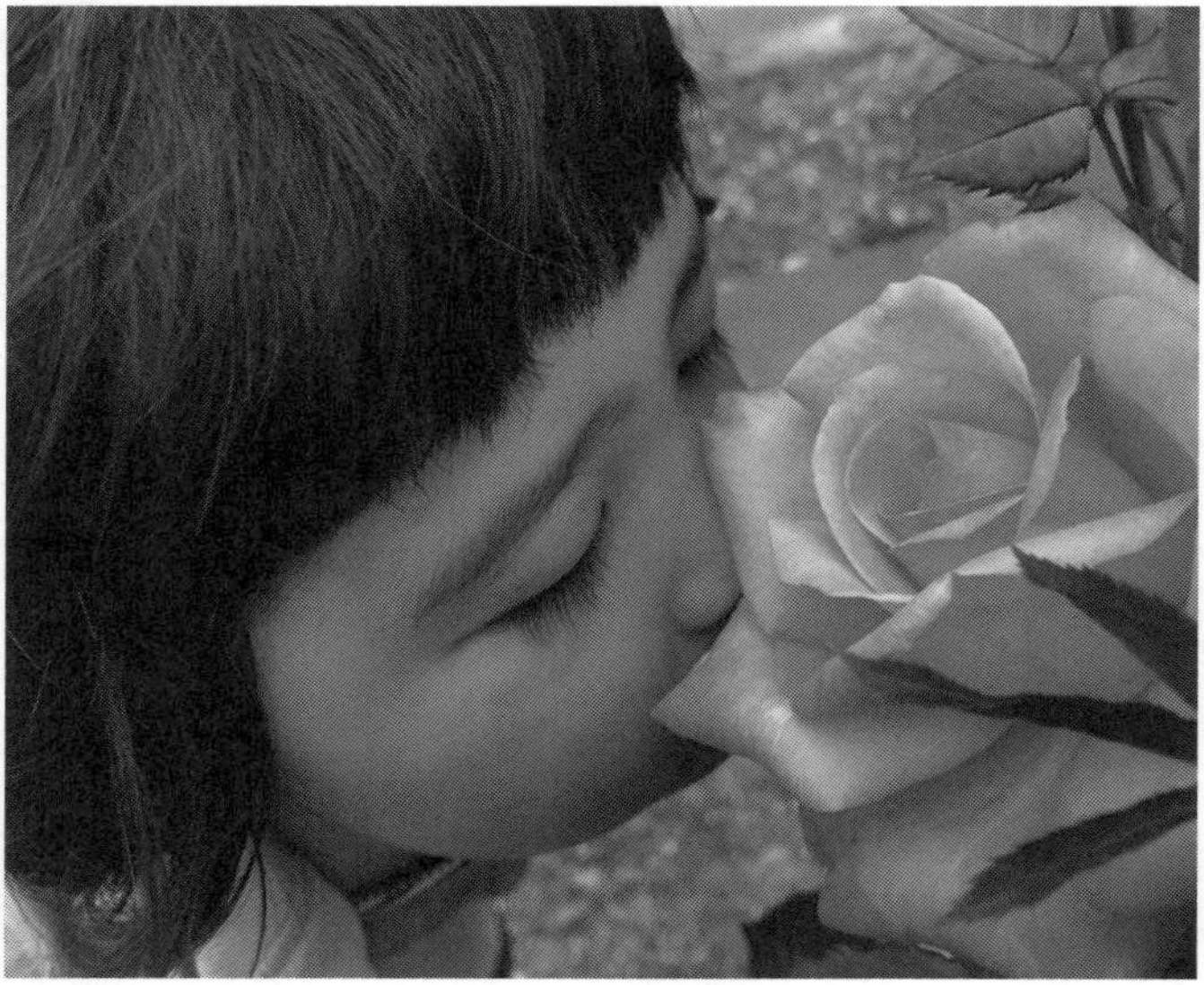

覚情報の中から必要なものだけを選択したり、情報（値）を確率などに変換したりして上層部に伝える中継所のような存在と考えられています。大脳皮質には感覚野や運動野、連合野という部分があり、そこで実際に外部情報を認識して、高次な判断などをしています。また大脳辺縁系と連絡をして情動や記憶などにも関与します。

視床にはドーパミントランスポーター（DAT）というドーパミンを輸送する装置があり、このDATが多いと統合失調症の症状である幻聴や幻覚などが生じ、少ないとパーキンソン病の無動、固縮、振戦、姿勢反射障害、仮面様顔望などの症状が出ると考えられています。つまり、情報の中継所の機能障害によって、情動や感覚統合の障害が生じるということです。

ちなみに、嗅覚は視床を通らずに直接大脳皮質に投影されます。理由は明確ではありませんが、より原始的な感覚であり、生存にとって直結する感覚であるため、情報処理時間を短縮するために視床を通らないのではないかと推測されています。（※近年、一部は視床を通るという報告もあります。）

2 感性のばらつき

精進料理や懐石料理などを食べた事がある人は、その繊細な味わいに舌鼓を打った事でしょう。丁寧な仕事だからこそ出せる繊細な味には価値があります。普段の食事というよりは、宿坊や古都に行ったときや、着物などを着て少し背伸びしていく料亭など特別な状況かもしれません。しかし、それらの美味しさが分からない人もいます。味が薄くて分からない。塩味、辛味、旨味が足りないという人です。いつも味の濃いものを食べているために、繊細な味を感じる事ができないのです。

一般的に味覚の感性と栄養摂取量、体重及びＢＭＩとの関係について、好ましい味の感性の低下は、栄養摂取量、体重及びＢＭＩを増加させることが示されています。満足するためにより多くの摂取が必要となるからです。感性というのは、人によって違いますが、刺激の量によって鈍化してしまうものでもあるという事でしょう（Vignini A, Borroni F, Sabbatinelli J, et al. General decrease of taste sensitivity is related to increase of BMI: A simple method to monitior eating behavior. Dis Markers 2019: 2978026）。

芸術作品でも感性の違いは明確に出ます。同じ有名な芸術作品を鑑賞したとして、ある人は感動し、ある人は感動しません。高いお金を払って美術館に行っても、たいして鑑賞せずにあっという間に美術館を出てしまって、「つまらなかった、ケーキ食べたい！」とせがむ子どもにがっかりした経験のある親御さんはいるでしょう。子どもにとっては、芸術よりもケーキの方に興味があるのかもしれません。芸術作品の価値は、受け取る側の感性に依存しています。ピカソのゲルニカを衝撃を持って受け取る人もいれば、子どもの書いた落書き程度に受け取る人もいるのです。

これらの例のように、感性は物事を受け取る時のセンサーであり、そのセンサーは人によって感度や解像度にばらつきがあります。感度が高く、高い解像度で受け取れれば、そこに感動や味わいというものが付加されますが、感度が低く、低い解像度で受け取れば、もちろん感動も味わいもありません。この感性の違いは、とどのつまり世界を素晴らしいとして捉えるか、くだらないと捉えるかまで影響します。感性はある事象を捉えて感動する能力ですから、感性が低いということは感動する能力が低く、事象への価値を生み出せない人ともいえます。先にあげた神社で霊性を感じれるか感じれないかと同じです。感性は、低いよりも高い方が人生を謳歌できる確率が高そうです。

3 感性は調整できる

感覚には、「順応 adaptation」というういわゆる「慣れ」が存在します。これは感受性の低下であり、各感覚によって、その順応時間や程度が異なります。

例えば、視覚には、明暗に対して明るさに順応する「明順応」と暗さに順応する「暗順応」があります。トンネルに入ると暗いのではじめは見にくいですが、暗順応で慣れてよく見えるようになり、今度はトンネルから出ると一瞬眩しくて見づらくなりますが、明順応で慣れます。寝る

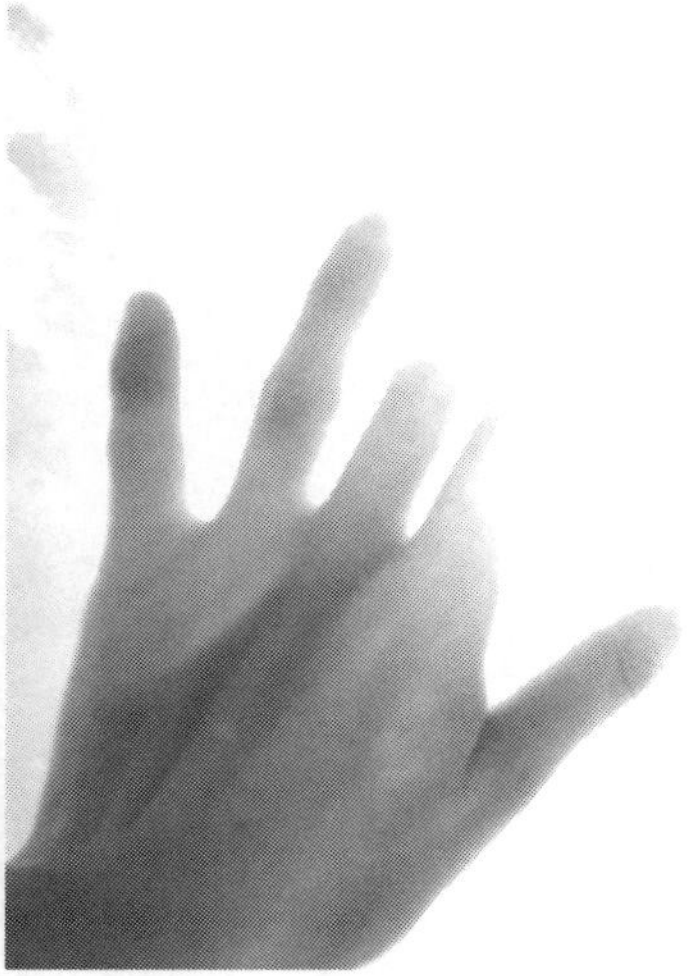

ときに部屋の電気を消した時にも暗順応は体験できますね。このように視覚の場合は数秒～数分で順応が起こります。

嗅覚には、概ね1分くらいで暴露されている刺激に慣れて感じなくなってしまいます。焼肉屋に入った時には、凄い炭焼きの匂いを感じますが、しばらくいると感じなくなるのはこのためです。味覚も触覚も順応は早く、同じ刺激には反応しなくなってきます。食べている時や服など身につけている事が長い刺激を常に新鮮に感じていたら疲れてしまいますよね。ですから順応というのは脳のストレスを軽減させる反応とも捉えられます。

このように、順応は多くの感覚にありま

すが、痛覚には順応がありません。痛覚は生命として危険な状態を教えてくれているサインですから、その刺激が取り払われるまでは慣れることはありません。鋭い何かが体に刺さっていたとして、順応が起こって対応が遅れたら体が切れてしまいます。

もちろん、視覚にも順応はありません。じっと見ていたらぼやけるなんて事があっては困りますね。聴覚に関しても基本的にないそうですが、僅かに一定の音を聞いている時にはラウドネス順応と言われるものはあるそうです。

さて、順応は脳へのストレスの軽減という役割がありますが、これが上手くいかない人もいます。自閉症スペクトラム障害の方の中には、感覚過敏が存在する事があります。順応が起きにくいため、刺激が常に意識に上がってしまい、集中できなかったり、疲れを感じたりします。また、嗅覚の順応が遅いことや視覚についても、目に光があたってから瞳孔が収縮するまでの時間が、より長いことが知られています。

自閉症までいかなくても、最近は感覚過敏な性質を持っている方をＨＳＰ（Highly Sensitive Person）といい、その対応方法が模索されています。ＨＳＰの方々は感覚処理感受性（ＳＰＳ：

sensory-processing sensitivity）が高いことにより、感覚に過剰に反応してしまうために、ストレスを感じやすいと言われています。そのため、幸福感の低下に繋がっているとも指摘されています。ＨＳＰの方は概ね人口の20％程度と考えられています。

ＨＳＰには３つの下位概念があるとされています。感覚閾値の低さ（反応するまでの障壁が低い）を意味する「低感覚閾（low sensory threshold）」、刺激に対する反応性に対する「易興奮性（ease of excitation）」、精神生活の豊さを表す「美的感受性（aesthetisensitivity）」です。先の２つは抑うつとの正の関係を示すのに対して、後の１つは負の関係を示し、異なる心理的な機能を持ちます。つまり、感受性がプラスにもマイナスにも働くということですが、プラスはそのままに、マイナスを調整できれば理想的ということになります。また、過敏ということは良くも悪くも周りの影響を受けやすいということですから、感受性を低下することができれば、自己調整してマイナス部分を制御することもできるのではないでしょうか。

実際にＨＳＰのストレス軽減法として、マインドフルネスやヨガが試されており、それなりの効果も報告されています（Rei Amemiya, Effects of yoga in a physical education course on attention control and mental health among graduate students with high sensory processing sensitivity, Cogent psychology, vol.7, 2020、花岡麻衣他、ＨＳＰの特性不安、抑

うつ、ストレスにおけるマインドフルネスの効果の検討‐感情抑制と注意制御から見た調整効果の検討、広島大学心理学研究、第22号、２０２３)。

順応の反対の反応として「感作」があります。刺激が繰り返されることによって、それに対しての反応が増大することをいいます。医学的には、アレルギーの抗原抗体反応がそれにあたります。ハチに何回か刺されると特異的IgE抗体ができ、肥満細胞と結合します（感作の成立）。この状態で次に刺されてしまうと、過剰反応が起こり最悪アナフィラキシーショックという命に関わるような状態になってしまいます。これに対して、脱感作療法という治療法があります。これは、アレルゲンを微量にして繰り返し暴露させることで、過剰反応を抑制していく方法です。この場合、特異的IgE抗体ではなく、普通のIgE抗体を作るというメカニズムを用いています。

このアレルギー反応と同じ様に心でも脱感作療法があります。具体的な方法は自律訓練法やカウンセリング、階層リストを用いる系統的脱感作療法など様々な方法があります。

このように、感性は、鈍くすることも鋭くすることもできます。感覚を知覚するところから認知するまでには、多くの神経細胞が関わっていますので、その途中で促通されたり抑制されたりすることは容易に想像つきます。あとは、意図的にそれができるかどうかということです。それに関しては次の章でヨガを題材に解説します。

❹ 内受容感覚

五感などの外受容感覚に対して、体の内部の感覚のことを内受容感覚といいます。心拍や血圧の感覚、体温、空腹・満腹、血糖値、発汗、尿意・便意、酸素飽和度などいわゆる生理的な変化についての感覚などが含まれます。胃腸の緊張する感じなどの内臓感覚も含まれます。筋肉の伸張感や平衡感覚、関節位置覚などの深部感覚も五感ではありませんが、厳密にはそれらは外と内の相互作用から生じる機械的な刺激を感じているため、純粋な意味での内受容感覚には含まないとされています。そうすると感覚の分類には、外受容感覚と内受容感覚の間に、深部感覚が含まれるような関係になります。感覚の大まかな分類は次ページの表の様なものになります。ここでは、特殊感覚や体性感覚という分類にて示します。

内臓の感覚は大脳の島皮質（特に前部）や帯状回前部が大きな役割を担っていると考えられて

さまざまな感覚

特殊感覚（外部感覚）	五感（視覚・聴覚・味覚・嗅覚）＋平衡感覚
体性感覚	表面感覚：触覚、圧覚、温覚・冷覚、痛覚 深部感覚：振動覚、位置覚、運動覚、深部痛覚
内臓感覚（内部感覚）	内臓痛覚、臓器感覚

います。内臓のマッピングともいわれ、内臓の不快な感覚などはここで認知されています。不快という感情が生じると「腹が立つ」、「胸くそ悪い」、「ムカムカする」など内臓を基礎とした感情表現である「体言葉」で表現されますが、島皮質はその中枢的存在と捉えるとわかりやすいですね。気分と内臓が関連付けて表現されるのは、内臓感覚が感情との関連がとても大きなところだからです。興味深いのは、瞑想をしている達人では、この島皮質が厚くなっているという研究もあります。

内受容感覚の程度を客観的な数値として測定するのに用いられる代表が「心拍」です。自分の心拍を正確に把握できる能力（心拍カウント課題）と、一定のリズムとの差異を感じる能力（心拍弁別課題）で測定されます。この心拍を感じる能力が高い人は、感情を強く感じる（覚醒度が高い）傾向が示されています。

また、内受容感覚が高い人はレジリエンスが高いとか、自他の感情を把握しやすいため社会的な関係を制御しやすいという利点が報告されている反面、超過敏性症候群の方やパニック障害の方は、内受容感覚が亢進しているという報告もあります。内部感覚への感性が高いということは、同じであっても、それをどう感情として認知するかというところで差が出ているのではないでしょうか。例えば「ドキドキ」しているのが、興奮して盛り上がっている（ポジティブ）のか、それとも恐怖で縮み上がっている（ネガティブ）かは、心臓のドキドキという感覚だけでは判断できません。周りの環境や置かれている状況から総合的に判断するため、その認知に結果は左右されるのでしょう。

高い感度で感知した現象をどう認知するかは、感覚の統合の部分であり、感度とは別の階層の話です。その為、別のロジックなり対処法が必要になると考えられます。また、内受容感覚への感度が高いと測定されたとしても、その評価が不確実な場合、思い込みという認知バイアスが存在する可能性も指摘されています（福島宏器、身体を通して感情を知る - 内受容感覚からの感情・臨床心理学、心理学評論、２０１８、Vol.61, No. 3, 301-321）。

感性を高めるだけでは、それが直接的にポジティブな方向性になるとは限らないので、そこはヨガの哲学にある肯定の態度や、二極化思考による比較をしないという、考え方やものの捉え方の力を併用した方がいいでしょう。ヨガには哲学的な学びもありますので、ぜひ機会があったらそちらの古典文献や聖人の教えにも触れてみて下さい。ポイントは執着を捨てることとエゴを捨てることです。

【やってみよう！体を感じる簡単ワーク2】

それでは自分の体を感じるワークをしてみましょう。座ったままで簡単にできるものです。使っている感覚は触覚と内臓感覚の心拍です。

◉脈拍を数える瞑想法

①片方の指を人差し指から3本揃えて用意する。

②反対の橈骨動脈に指を当てて脈拍を感じる。

③拍動を指で感じながら1分ほど目を瞑って心拍を感じる。

呼吸に合わせて心拍が変動するかどうかや、脈拍の速さを感じたりと変化に気づけるように観察する。

脈拍を数える瞑想法

① 片方の指を人差し指から３本揃えて用意する。
② 反対の橈骨動脈に指を当てて脈拍を感じる。
③ 拍動を指で感じながら１分ほど目を瞑って心拍を感じる。

呼吸に合わせて心拍が変動するかどうかや、脈拍の速さを感じたりと変化に気づけるように観察する。

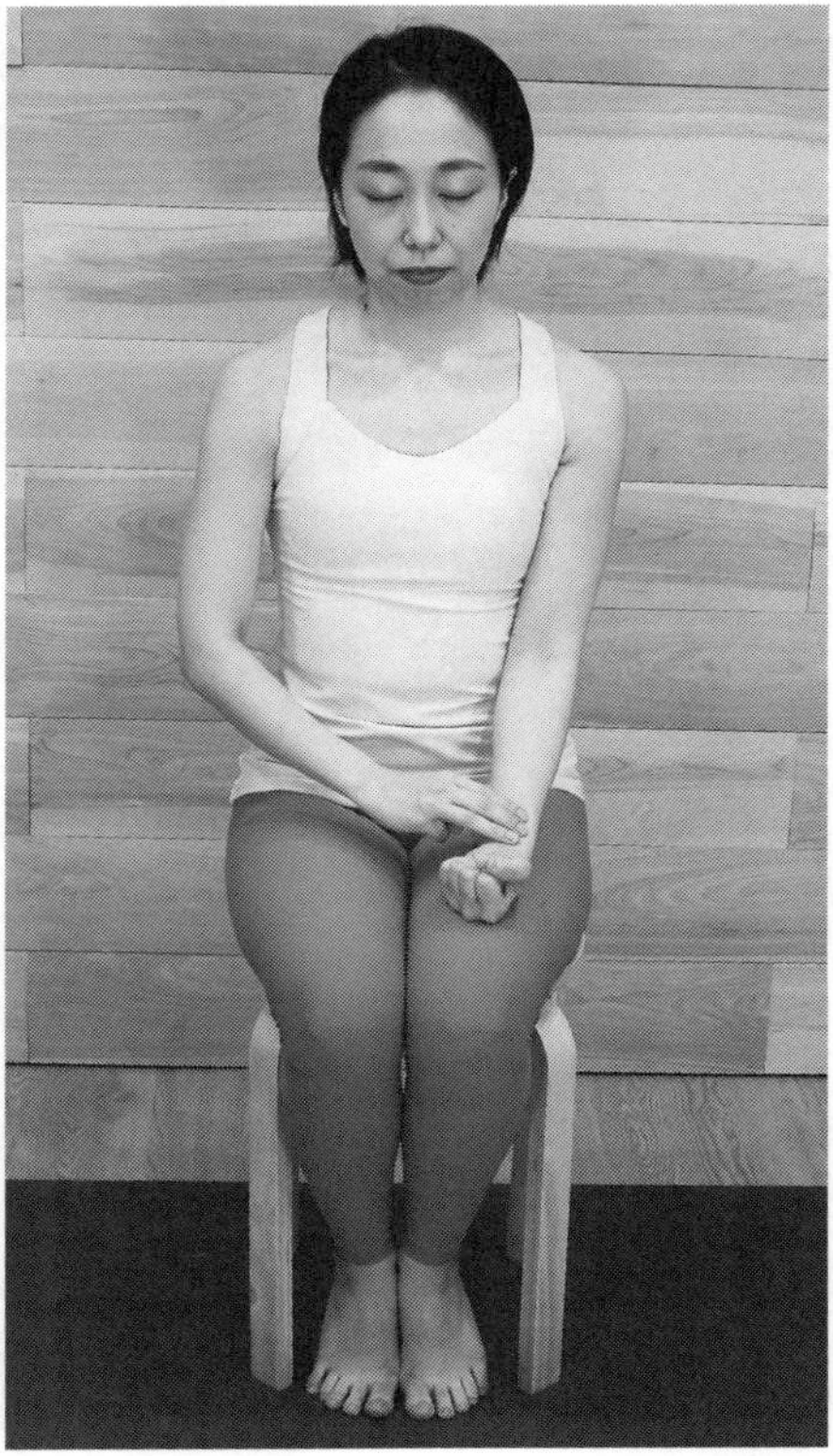

脈をとる位置

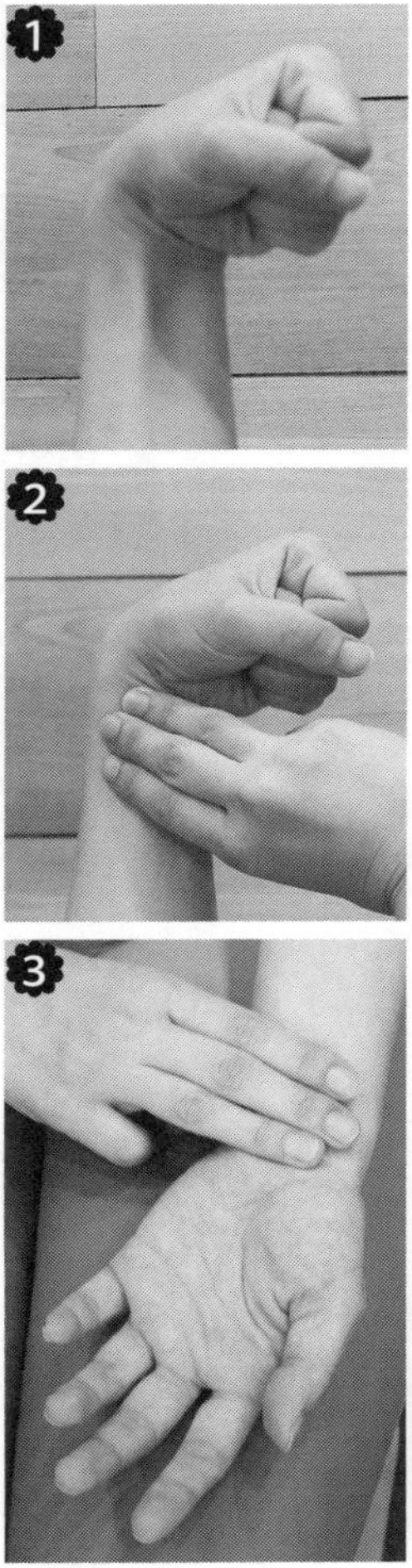

手首を内に90度曲げると、筋がグッと浮き出てくる。その筋のすぐ外側を指３本で押さえて脈をとる。

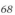

5 心はネガティブ

私たちは気持ちの良いことを「快」として捉え、気持ちの悪いことを「不快」と捉えます。これは原始的な生物も同じで、暖かいところが好きな生物はそれを快として感じ、寒いところは不快と感じます。生存に適しているかどうかが基本的に快不快の判断基準となります。多くの哺乳類はヒトの36℃に近く、豚・牛・犬・猫は38℃で、同じ恒温動物である鳥類は羽ばたく動きが激しいので高めで40℃以上です。魚や爬虫類などは変温動物ですから、水温や気温とほぼ同じになります。地球は太陽によって表面は温められていますので、動物は太陽の温かさを快として捉えているでしょう。極寒の地でも生きている生物もいますが、赤道付近に生物種が多いのは、やはり温かさが生命活動を活発にするという証拠でしょう。

この快・不快は脳では、主に古い脳と言われる大脳辺縁系という部分が司っています。そこに新しい脳である大脳新皮質が関与することで複雑な感情を形成します。大脳辺縁系を構成する部位に、「海馬」と「扁桃体」があります。海馬は主に短期記憶、エピソード記憶に関与し、扁桃体は恐怖などの情動に関与しています。これも生存戦略の視点から考えるととても理にかなっており、命を脅かすような危険な体験は、忘れては困りますので主に恐怖の情動としっかりと結び

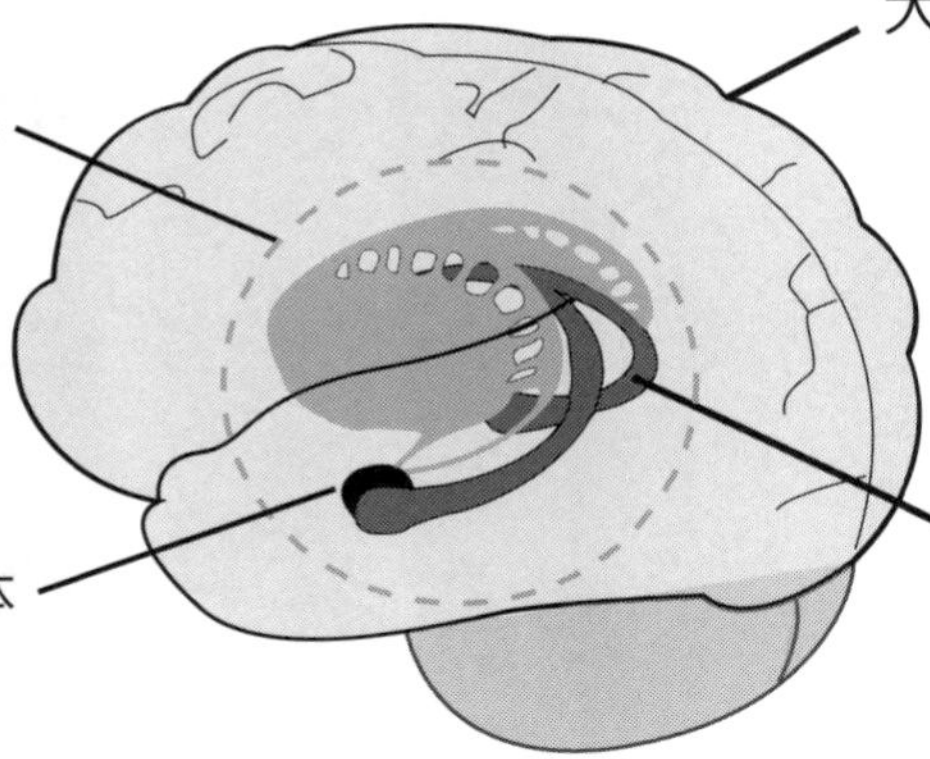

付けられて記憶されます。例えば、川に行ったらワニに食べられそうになったとします。当然、恐怖体験として記憶されます。海馬には特に場所細胞という特定の場所を記憶する細胞があると言われています。ですから、同じ川には行かなくなるでしょうし、同じ川でなくてもワニの存在に対して注意深くなるでしょう。もしこの機能がなくて、危険な体験を忘れたとしたら、その人はまた同じ川に行くでしょう。そしてワニにいつかは襲われるでしょう。こうして恐怖体験を忘れてしまうと生き残る確率は間違いなく下がります。同じ間違いを繰り返す人を「学習しない奴だな」と揶揄しますが、海馬は特に学習に関与する部位です。ですので認知症などでここが傷害されると記憶障害が起こります。

このように、我々の感情がネガティブな記憶と結びつきやすいのには生存率を高めるという理由があるのです。ヨガでは心（チッタ）はネガティブであるという前提で、だから肯定的な態度を作りましょうと説きます。この教えには、生物学的に納得できます。そう私たちは持って生まれたネガティブ気質なのです。まずはこのような特性を受け入れる必要があります。しょうがないことを拒否しても何も変わりません。まずは受け入れる。ネガティブになりやすいのですから、その性質に気づいて、距離を置けばいいのです。「また先祖の癖が出てきたな、ちょっと冷静に考えてみよう」と思ってみましょう。

大脳辺縁系の反応は、生存に必要なものでした。ワニは本当に怖いですよね。でも現代社会にワニはほぼいませんし、ライオンもいません。日本ではオオカミが恐怖の対象でしたが、絶滅してしまいました。では、今は何に怯えているのでしょうか。新しい脳である大脳新皮質は、高次機能という複雑な機能を持っています。それは、文字や言語を司り、記憶と現在の事象から未来を予測したり、快不快といった情動よりも複雑な嫉妬や後悔、焦燥感や虚無感など人間しか感じていないであろう感情を作り出しています。特に、再三いっているように脳は空想の世界を作り出しますので、実態のない概念としての恐怖を作り出します。お化けや怨霊、モンスターなど、それこそ架空の恐怖対象を作り出します。人間関係でも、苦手な人のことをまるで猛獣のように捉えて恐怖に慄いたりしてしまうのです。こういう大脳新皮質から大脳辺縁系への影響は、学習によって強化されてしまいます。

私たちは失敗したことを強く批判された時には、心が痛くなり悲しくなってしまいます。この体験が繰り返されると、実際に体を怪我したのと同じように記憶として残ります。そうすると、この批判する人は自分を傷つける危険な人だと脳は認知して、恐怖の対象となります。仕事でそのような対象を作ってしまうと、常にライオンと同じ檻に入っているような状態となり、体は完全に恐怖で壊れてしまいます。扁桃体は視床下部というホルモンを分泌する司令塔と強く連絡していますので、情動が発動するとホルモンの分泌や自律神経のうち特に交感神経が刺激されて「闘争または逃走」という極限状態を作ります。体はとにかく今ある危機を乗り越えようと必死になりますので、これが長続きしたり繰り返されると疲弊してしまうのです。当然この認知というのが高次機能であり、多くの心の不調を作り出す元凶でもあります。ですから、治療法として認知行動療法という認知の間違いを正していく方法が提供されています。認知を一つ一つ確認していくことの効果はありますが、ヨガの場合は、大元の空想をやめて現象だけをありのままに把握しようという練習です。恐怖の対象は空想だということに気づける方法だともいえます。そのポイントが身体なのです。

不快な情動について、また心はそもそもネガティブだという話でしたが、では快適な脳での機構はどうなっているのでしょうか。ここでもやはり大脳辺縁系が重要な役割を担っています。ここでは「報酬系」という言葉がキーワードになります。報酬系はホルモンであるドーパミンが大きな役割を担っており、特に部位としては、中脳の腹側被蓋野を起点として、大脳辺縁系の側坐核を経て大脳の前頭前皮質に至る経路（報酬回路）が重要とされています。神経伝達物質であるドーパミンは依存症の原因にもなる快楽物質です。薬物やパブロフの犬で有名な「条件付け」は、この報酬系を使っています。ベルやメトロノームという刺激と食事という報酬を条件づけると、ブザーの音だけを聞いて涎が出始めるという研究ですね。依存症はまさに条件反射で、快感を与えてくれる対象なり行為を頭で分かっていてもやめられないという症状です。ベルが鳴ったらついつい欲望が湧いて来てしまうのです。快感やヤル気を出す回路であると同時に、渇望を掻き立てて、破滅に追い込む危険性を含んだ諸刃の刃的存在ともいえます。

現在の社会を見ていると、多くのビジネスはこの依存という傾向を活用して成り立っています。アルコール（居酒屋、バーなど）、砂糖（お菓子、ケーキ屋など）、カフェイン（コーヒーショップ、エナジードリンクなど）、ギャンブル（パチンコ、競馬など）、ニコチン（タバコ）、ゲーム（スマホゲーム、インターネットゲームなど）、ポルノ（写真、動画など）、流石に公に薬物（コカイン、アンフェタミンなど）は日本ではありませんが（ニコチンは薬物と同じ中毒性があります）、芸能人を鴨にして裏では出回っています。また意外ですが、良かれと思って処方されている薬物自体にも依存性が認められています。鎮痛剤であるオピオイド系薬剤への依存症です。米国では年間6万人以上が過剰摂取で亡くなっているそうです。日本ではモルヒネなど医療機関でのみ販売が可能なのに対して、米国では一般販売が可能なため、依存症としての問題が起こっているようです。精神科医であるアンナ・レンブケ氏は書籍の中で、様々な依存症患者との出来事を解説しながらホルミシスの流れの中で「私たちが幸せを感じる一つの鍵は、ソファーから立ち上がり、バーチャルではなくリアルに体を動かすことだ。」と言っています（アンナレンブケ著、「ドーパミン脳」、新潮社、2022）。不安や苦しみから逃れようとドーパミンを出しても、それは逃げているだけで不安は増幅してしまいます。不安をまず受け入れる重要性も解説しています。とても共感する内容でした。

私たちは、ネガティブで不安を感じやすい性質を生まれもっています。そして高いSOCと豊富なGRRsを持って、このストレス社会を前向きに生き抜く方法を求めています。そこに運動、またはヨガという肯定的で、リアルな体に即した身体技法が一つの救いの手を与えてくれるかもしれない、そう私には思えるのです。

私たちは、空想の世界で理想を作り、現実とのギャップで苦しみます。しかし一旦、体のみに目を向ければ、深呼吸した時の心地よさ、排便、排尿の爽快感、食事の後の満足感など、体感できる幸せは沢山あります。また、自然には風や香りなどの爽快感、川のせせらぎやどこまでも澄み通った空、強い日差しを遮ってくれる木々など、多くの心地よい現象に包まれています。そしてそれらは身体を通して感じるものなのです。何を快適とし、何を不快と捉えるかは、生物的なもの以外にも、脳の認知という部分でどこに目を向けるかで変わってくる相対的なものでもあります。身体と向き合い、自分に気付き、そして肯定的な態度で前に進める様になれるとそこに幸せが笑顔で待ってるような気がするのです。

ちなみに余談ですが、精神医学で用いられる物理療法に、ＥＣＴ（電気けいれん療法；electro-convulsive therapy）というものがあります。その効果はまだ不明な点があるのですが、電気的にてんかんのような状態を作ることで、統合失調症やうつ病の症状が改善するというものです。ヨガの中でも特にハタヨガという身体技法を重視する方法ではクンダリーニという性的なエネルギーを覚醒させて恍惚状態に入るという秘技的なものがあります。これは現代的には何かしらてんかん様の状態だと推測されます。この技法は呼吸法で息留めを続けて行うのですが、海馬が酸欠に弱く、またてんかんの発生原因になりやすいという事実からも、この秘技は何かしら脳科学的な説明がそのうちできるような気がしています。怪しい技法と言えばそれまでですが、脳科学の進歩はこのような秘技まで解説できる可能性を示してくれています。

6 なぜ目を瞑るのか

僕たちは感性を高めたい時に自然と目を瞑ります。美しい音色に耳を傾けるとき、美味しい食事を味わうとき、そして愛しい人と接吻するときも。ヨガの実践の時にも目を瞑ります。なぜなのでしょうか。

視覚が感覚の中でも情報量が多いとよく言われます。パーセンテージについては諸説あり定まってはいませんが、他の動物と比べると視覚の優位性が分かるかもしれません。犬を例にすると、犬は視力0.1程度で、嗅覚が人の数千倍と言われています。匂いに敏感だからこそ警察犬として活躍しているのです。一方ヒトの視力は概ね1.0ですし、逆に嗅覚は鋭くありません。これは、犬が嗅覚を中心にしている動物であるのに対して、ヒトは視力の動物ということを示しているでしょう。また、色でも、犬は青と黄色の2色の認識はできますが、赤や緑は認識できません。もちろんヒトは様々な色を識別できます。これも視覚が優位な理由です。もちろん視力でいえば、

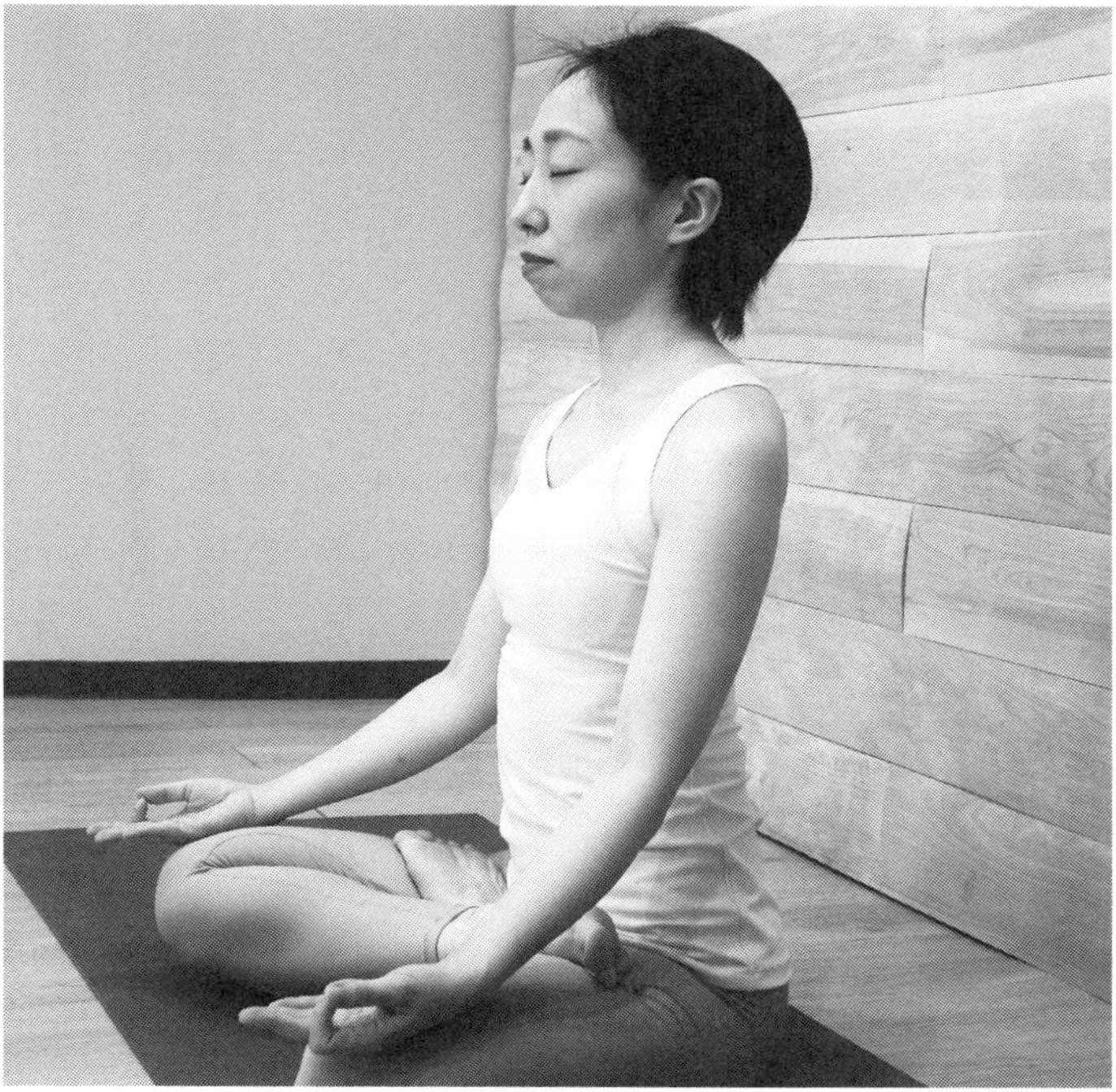

ダチョウは視力が約20あるといわれ、目のいい動物として有名ですが、マサイ族の視力が約10ということを考えると、やはりヒトもかなり目がいい方でしょう。近代化した社会では近くのものを見過ぎて悪くなった近視状態が普通になってしまっていますが。

さて、視覚が比較的優位なのが我々ヒトですから、生活のほとんどが視覚情報に頼っています。「百聞は一見に如かず」というのはその通りで、文明の発達によって視覚情報を簡単に取得し、記録かつ発信できるようになって、Youtube や Instagaram などの動画や画像による情報が主流になっていることを考えると、社会的に更に視覚に重きを置いているように思えます。最近はテレビでもテロップが出てきますし、VR、AR などの新技術もやはり視覚の技術です。

このように、現代は意識がより外部感覚の特に視覚情報に偏っています。情報量としては確かに文字よりも多いでしょうし、分かった気にはなります。映像で海外の風景を見れば海外に行った気になります。映画のような擬似体験ですね。それはそれでいい経験ですが、同時に現実の今ここに存在しているリアルな体を忘れてしまうことにもなります。視覚が優位なのですから、意識が完全に外に向いている状態です。仕事ではPC画面を見続け、電車でスマホやタブレットを見て、そして家ではTV。最近は子どもの近視が急増していると問題視されていますが、子どもも視覚優位社会としての影響を受けますので、サバンナで遠くを見て暮らしている視力のいいマサイ族からは更に遠く離れてきています。

感覚には外部感覚と内部感覚がありますが、この内部感覚に意識を向けるためには、外部感覚を遮断することが必要です。内部感覚は多くは内臓感覚であり、自律神経が担当する部分です。ですから、意識に上がる必要のないものであり、外部感覚と比べるととても繊細な感じづらい感覚です。内臓感覚の代表は心臓の拍動や血圧、胃腸の調子や、疲労感、そして体温や血流などです。自分を知るためには、外の感覚だけに意識を向けていてはいけません。特に外部感覚の中でも比重の大きい、視覚を遮断する方法が目を瞑ることなのです。五感の他の感覚へ注意を向ける時にも目を瞑りますが、内部感覚に意識を向ける時にも閉眼は必須になります。

【やってみよう！体を感じる簡単ワーク3】

それでは自分の体を感じるワークをしてみましょう。座ったままで簡単にできるものです。使っている感覚は呼吸による鼻腔や鼻の下（人中の上部）の皮膚での温度覚や触覚、また胸郭や肺の拡張感覚などです。鼻の奥は特に感じづらいですが、集中して感じてみましょう。

① 目を開けて自分の自然な呼吸を5呼吸感じてみましょう。
② 目を閉じて自分の自然な呼吸を5呼吸感じてみましょう。

どうでしょうか。目を瞑った方が体の繊細な動きや、息の出入り、さらに吸息と呼息、そして止息を感じられたのではないでしょうか。呼吸を味わうときもやはり閉眼が適していますね。ヨガのポーズを練習する時にも、このように視覚以外の繊細な感覚を感じるために、可能な限り閉眼で行うことを奨励します。

コラム 2

感覚ゲーティング

起きている時には色々な感覚を感じますが、基本的に睡眠時には感じません。それは、嗅覚以外は視床で、嗅覚では該当する皮質で感覚の遮断が行われているからだと考えられています。この現象は覚醒・睡眠状態に依存した「感覚ゲーティング（sensory gating）」と呼ばれています。実際には、gaiting in と gaiting out があり、ある時には情報を通し、ある時は遮断しています。この調整は状況に合わせて視床が行なっていると考えられています。

極限的な状態ですが、「心頭滅却すれば火もまた涼し」といいます。これは意識を高めることで、感覚の入力を制御することができるというものです。修験道では裸足で燃えた薪炭の道を歩く「火渡り」の修行があり、このように心頭滅却の現象は昔から自覚され、各種の文化の中に見て取れます。日常的にも、ある程度熱いと分かって高温の湯槽に入る時、体の拒否反応を抑制して入ることができます。草津温泉などはある種修行ですよね。しかし、予見せずに同じ熱いお湯に入れられたとしたら、驚いて慌てふためくでしょう。ここにも意識による感覚ゲーティングが生じているといってもいいでしょう。

ヨガの修行者1名のシングルケースですが、瞑想中の脳の状態を調査したとても興味深い研究があります。その実験では、瞑想中に電気刺激で痛みを誘発させても、全く視床に働きが起こらなかったというものです。これはまさに瞑想によって痛みの遮断、gaiting out が行われたと考えられる強烈な証拠です。この被験者をされた方は、福岡でヨガスタジオを運営されている有名な先生で、この論文をご縁として連絡をさせて頂き、直接私も瞑想指導して頂いたことがあります。現在でもお付き合いをさせて頂いております。

論文）

Kakigi R, Nakata H, Inui K, et al. Intracerebral pain processing in a Yoga Master who claims not to feel pain durning meditation. Eur J Pain. 2005;9: 581-9.

川上光正先生のスタジオ）
KAWAKAMIスローヨガスタジオ／瞑想センター
https://a-and-a.info

第2章

ヨガがセンスを高めるしくみ

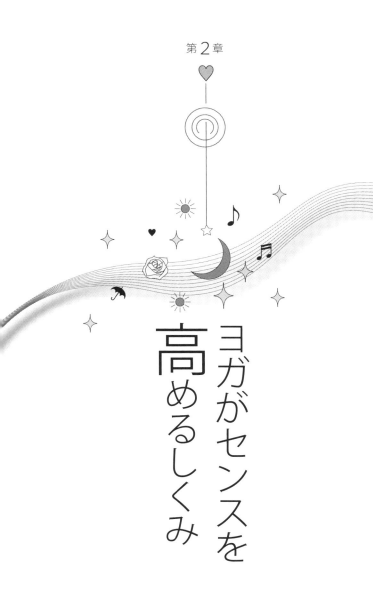

ヨガの目的は苦しみを減らして幸せを増やすこと。ではどうすれば苦しみが減り、幸せが増やせるのでしょうか。ここでは、ヨガの古典文献を参考にして、ヨガの考え方を見ていきたいと思います。

❶ ヨーガスートラ

この文献は紀元前3～5世紀にパタンジャリという聖人によって編纂された195節からなる詩です。詩としてまとめられているため、その詩の詳細は多様な解釈ができるため、様々な人による解説書が存在します。構成としては第1章から第4章まであり、①ヨガの定義からその目的、②効果的な練習方法、③瞑想法について、④行き着いた自由の境地について記されています。この文献をもとにしたヨガを「ラージャヨガ（王様のヨガ）」といい、ヨガの基本的な定義としてインドでも世界でも参照されています。

要約すると第1章では、物事を誤って認知して誤認する危険性と、ありのままの事象を把握して、客観的に見定める目を弛まぬ呼吸法や瞑想法の練習によって身につけなさいと説かれています。そうすることで自然の摂理を知ることができると。

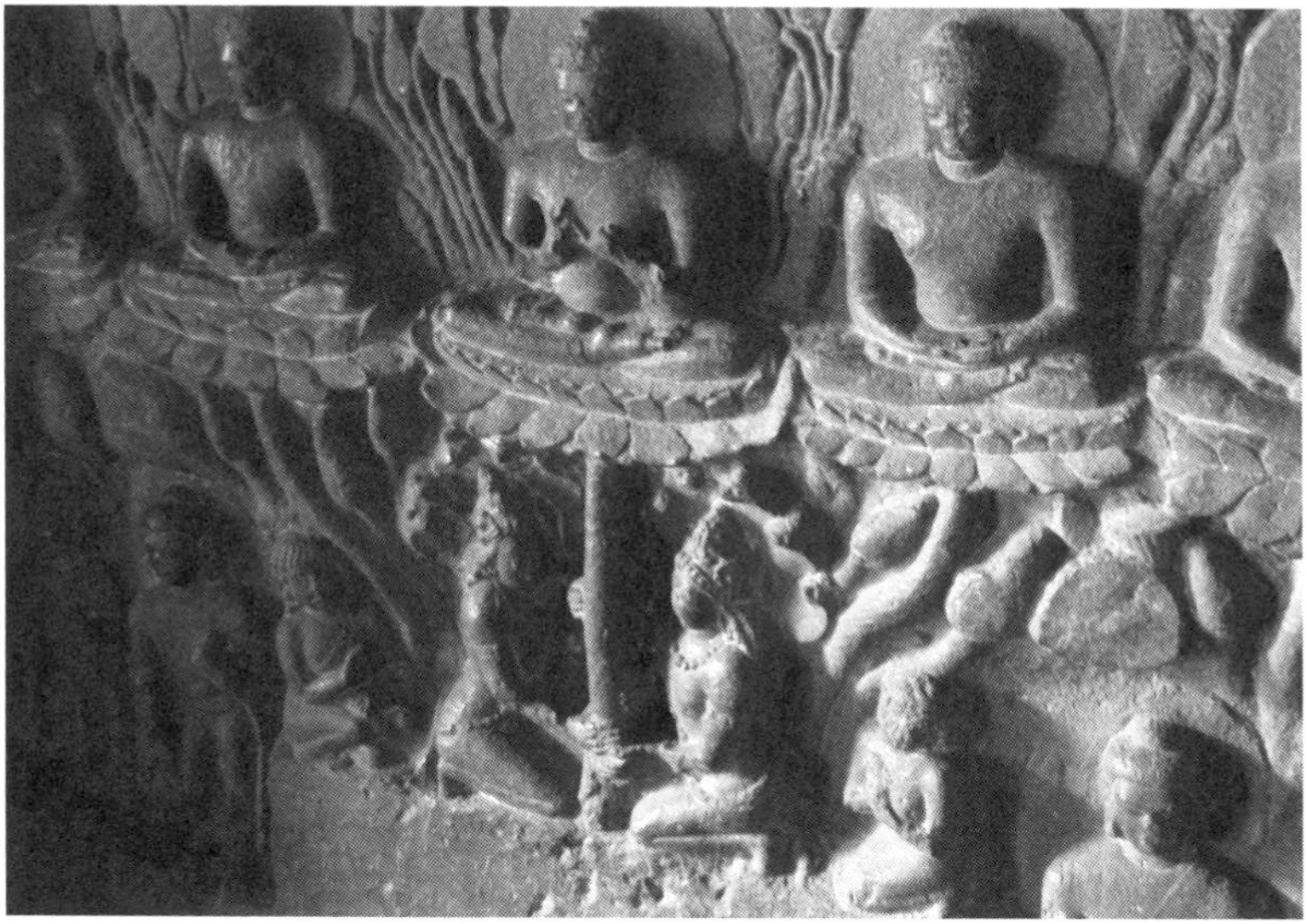

第2章では苦悩（無知、自我、執着、嫌悪、死への恐怖）は正しい生活と正しい練習によって克服できるとされています。その練習法は八支則といわれ、①ヤマ（禁戒）、②ニヤマ（勧戒）、③アーサナ（姿勢法）、④プラーナヤーマ（調気法）、⑤プラティヤハーラ（制感）、⑥ダーラナー（集中）、⑦ディヤーナ（瞑想法）、⑧サマディ（三昧）からなります。

これらの心身を整える実践によって、空想の世界ではなく真実を見定められる様になると解きます。特に、身体的な修行法であるアーサナに関しては、「安定して快適な姿勢がアーサナである」と記され、苦痛の修行ではなく快適であることが強調され、安定すると二極化する極端な思考がなくなるとされています。

つまり体を整えると考えや物事の捉え方も変わるということです。ここは身体心理学的な視点からとても共感できる部分です。

最3章では様々な瞑想のレベルや種類について語られます。若干超能力的な表現があったりと、古代文献らしいところもありますが、瞑想が空想の世界という妄想を止め、どれくらい真実を理解するために重要かが解説されています。これによってファンタジーに束縛されない本当の自由を手にすると言うのです。

最後の第4章は自由とは何かという解説なのですが、ここで重要な指摘がされています。つまり未来と過去は脳の空想であり、現実は今しかないという事実です。ですから、今というこの現実を見定める必要があるのです。この章では輪廻の概念やインド哲学を背景とした思想的な解説もあるので、そのまま理解するのは難しい部分もありますが、今までの話から見ると、空想の世界と現実とを混同せずに、自分という実存と自分の考えというものが違うという客観的な視点を持って今を生きることで、自由を手に入れられるという発想です。

このように、ヨガスートラでは、空想の概念が苦悩を作り出しているので、8つの実践法によって真実を見定める力を養いましょうと奨励しています。この見定める力こそ、身体という現実を根拠とした感じる力であり、それを身体を使って練習し、高めなさいと言ってるように私には解釈できるのです。

②ハタヨガの古典文献

ヨガスートラはラージャヨガの古典文献でした。それとは異なり、現在多くのヨガ教室やフィットネスクラブで提供されているヨガは、「ハタヨガ」という身体技法によって直感的に悟りへ到達しようとする肉体派のヨガを基礎としています。この流れは密教の影響が強く、日本の仏教でいうところの真言密教に類似した技法を見ることができます。お護摩や手印に、マントラや滝行のような身体的な修行法です。このハタヨガにも古典文献があります。主要なものとして「ゲーランダサンヒター」があります。

詳細は、専門書に譲るとして、ここでは特に、苦しみを減らす方法として何を強調しているかを抜き出してみたいと思います。

ゲーランダサンヒターでは修行法として、ヨガスートラとは異なり、実践方法に6つの浄化法（クリア）と体の締め付け法（ムドラー）が追加されます。この浄化法は身体に重きを置いたハタヨガらしい実践方法で、①ダウティ（食道・胃洗浄）、②ダスティ（浣腸）、③ネイティ（鼻洗

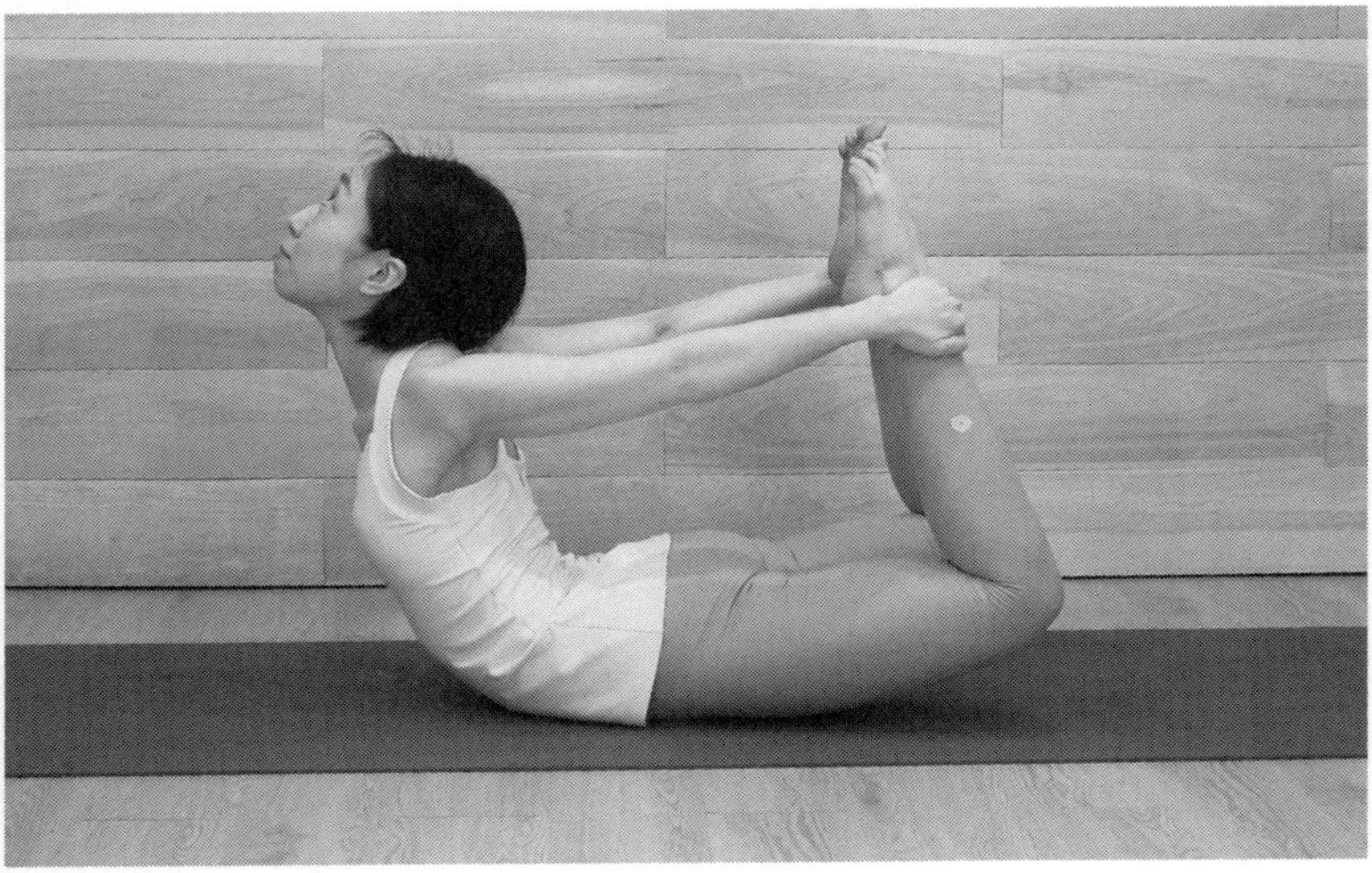

浄）、④ナウリ（腸のマッサージ）、⑤トラタカ（涙による浄化）、⑥カパーラバーティ（額の浄化、腹筋の収縮・弛緩）からなります。

医学的に納得がいくものが多く、特に昨今では腸内フローラというキーワードで語られる腸内環境に関して、古のインド人たちは経験的に知っていたということだと思います。つまり、消化器官が健康的でないと、適切に修行はできないのだと。内臓も含めて、整えてこそ心身の調和が訪れるのです。ここではアーサナ32種類が解説されており、そのうちのほとんどは座法で、エネルギーの通り道である背骨に刺激を加えるという主旨が貫かれています。ポーズの中には最近でもよく見る「弓のポーズ」や「木のポーズ」、「コブラのポーズ」、「牛面のポーズ」

なども含まれていますので親近感を持ってみることができると思います。ムドラーは25種類解説されています。その中にはバンダという締め付けの技法が入っており、調気法でも多用される内圧の制御技法があります。内臓を引き上げたり、気道を狭窄させたりとかなり密教らしく奥義的なものが出てきます。一般的な方が実践する必要はないものですが、身体を研究し尽くした人達の結晶なのだろうと推測します。またこの文献では、食べるべきものと避けるべきものや、練習する場所や季節など事細かに練習が成就できるように助言をしています。実践書ということがよくわかります。瞑想法では、具体的にイメージを用いる対象のある瞑想とエネルギー体を感じる光の瞑想、そして最後に形のない眉間への瞑想が解説されています。そして深い瞑想によって自分と宇宙は一体であるという真実に気づきなさいと説き、執着から解放され自由になると言います。

やはり、肉体という現実的な部分に焦点を当てつつ、最終的には空想世界の産物である自我への執着を捨てて自由になりなさいという思想が通底されている様に感じます。

※推薦図書

- 「ヨーガ根本経典」佐保田鶴治著、平河出版社

・「続・ヨーガ根本経典」佐保田鶴治著、平河出版社
・「ヨーガスートラ」向井田みお著、YOGA BOOKS
・「ハタヨーガ基礎と実践」向井田みお著、YOGA BOOKS
・「ハタ・ヨーガ・プラディピカー前編、後編」成瀬貴良著、YOGA BOOKS
・「インテグラル・ヨーガ」スワミ・サッチダーナンダ著、めるくまーる

❷ 身体を使う理由

二つの主要な古典文献を見てきて感じたと思いますが、苦しみを作り出す空想世界に気づくために、身体技法をどちらも重要視しています。これは、脳という特性をよく理解している証拠だと思います。つまり、脳の妄想なり空想を脳で抑えようとしても難しいということです。西洋的な発想だと、心を言葉で何とかしようとします。代表的なのはカウンセリングでしょう。しかし、言葉はメタファー（隠喩）であり、概念です。実在する明確な現実ではありません。たとえリンゴだと言っても、その現実のリンゴに同じものはありませんので、本来は特定のリンゴを提示しない限りそれは概念でしかありません。さらに、日本では「リンゴ」ですが、海外ではその言葉

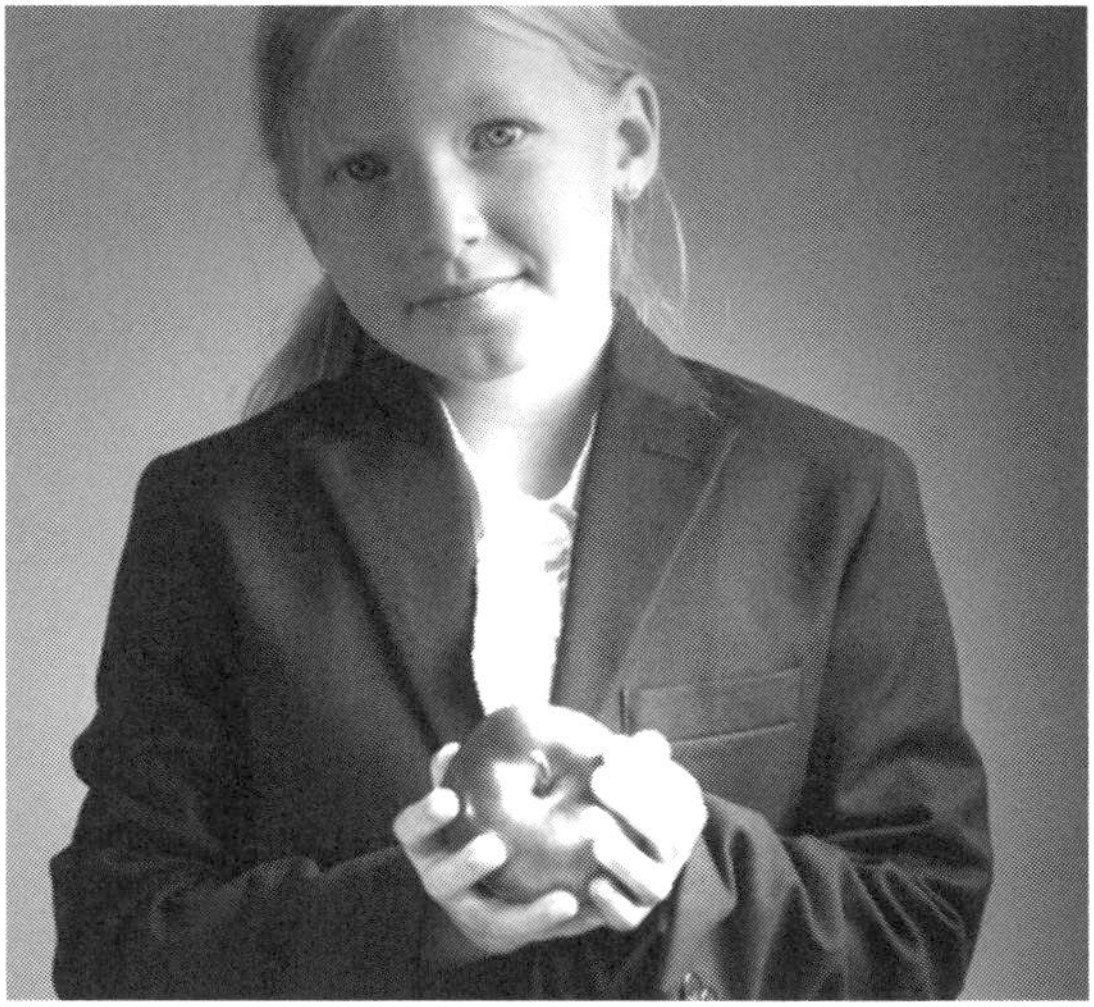

は通じません。英語であれば「apple」でなければいけません。「リンゴ」と「apple」がイコールというのは概念だからです。音で捉えれば同じわけはありません。つまり、空想の世界ということです。

ヨガでは、言葉を超えることを重要視します。概念を超えるという意味です。概念は脳が作り出した空想ですから、言葉を超えるものに意識を向けない限りその空想に囚われてしまうと考えます。だから、現実に存在する身体に頼らざるを得ないのです。身体は概念ではなく現実です。私たちは夢か現実か分からなくなると体の一部につねったり叩いたりして刺激を加えて「夢じゃない！」と確認します。ヨガの中で浄化法や姿勢法、そして呼吸法が瞑想法の前に準備として設定されているのは、瞑想で妄想しないためです。身体が整うと、自然と瞑想状態になるというのが理想的です。

現代社会は、脳化が進んでる社会でもあります。空想と現実の境がどんどん曖昧になっています。その中で、現実を感じる力が、その曖昧さを見定める力になり、苦悩を止め現実をありのままに捉える能力になります。これからの時代は、今まで以上に身体を通して感性を高める必要性が出てくるでしょう。もちろんヨガでなくても、スポーツや武道、各種のアウトドア体験など、さらには農業や牧畜なども自然を感じるとても貴重な経験になります。高いＳＯＣもレジリエンスも、このような体験が背景にあることが推測されます。本書では、ヨガの技術をお伝えしますが、ぜひ自然と触れ合い、身体を通した体験を沢山して欲しいと思います。特に子どもには、山や海や川、草原で泥まみれ砂まみれになりながら遊んで欲しいと思います。

【やってみよう!体を感じる簡単ワーク4】

それでは自分の体を感じるワークをしてみましょう。今回は立って行いましょう。使っている感覚は平衡感覚に足先の触覚に圧覚、そして足関節などの位置覚という関節の中の感覚です。バランスなので難しいですが、何回か繰り返して、安定できる様になりましょう。

◉ターダーサナ（山のポーズ）

①　両足を揃えて立つ。

②〜③　手を前からゆっくりと上げてバンザイをする。

④　爪先立ちになってバランスを取る。
可能ならば目を瞑る。1分保持する。

ターダーサナ（山のポーズ）

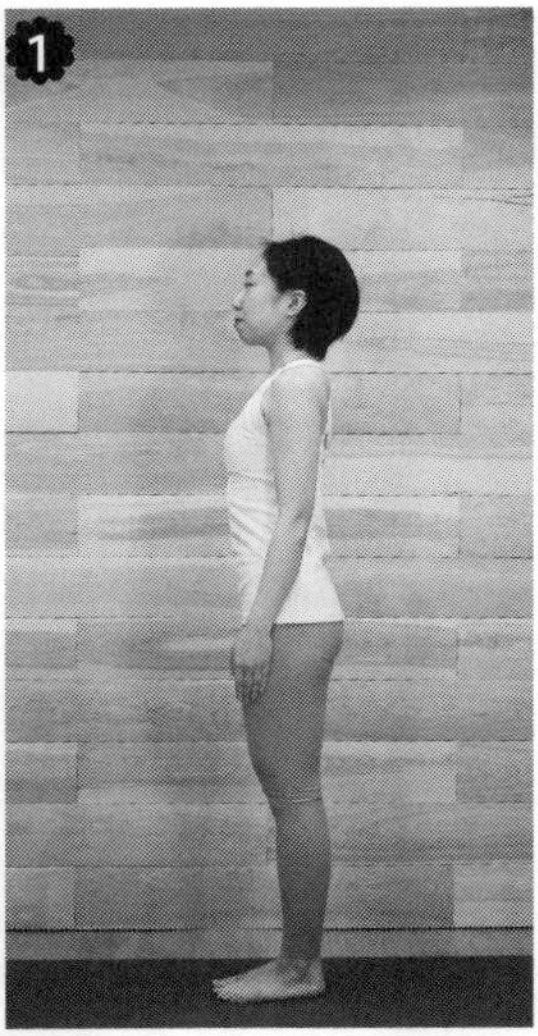

両足を揃えて立つ。

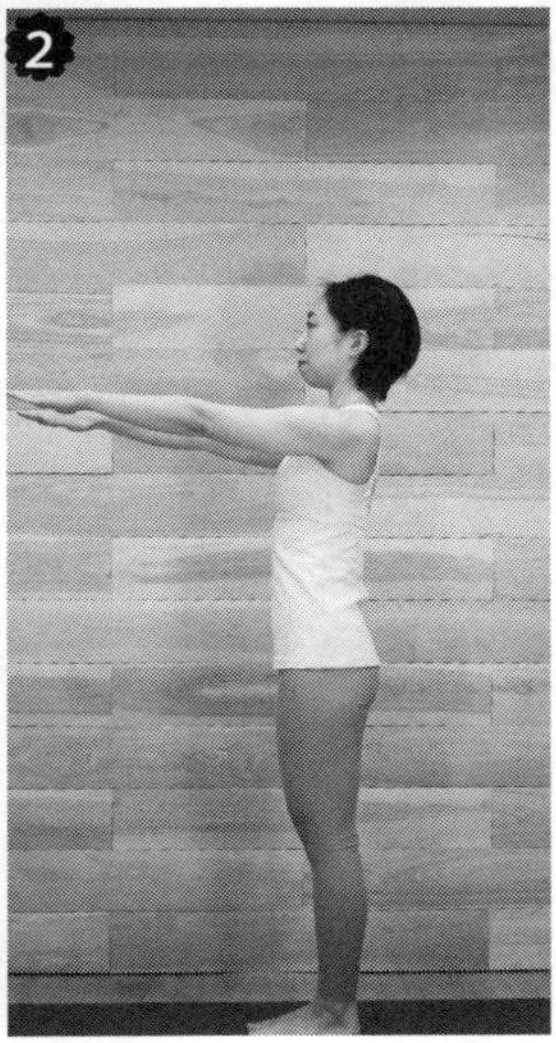

手を前からゆっくりと上げて、

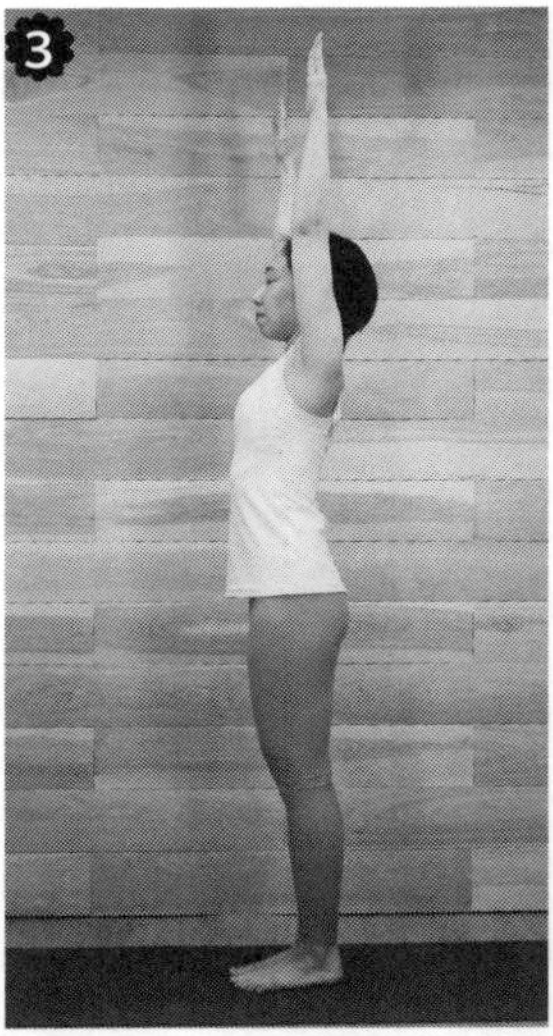

バンザイをする。

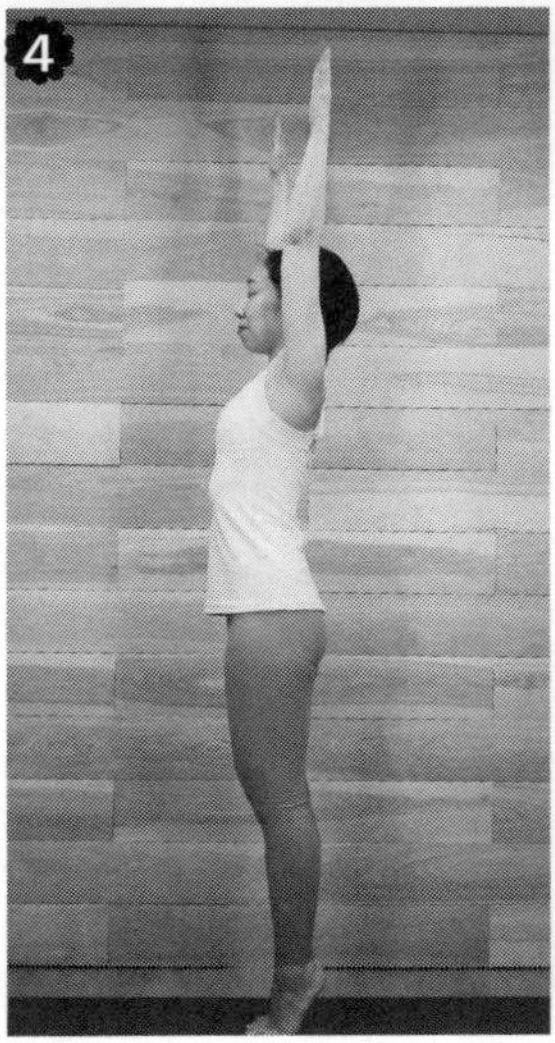

爪先立ちになってバランスを取る。
可能ならば目を瞑る。１分保持する。

コラム 3

アーサナアナトミカルアプローチ

２００８年からヨガ仲間である高岡慎之介さんと一緒に、もっと安全で効果的なアーサナの取り方を広めたいと始めたのが「アーサナアナトミカルアプローチ（3A's）」です。私の長年の理学療法士としての臨床経験と、医療者としての運動学、解剖学、生理学の視点と、高岡さんのアーサナ実践者としての経験とを融合して、流派に囚われない、安心安全なアーサナの指導法をまとめて草の根的に広めてきました。具体的には、「アーサナ手帳」というハンディサイズのハンドブックや、それに関連したワークショップ、そして実際にアーサナの練習を認定講師と一緒に練習する「アーサナ塾」、またアーサナ塾を開講できる資格である3A's認定講師になるための養成講座をしています。

ヨガというインドの古の知恵をせっかく生かして生活や人生を豊かにしようとヨガを広めているのに、ヨガで怪我をしたり、ヨガに依存し心が苦しくなったりと、本来の目的とは違う方向へ進んでしまっている人が多いのが残念ながら現状です。また、ヨガはインドの文化的な影響を強く受けています。その考えがそのまま現代の日本において適切かどうかも注意が必要です。現代の常識や科学的な見地から、修正すべきところは修正する必要があります。

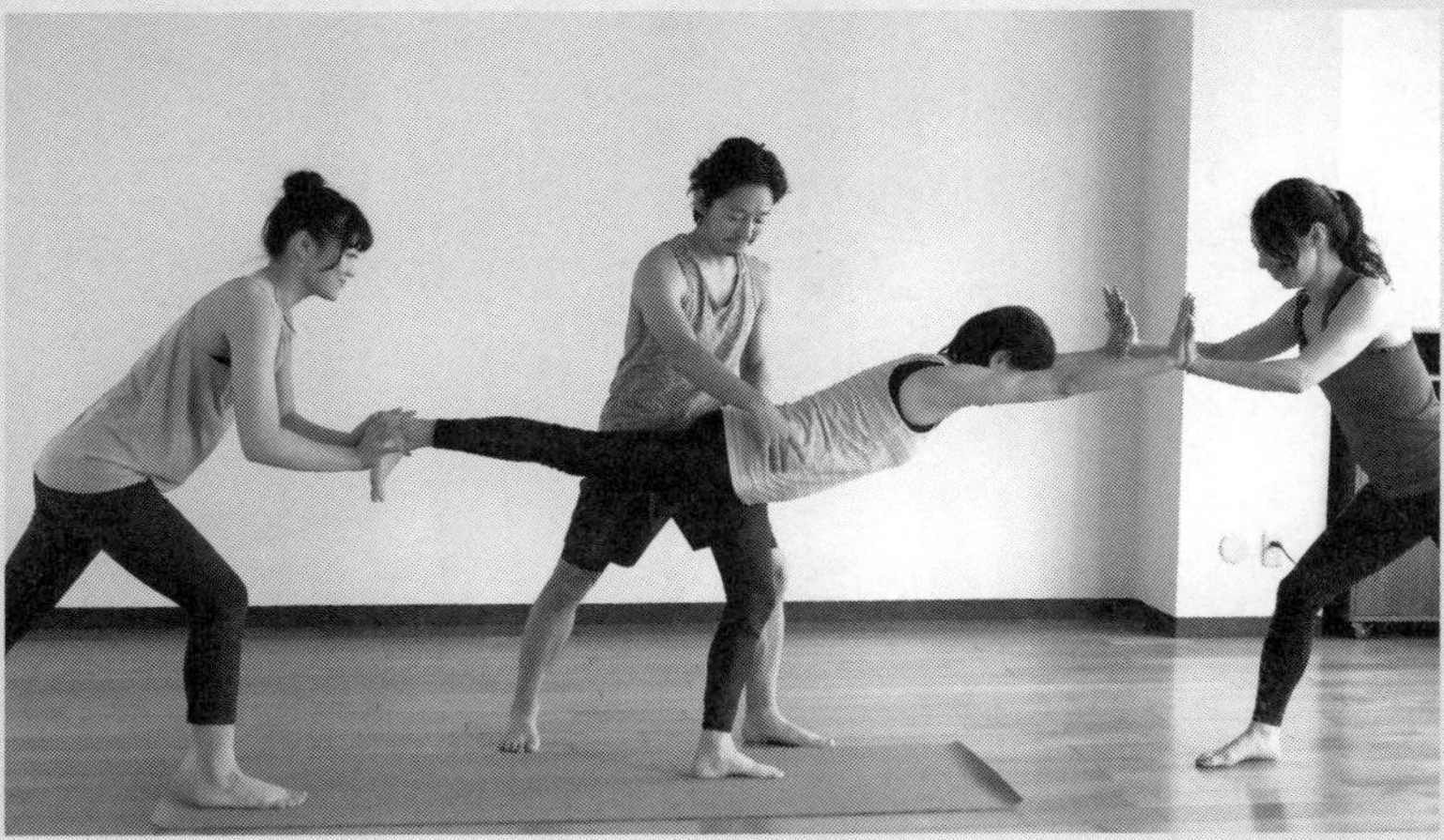

私は毎年インドに研修のために渡航し、常に勉強し続けています。深遠なる教えは到底学び切れるものではありませんが、指導者として人の前に立つ上では、学び続けることは必須であると考えています。インドの歴史に敬意を払いつつも、医療者としての科学の視点は失わずに、一般の方々にできるだけ有益な情報を提供したいと思っています。私たちの願いは、安心安全なヨガ実践が広まり、快適で健康的な人生を過ごす方が増えることです。

ヨガの指導者の方には、今一度安心安全なヨガのためには何が必要なのかの確認に、ぜひ学び直しとして活用していただけたら嬉しいです。またこれからヨガを学びたいと思われる方々には、3A'sで学んだ指導者から学ばれることを強くお勧めします。「no pain no gain」などと怪我して当然のようなアーサナ指導をされている方もいる中で、安全な指導ができ本来のヨガの意義を知っている指導者を選ぶことも大変重要です。ポーズの完成形を競うようなものではなく。「ヨガは心を収めていく方法」という心身調整のメソッドとしての本来のヨガが広まることを祈ります。

アーサナアナトミカルアプローチ公式HP）
https://asana-3a.com

コラム 4

デッサンのススメ

皆さんは学校の美術の時間にデッサンを行った事があると思います。我が家でも子ども達にデッサンをさせる事があります。雨の日に映画ばかり観るのも芸がないなという時に、芸術の時間として描いてます。このデッサンはとても価値があると思っています。理学療法士の学校でまずはじめに習うのが解剖学でして、その授業の主な内容は実はデッサンなのです。

人骨を前にして、ひたすらその詳細を書き写す。今はスマホで写メという時代ですが、考えてみれば、ダーウィンもファーブルもみな挿絵を自分で描いています。昔は、デッサンしか書き残す方法がなかったのです。このデッサンという行為には、観察するというとても重要な要素が含まれています。漠然と見るという状態から、描くために詳細に見るという状態に解像度を上げなければいけません。そして、手を使って実際に描くという行為によって、観察と描写が繋がり、そこでトライアンドエラーを繰り返しながら、インプットとアウトプットの整合性を高めていきます。

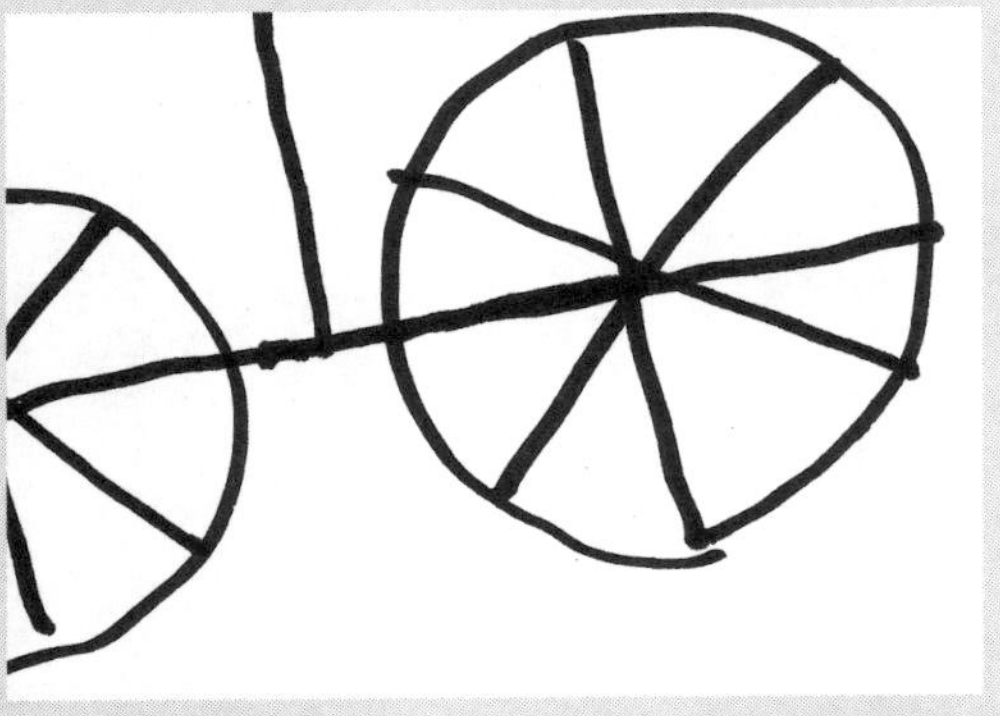

　これこそが、主観と客観の照合であり、物事をありのままに把握するというヨガやマインドフルネスが行なっている事です。またこのデッサンは、「知る」ということに関しても示唆を与えてくれます。皆さんは、いつも街中で見る自転車を知っていますよね。実際に乗っている方も多いでしょう。自転車を知ってるなんて当たり前じゃないかと思われるでしょう。では、何も見ずに自転車をまるまる一台描いてみてください。

　どうでしょうか、詳細な部分に関してしっかり描けましたか。チェーンはどこからどこに繋がっているでしょう。自転車のフレームは正確に描けましたか。サドルやペダルも正確に描けていますか。意外と難しかったのではないでしょうか。漠然と知ってるということと、詳細まで知っているとは、知っているレベルが違うのです。

デッサンは、対象物を細部まで観察し、さらに描写するという体を通した行為によって、知るという精度を飛躍的に高めています。たかがデッサン、されどデッサンです。ぜひデッサンを楽しんでください。

ヨガや武道も同じように自分の身体や心を高い精度を持って観察し、その状態をできるだけ正確に把握する練習法であり能力開発法なのです。

第3章

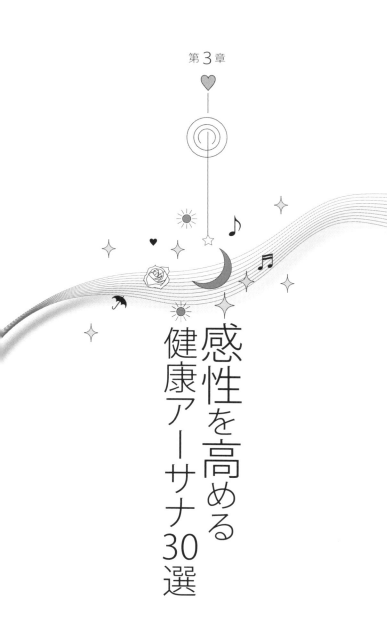

感性を高める健康アーサナ30選

それではいよいよ身体を使った実技で体験して行きましょう。ヨガの基本ポーズを使って、感性を高めていきましょう。注意点を守りながら、できるだけ正確にでも自分のペースで行ってみましょう。

【実践に当たってのポイント】

1　習字で清書をする時のように、動きはゆっくり行いましょう。スローモーションで動いているような感覚です。ゆっくりであればゆっくりであるほど、感覚が研ぎ澄まされます。ただし、自分にとってストレスだと感じるほどゆっくりではいけません。心が動きに追従できてかつ穏やかな状態が最適です。

2　可能ならば閉眼で行いましょう。不安定なポーズなどで、心も不安定になるような場合は、半眼といって薄目の状態でも構いません。視覚情報を遮断することで、他の感覚に集中しやすくなります。

3　自然呼吸で行いましょう。呼吸が荒くなれば頑張りすぎです。呼吸が止まれば無理をしているというサインです。アーサナにおいて、呼吸は制御するものではなく観察する対象です。呼吸を制御するのは呼吸法（プラーナヤーマ）という別途練習方法があります。

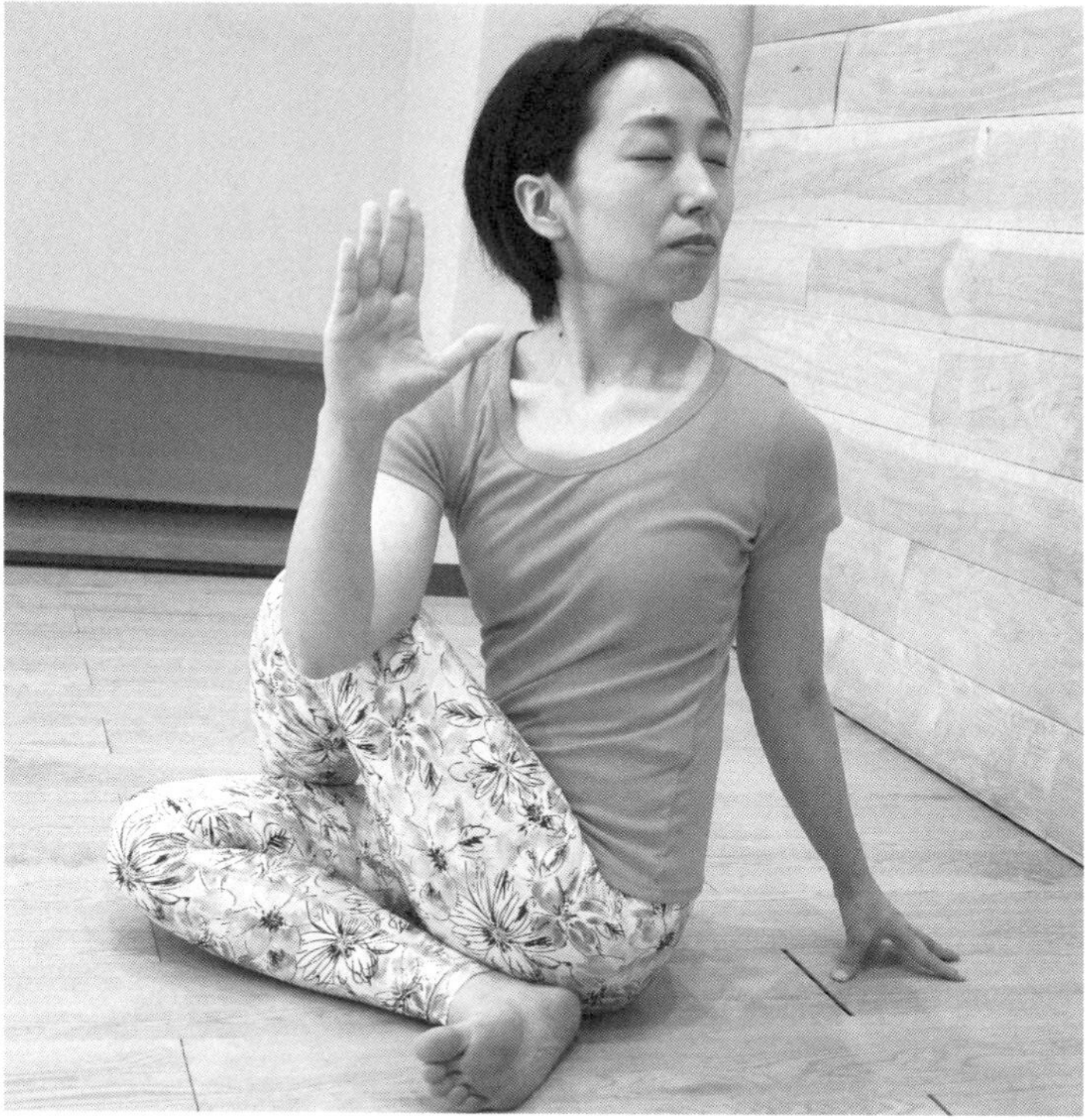

4　姿勢保持は30秒からはじめて、徐々に長くできるようであれば、1〜3分快適な状態を保ちましょう。特にねじりのアーサナでは呼吸によって影響を受けやすいため、保持するほどに深まって行きます。体が窮屈になったり、辛さを感じるまで長く保持する必要はありません。あくまでも心地いい状態、または爽快な状態で保持しましょう。

5　手を使って引っ張ったり押したりせず、自分の力で動かしましょう。気持ちが強いと、どうしても手で何かをしたくなります。手は外に出た脳ともいわれます。焦ることなく、あくまでも手は補助として優しく使うようにしましょう。

6　完成形には執着せずに、自分の体の声を聞き、心の動きを感じましょう。あくまでも完成形は方向を指し示しているのであって、そこに行かなければいけないというものではありません。過程が大切なのであって、前記の1～5のポイントをおさえて内部感覚を観察することが大切です。登山で例えると、山頂に立つことよりも登っている最中の景色や休憩場所からの景色などを楽しんでください。

7　ポーズを解くときには、基本的に入った時と反対の動きでゆっくりと戻します。左右必ず両方行いましょう。

8　実践が難しい場合は、補助具を使ったり、途中までの姿勢として無理のない範囲で行いましょう。ポーズに自分を無理やり当てはめるのではなく、自分が快適にできるようにポーズを修正しましょう。必要に応じて、ヨガスタジオなどで運動学や解剖学を学んだ専門の指導者から指導を受けることをお勧めします。

1 シャヴァーサナ（屍のポーズ）

手足を開いて仰向けになる。

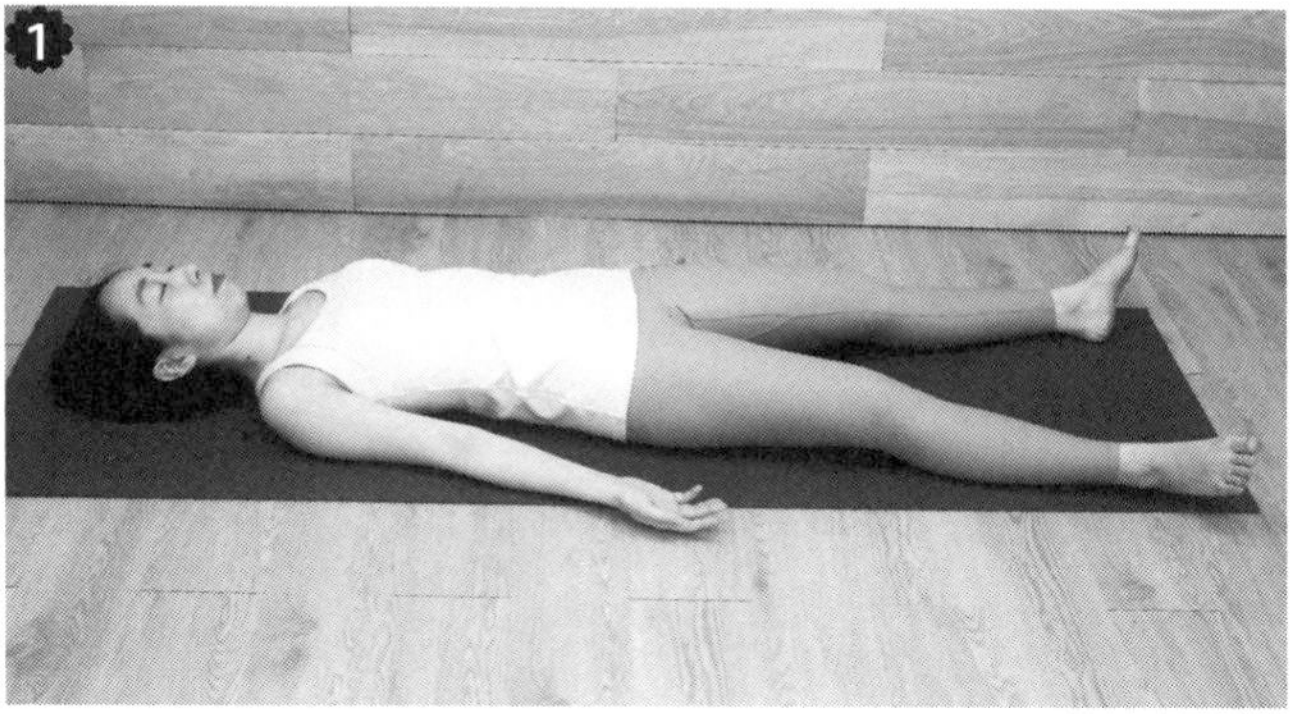

腹式呼吸を感じ、体全身の力を抜く。

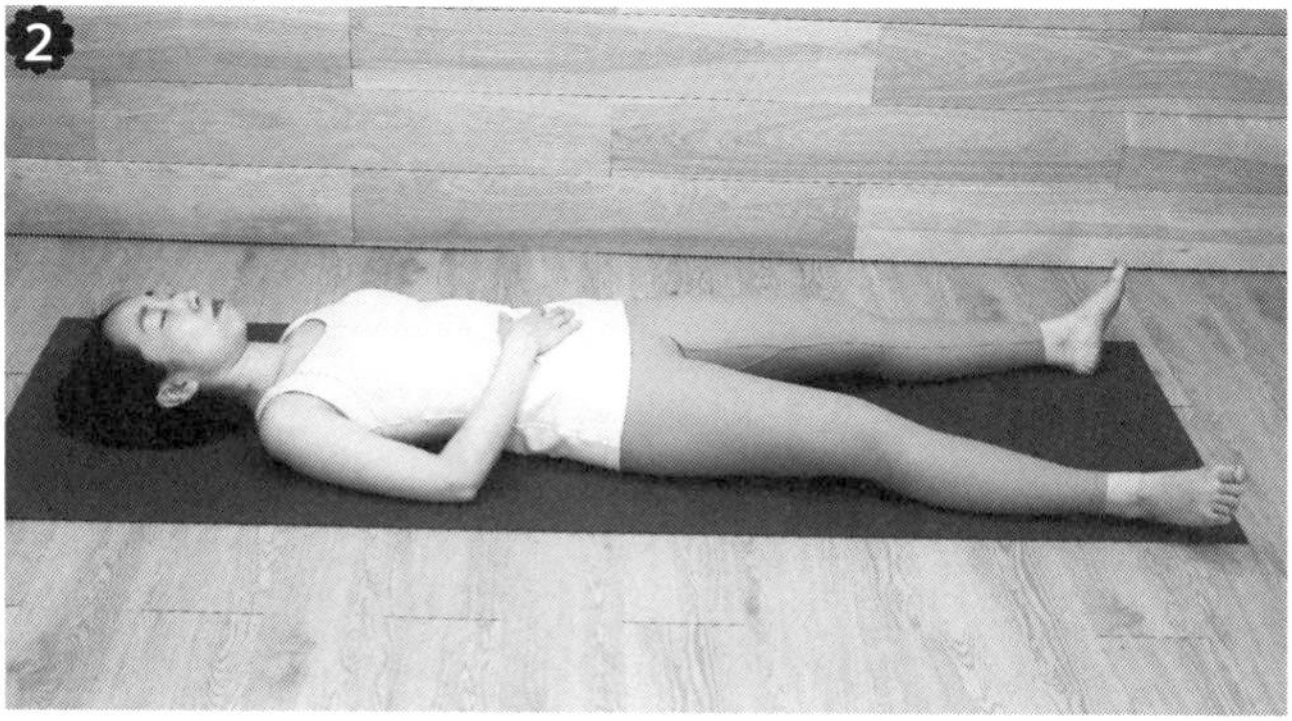

息を吐く毎に手足が重たく脱力していくことをイメージしよう。

2 マカラーサナ（ワニのポーズ）

手を重ねて額または頬を載せうつ伏せになる。
足は大きく開き脱力する。
つま先の向きは外側が基本だが、内側でも快適な方法で構わない。

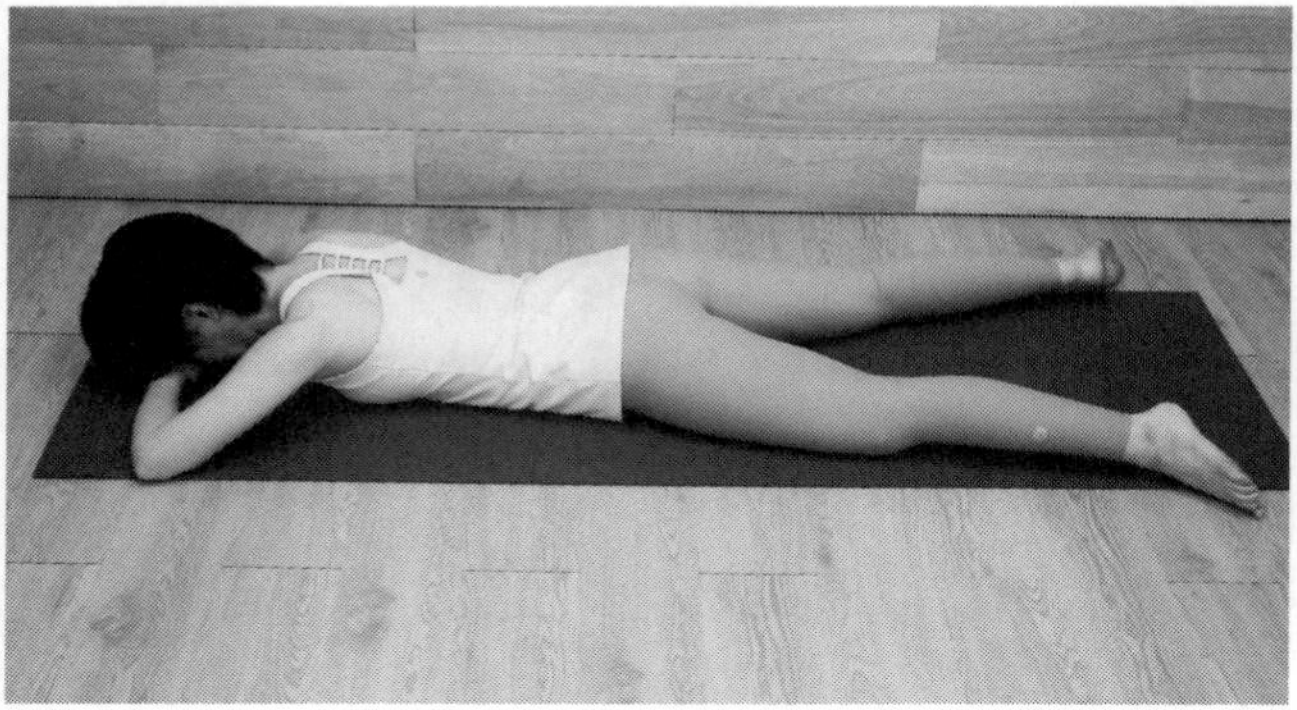

腹式呼吸を床との間で感じ、背中が広がる感覚も感じよう。

3 バラーサナ（赤子のポーズ）→シャシャンカーサナ（ウサギのポーズ）

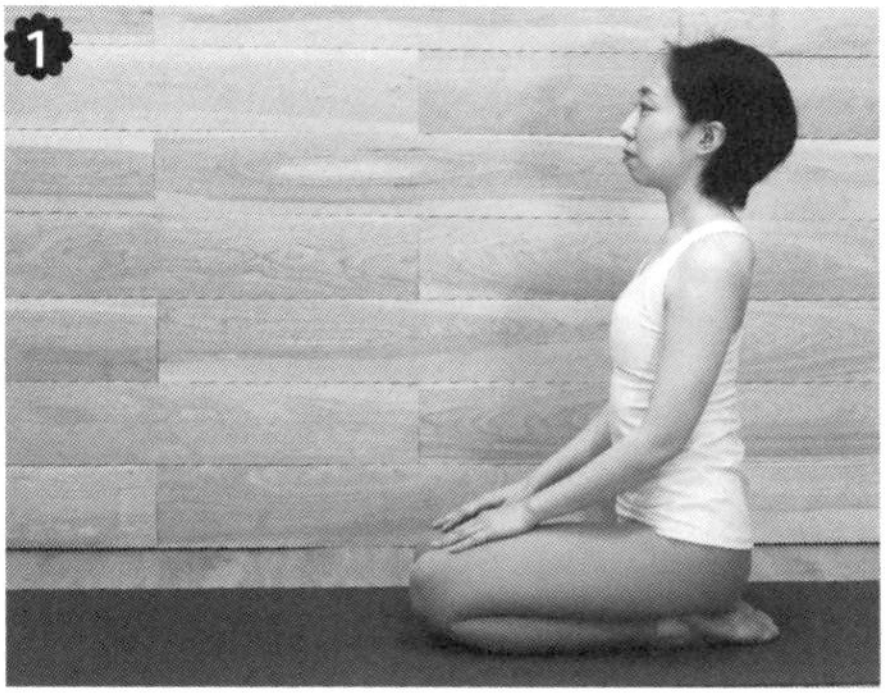

正座をして座る。

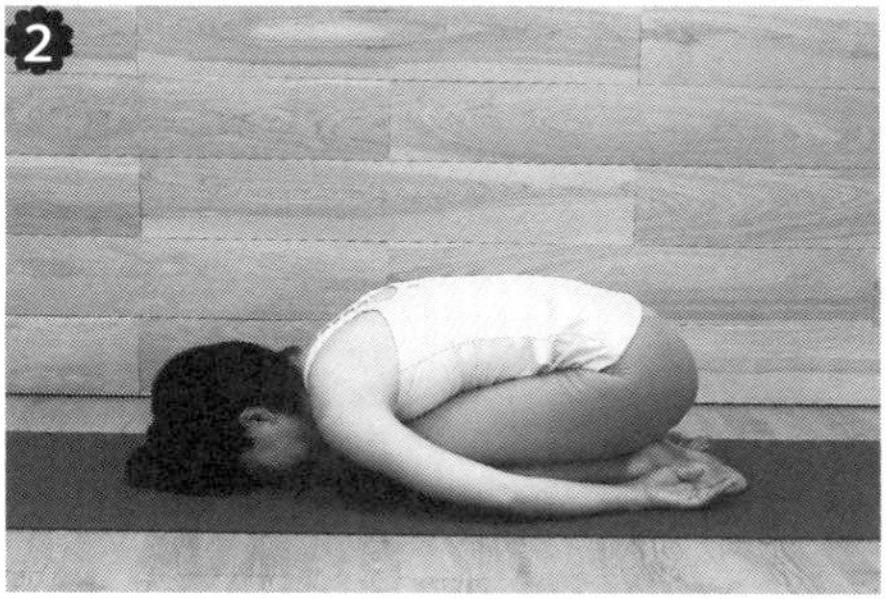

太ももにお腹を乗せて前屈する。肘を曲げて床に近づけ背中を開く。

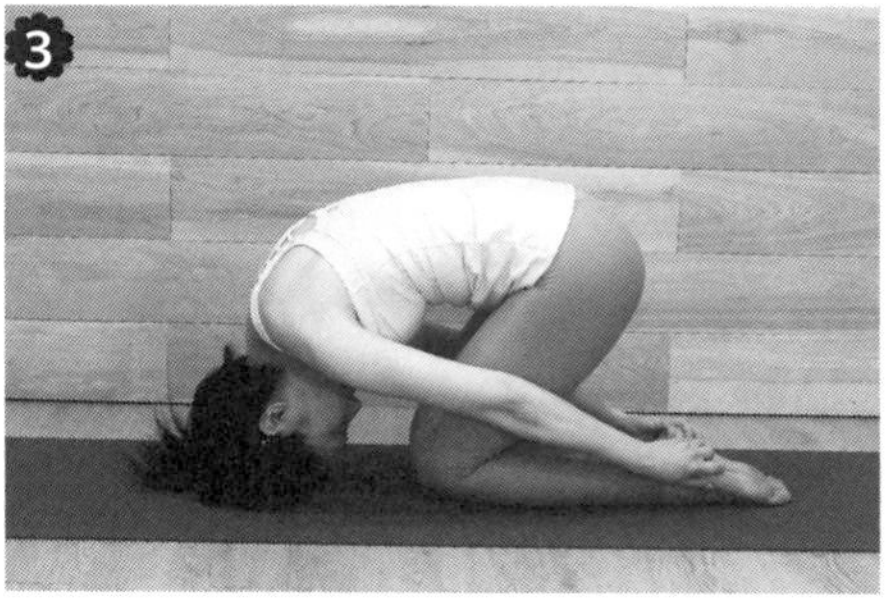

十分に余裕がある場合は、手で踵を持って頭頂を床についてお尻を上げて背中を更に伸ばす。（シャシャンカーサナ）

頭に血が上る感覚や、腹式呼吸、背中の伸張を感じよう。

4 チャクラーサナ（輪っかのポーズ）

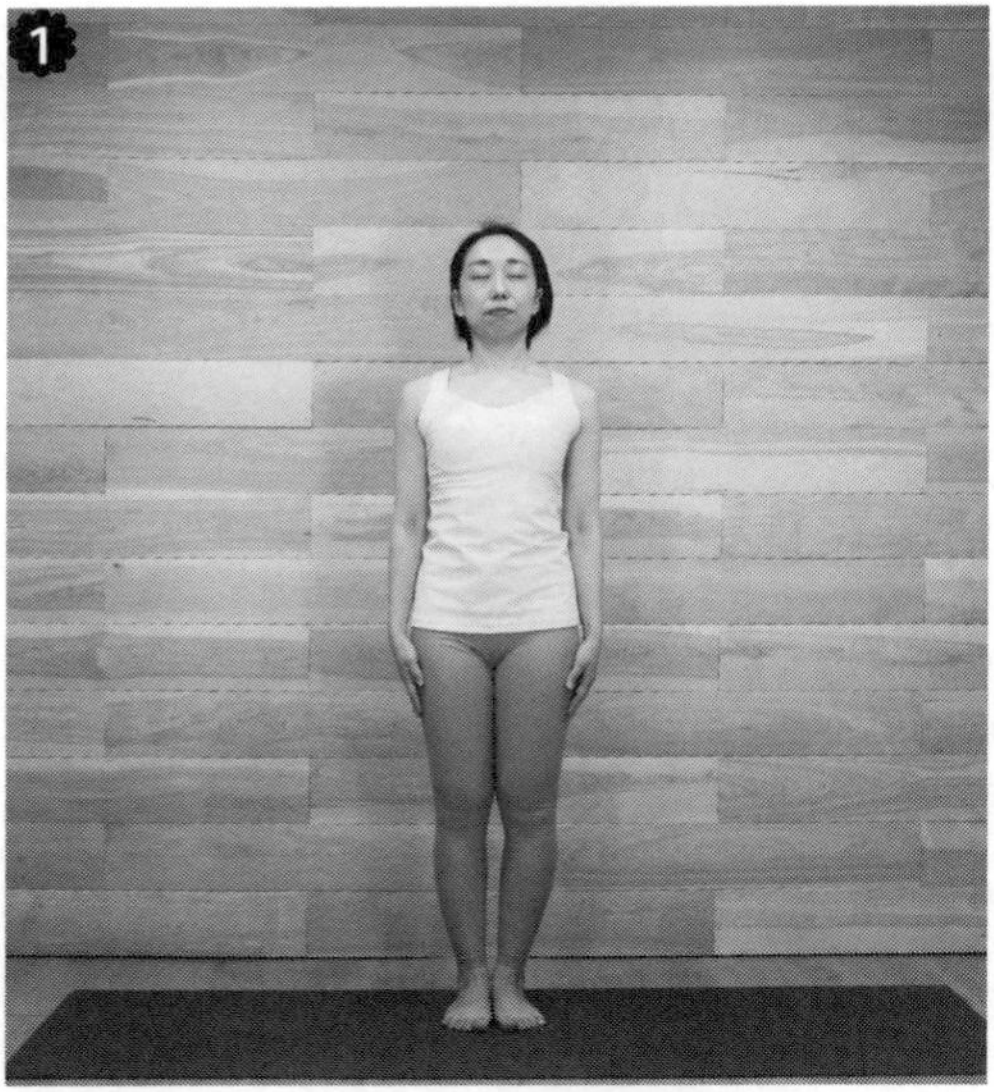

両足を揃えて立つ。

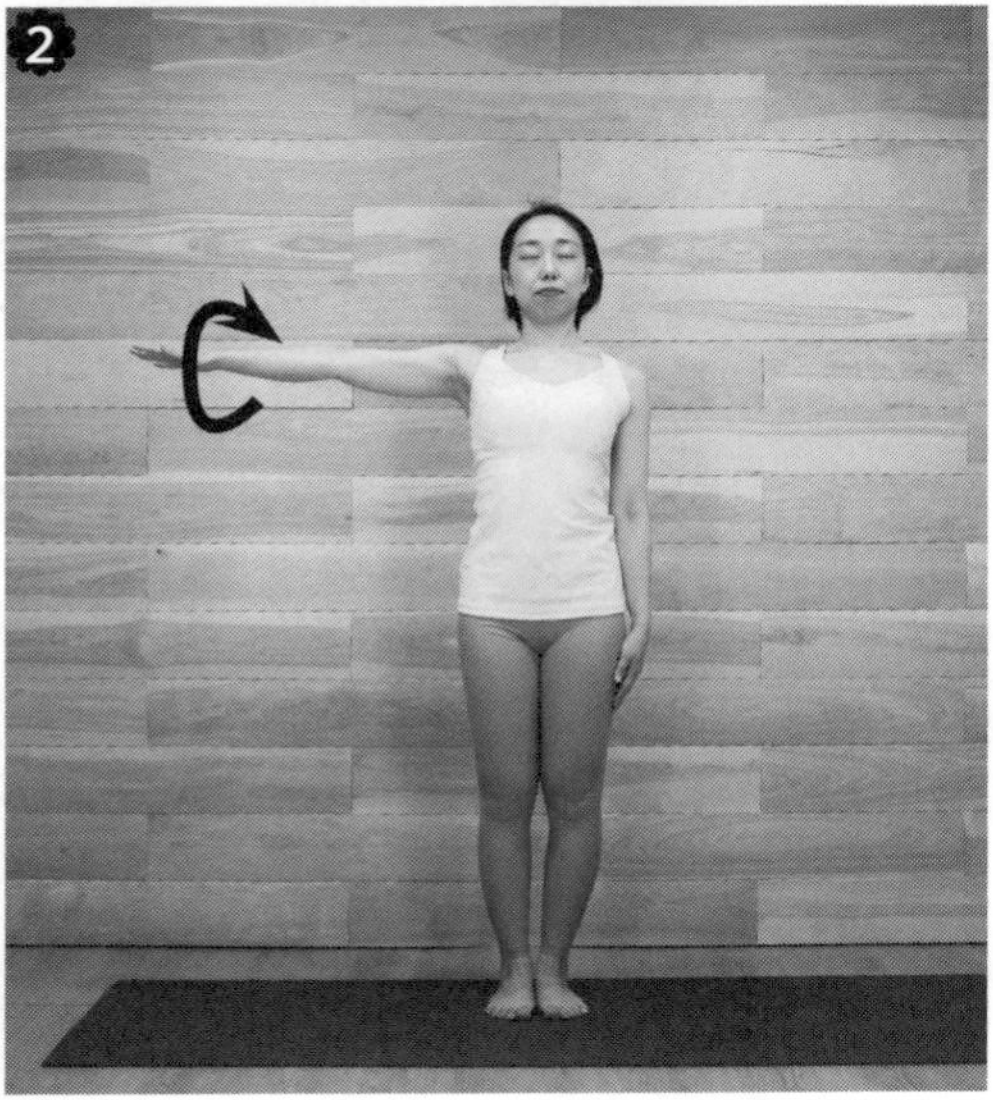

片手を横から上げて、床と平行になったら手のひらを上に返し、

平衡感覚や足圧の位置、体側の伸張感、体側への呼吸、重力による体の変化などを感じよう。

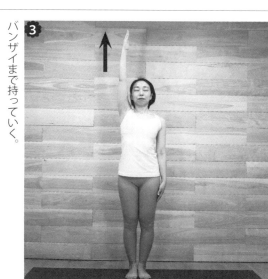

バンザイまで持っていく。

体側の伸びを感じながら反対に体を倒す。

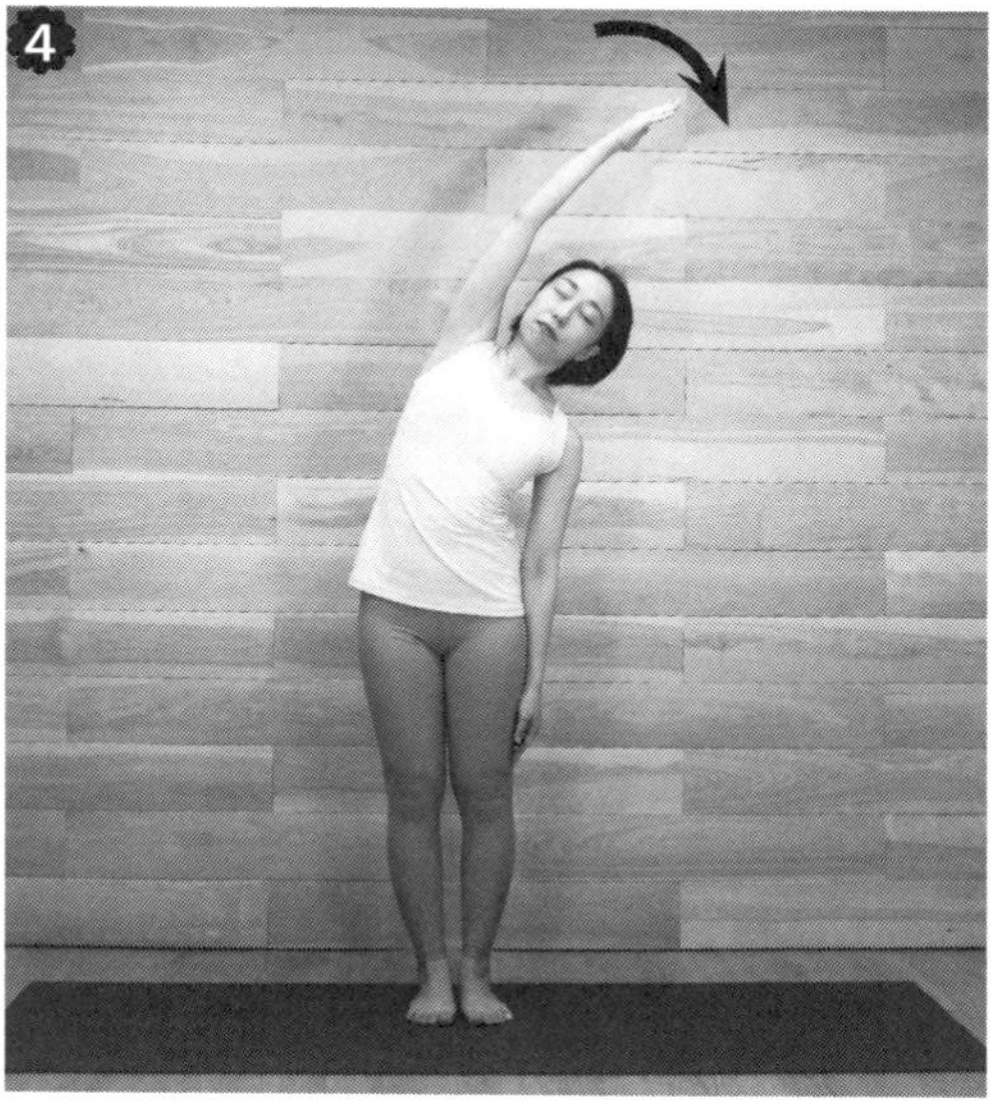

5 トリコーナーサナ（三角のポーズ）

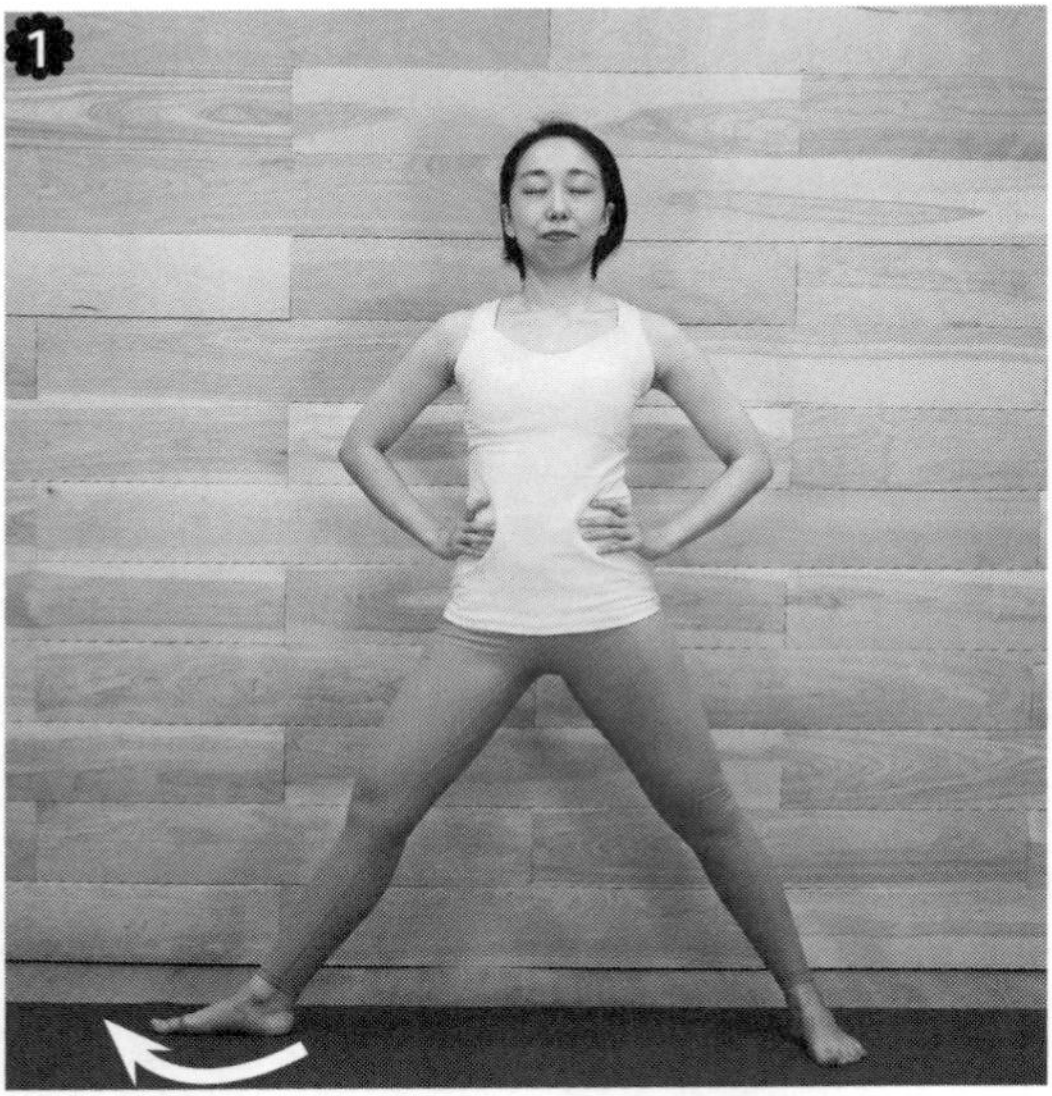

足を大きく左右に開いて片足を90度横に向ける。

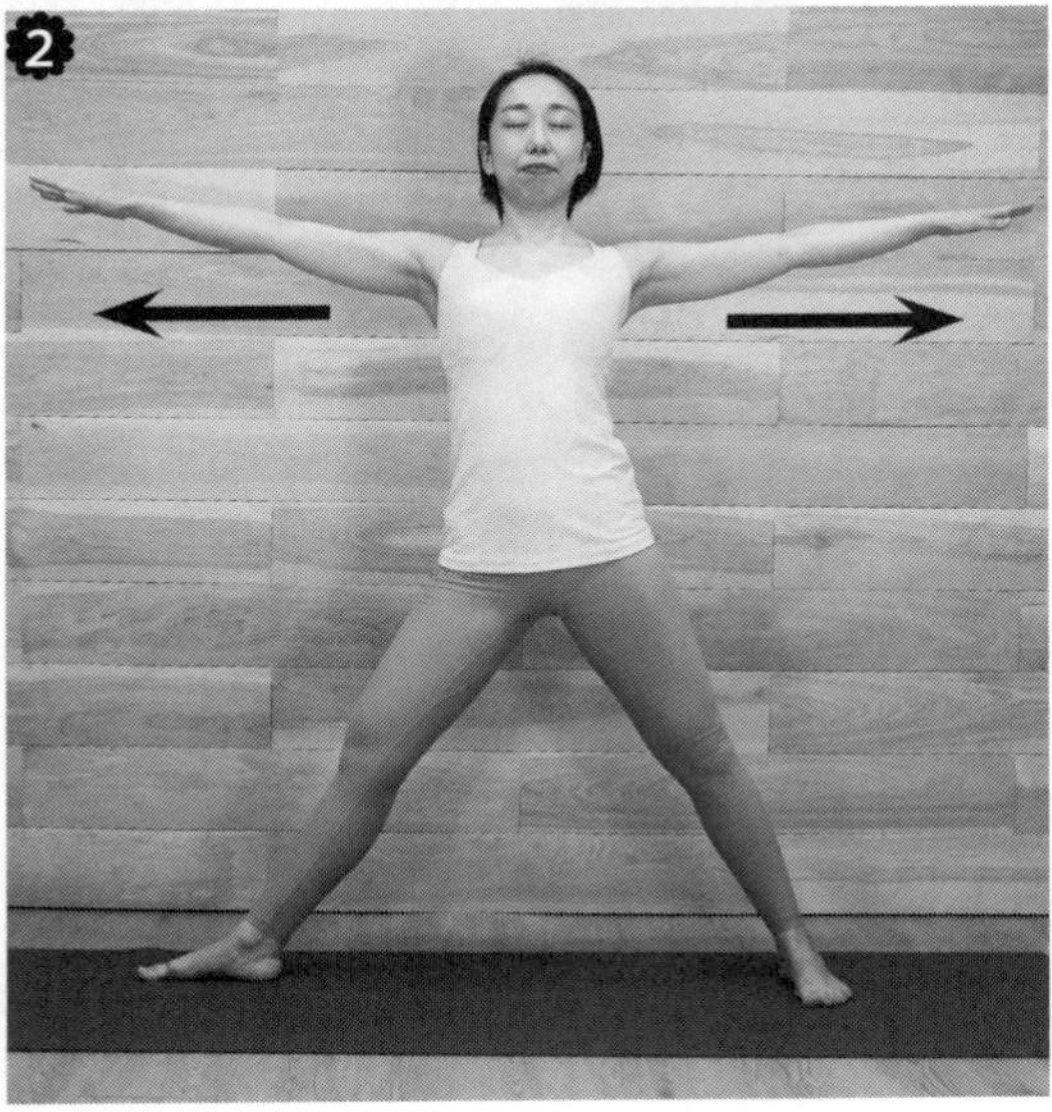

手を真横に開き、

体側＋太もも裏の伸張感、平衡感覚、足圧の位置、血流の変化などを感じよう。

体を90度向けた足の方に倒して脛や足首を掴む。目は閉じたままだが顔を天井に向ける。

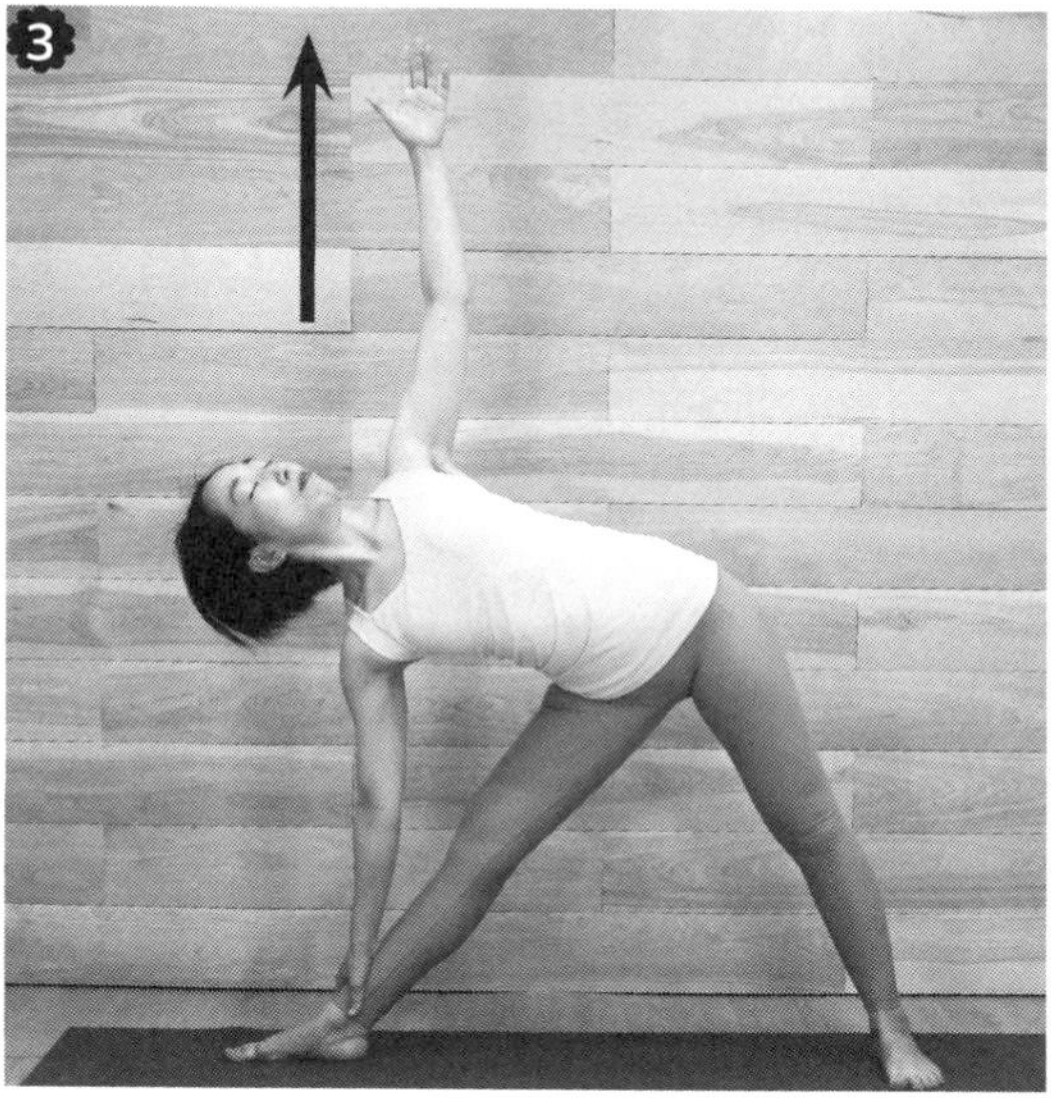

6 ウッティタパールシュヴァコーナーサナ(体側を伸ばすポーズ)

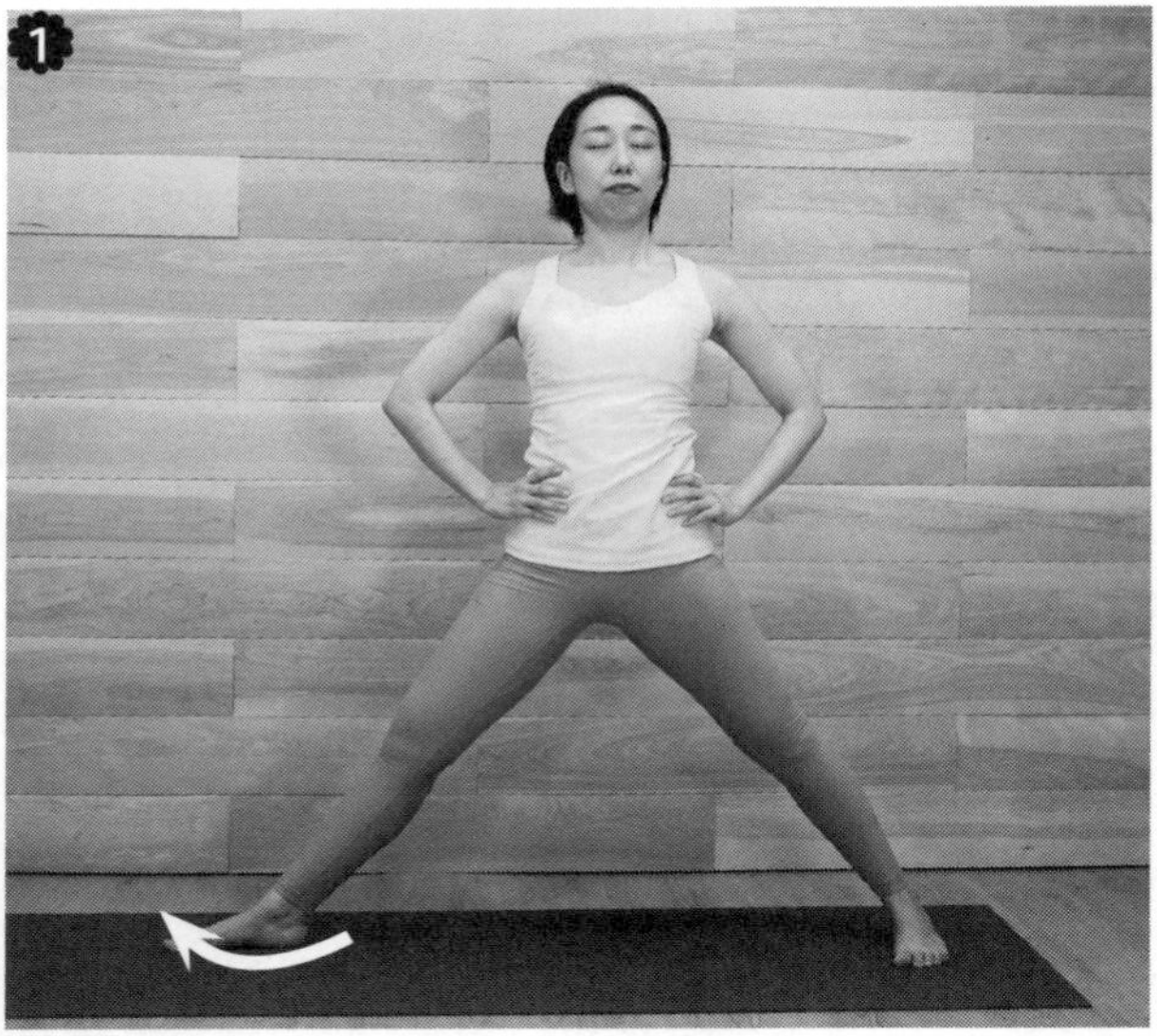

足を大きく左右に開いて片足を90度横に向ける。

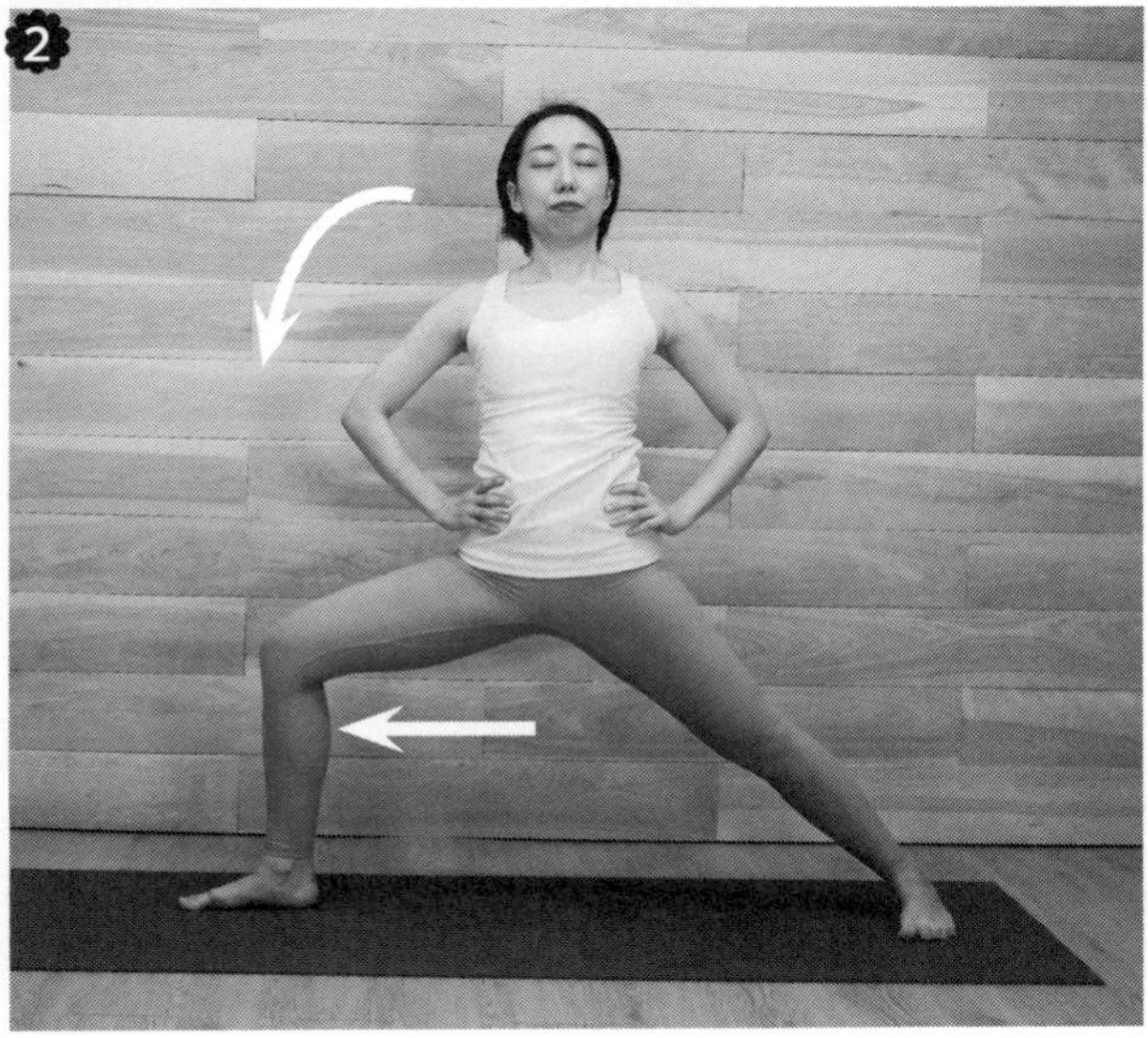

90度横に向けた方の膝を曲げたらその膝に肘を乗せて体を倒す。

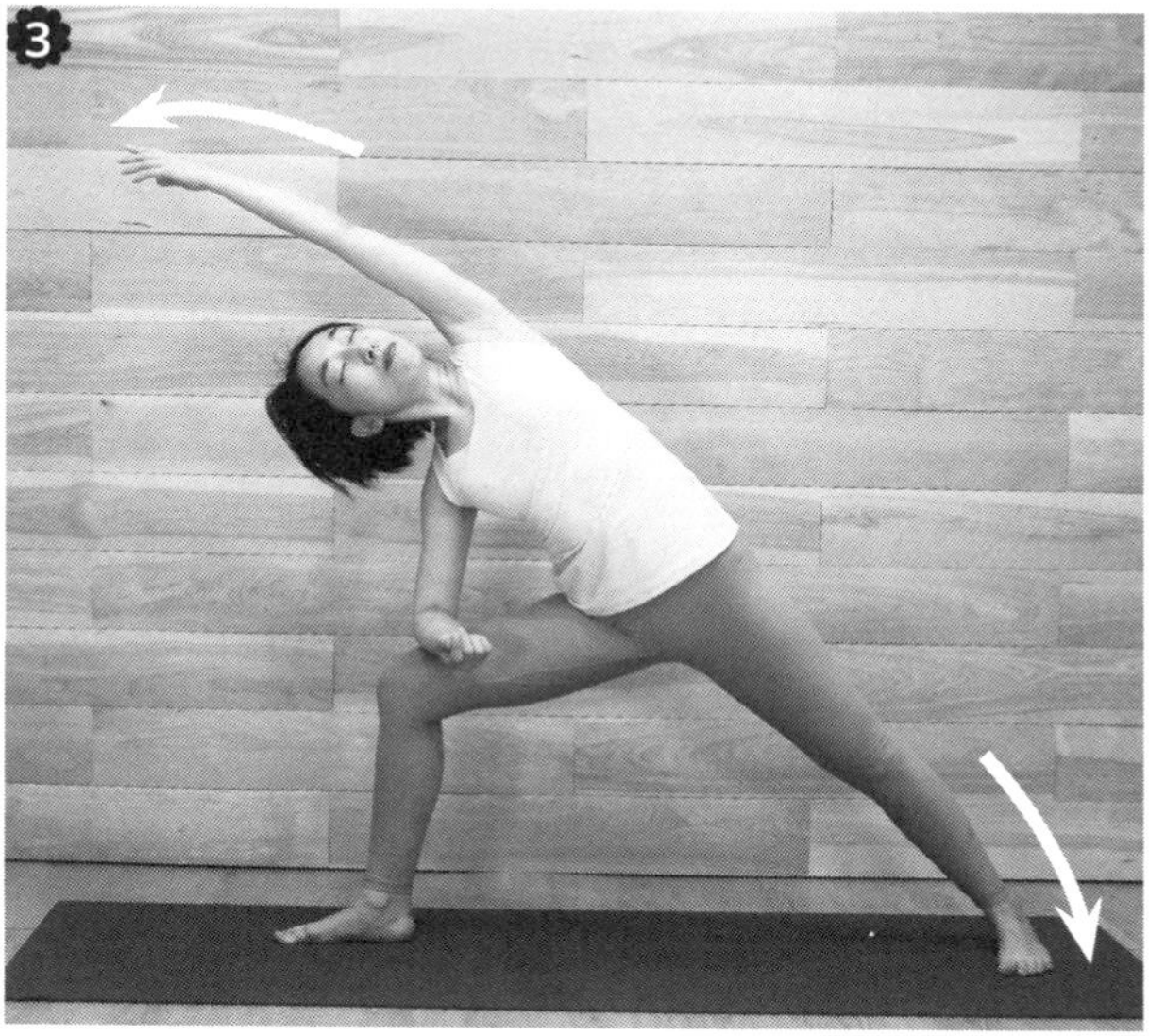

上の腕を伸ばして体側を伸ばす。

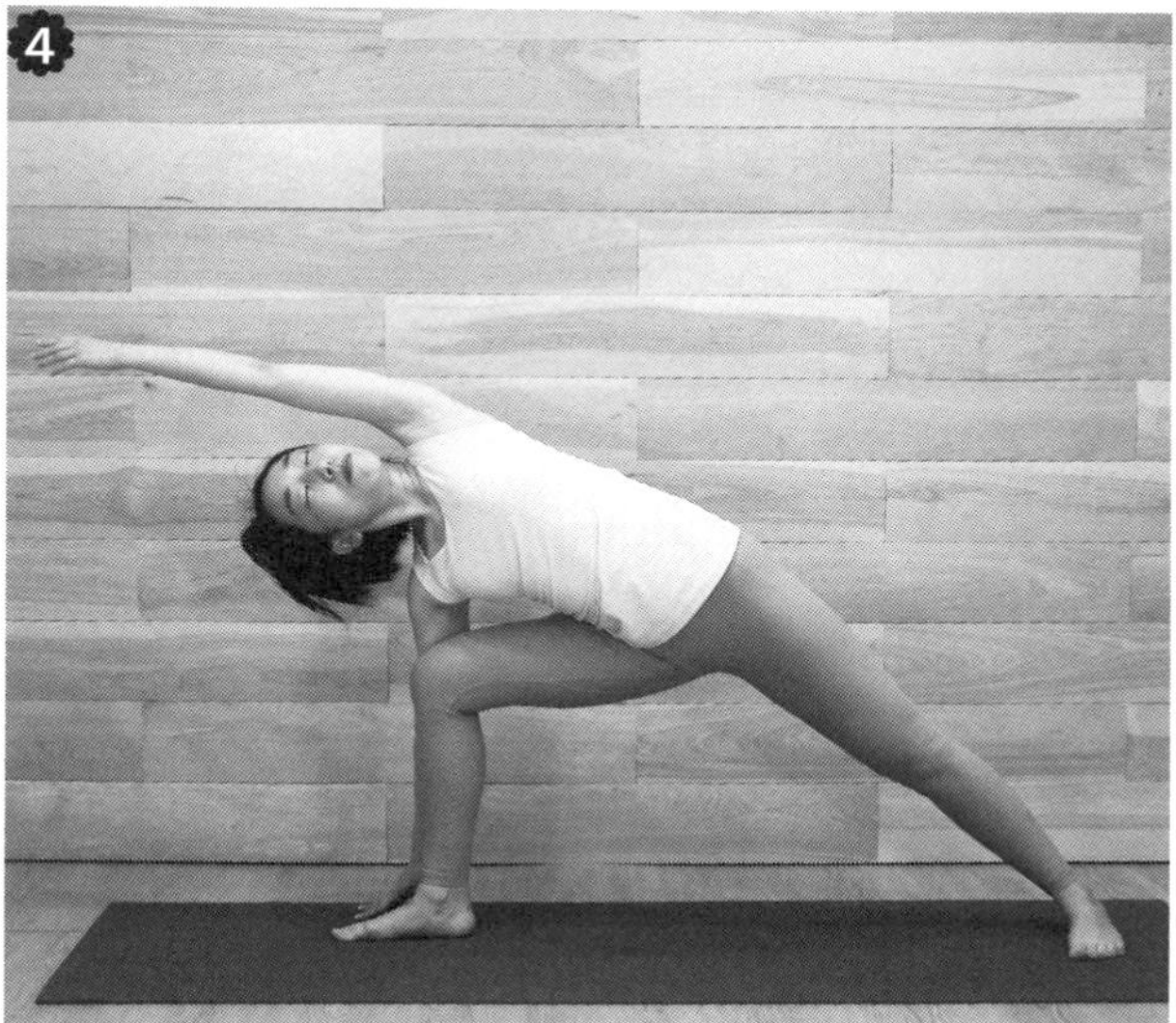

可能なら膝の手を床に置く。前脚の膝と肘とで押しあうようにして安定させる。

体側の伸張感、体側への呼吸、平衡感覚、足圧の位置、使っている筋肉、血流の変化などを感じよう。

7 ウッターナーサナ（前屈のポーズ）

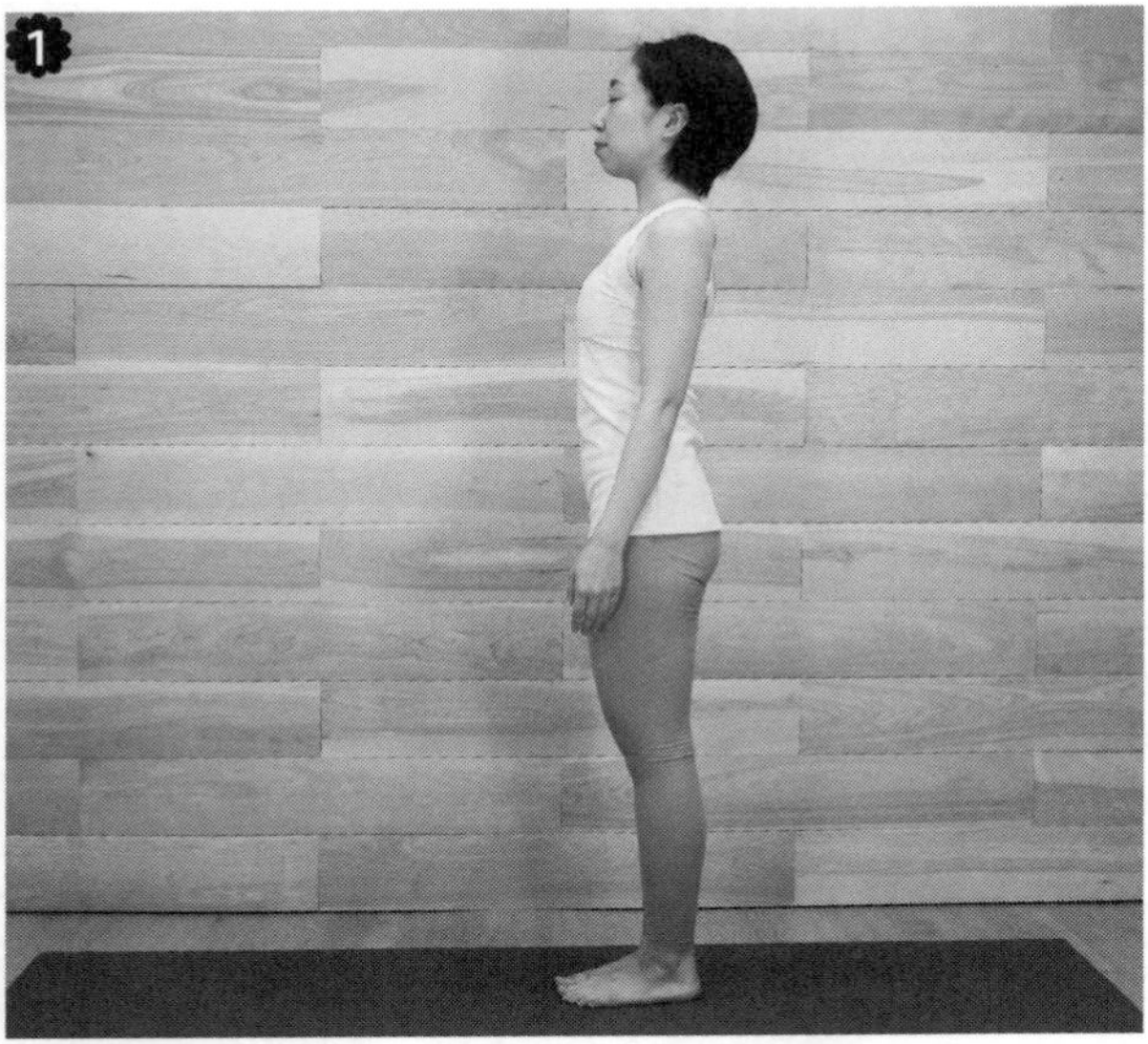

両足を揃えて立つ。

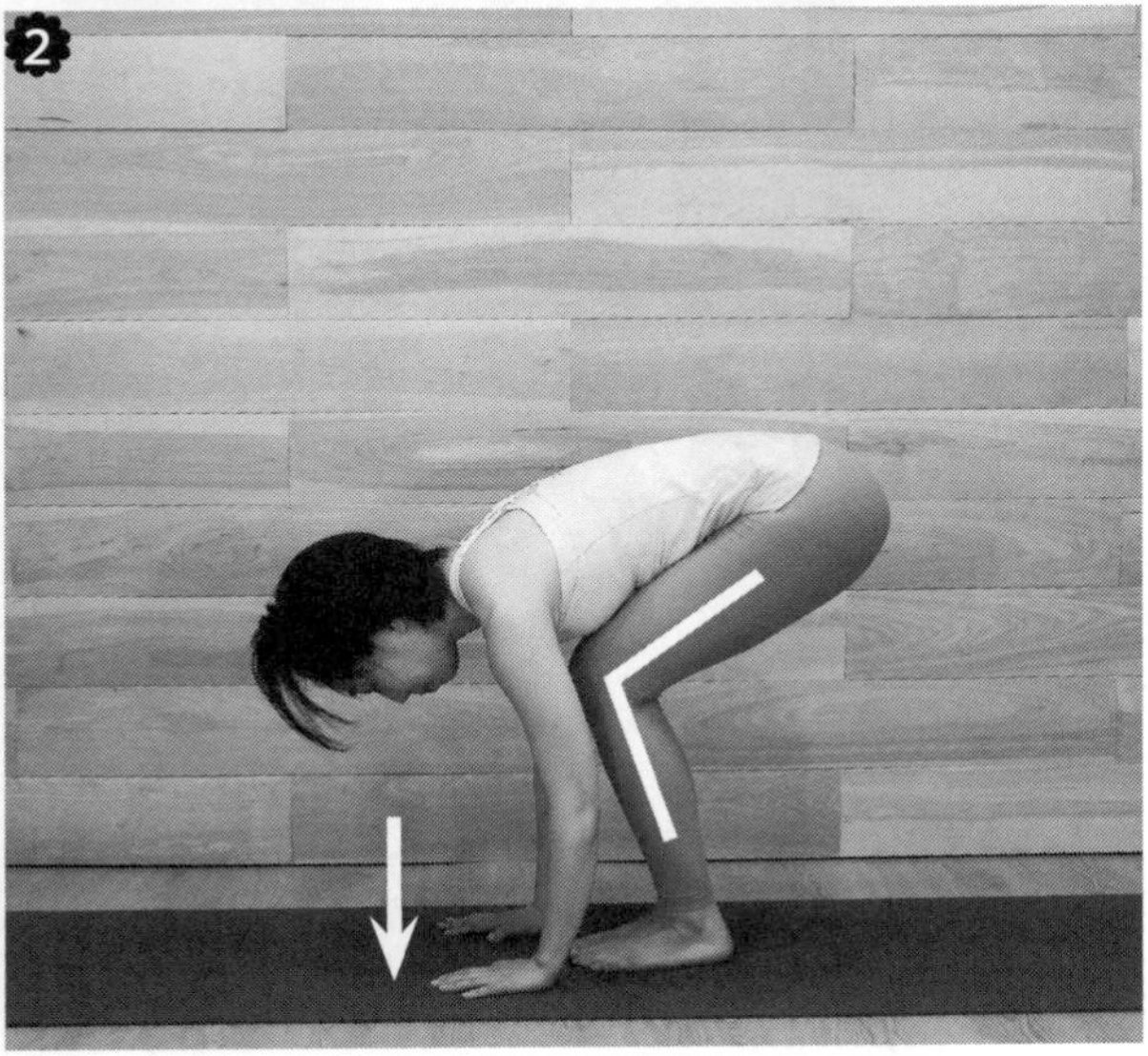

膝を曲げて前屈して手を床につける。

3

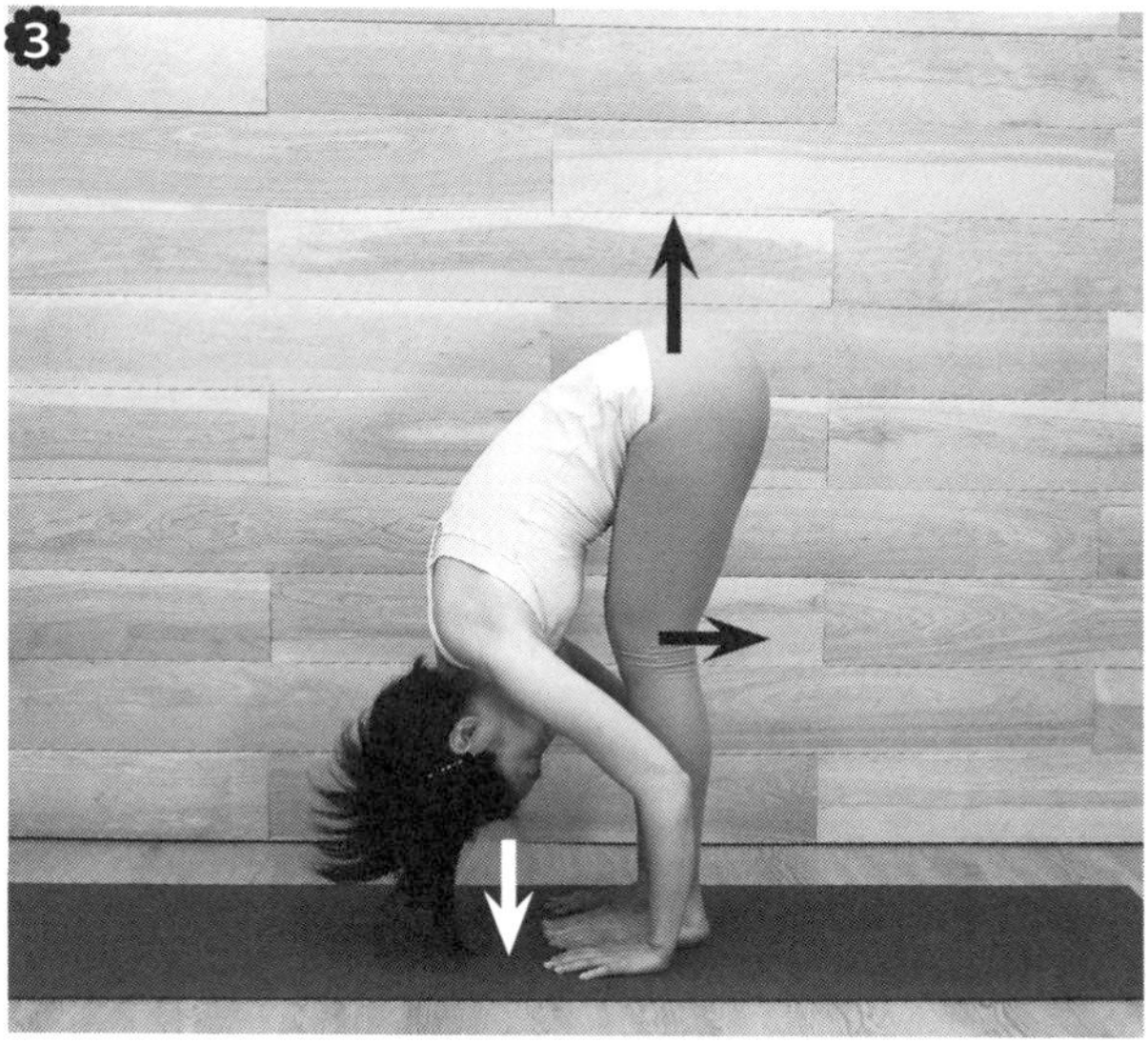

そこから可能な範囲で膝を伸ばす。頭頂は床に、手は床を押してお尻を天井に持ち上げる。

4

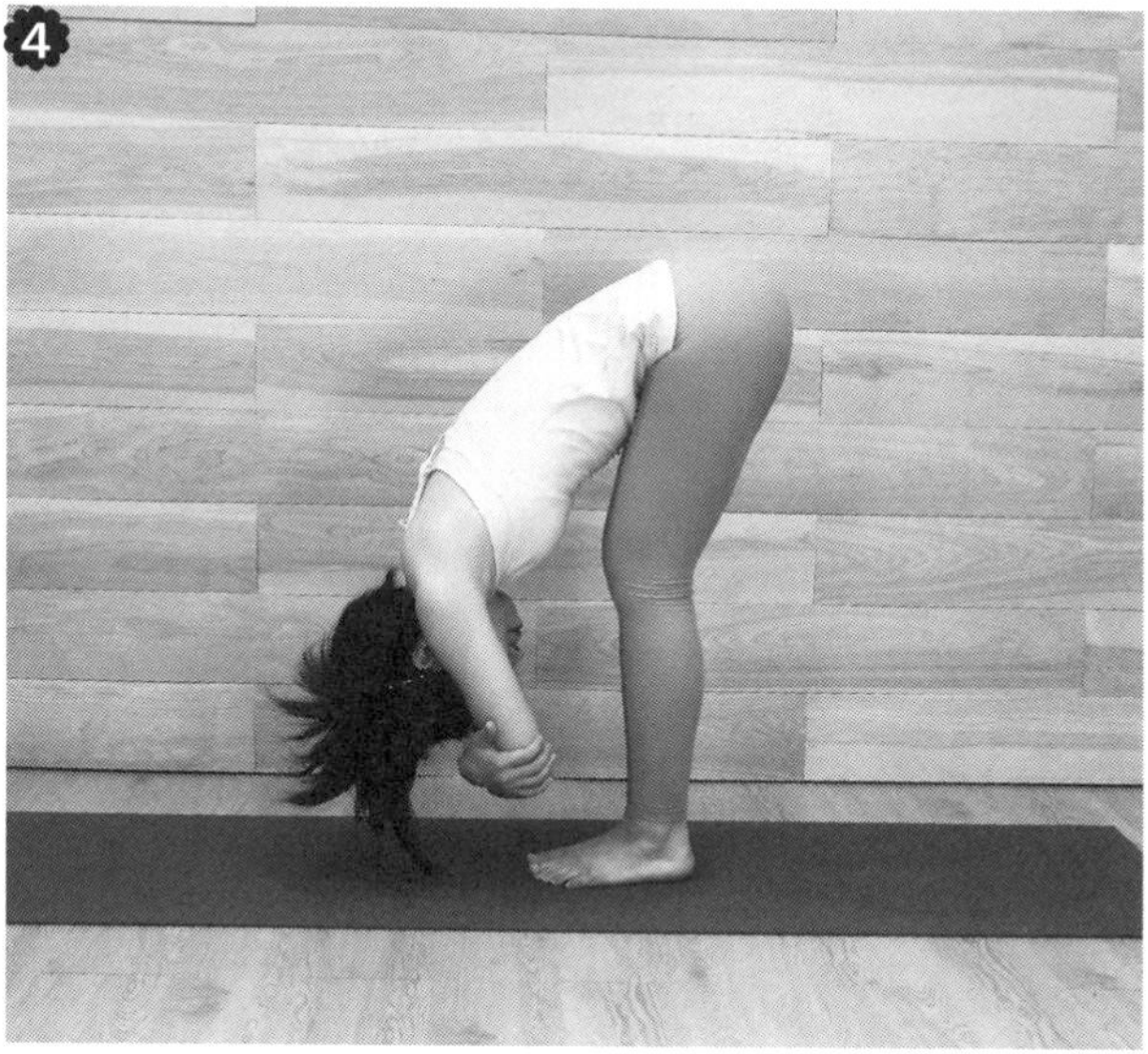

それぞれの肘を持ってぶらさがる方法でもよい。

血流の変化（特に頭部）、膝裏の伸張感、平衡感覚などを感じよう。

8 パールシュヴォッターナーサナ（体側を強く伸ばすポーズ）

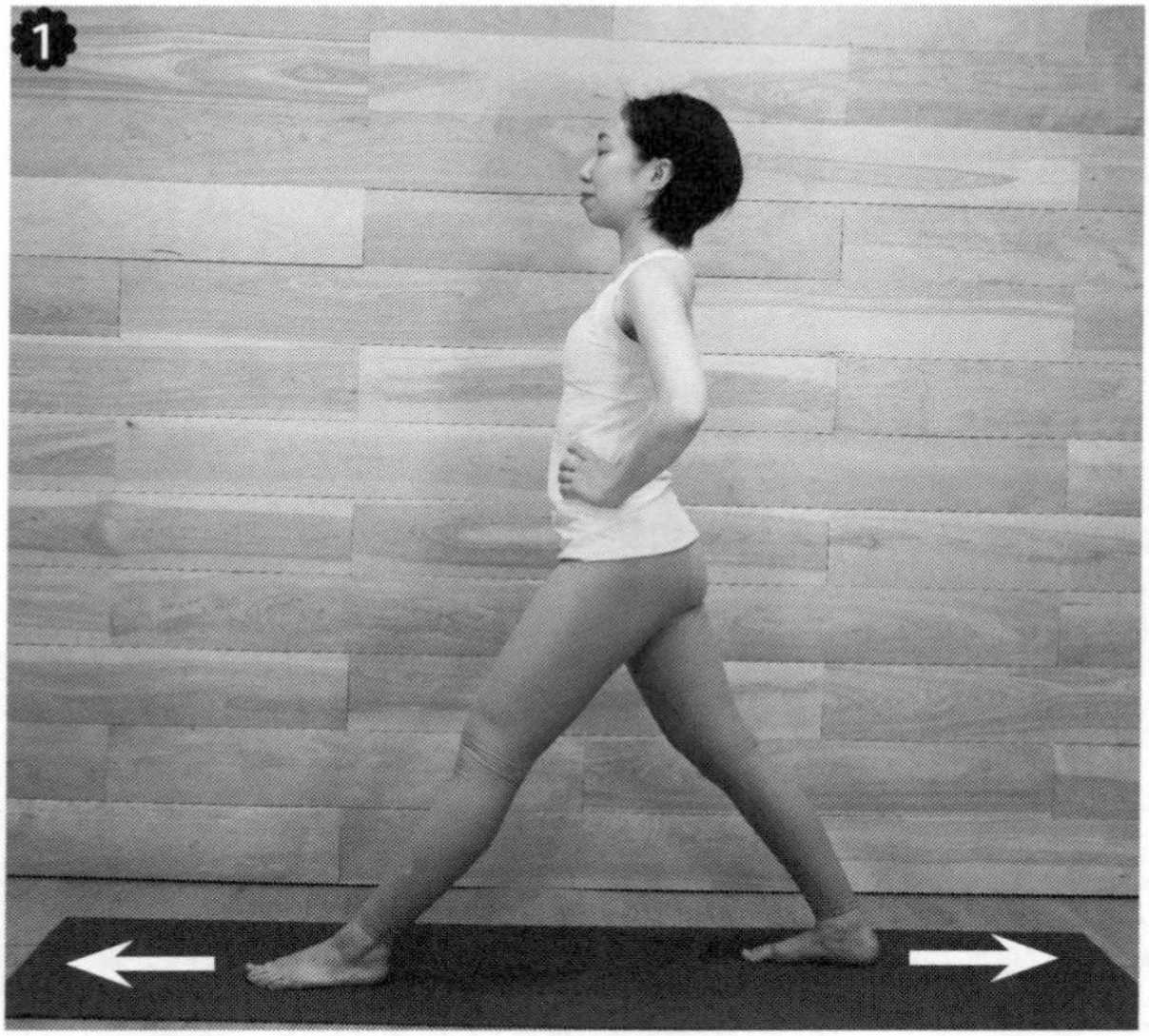

骨盤を正面にしたまま足を前後に開く。

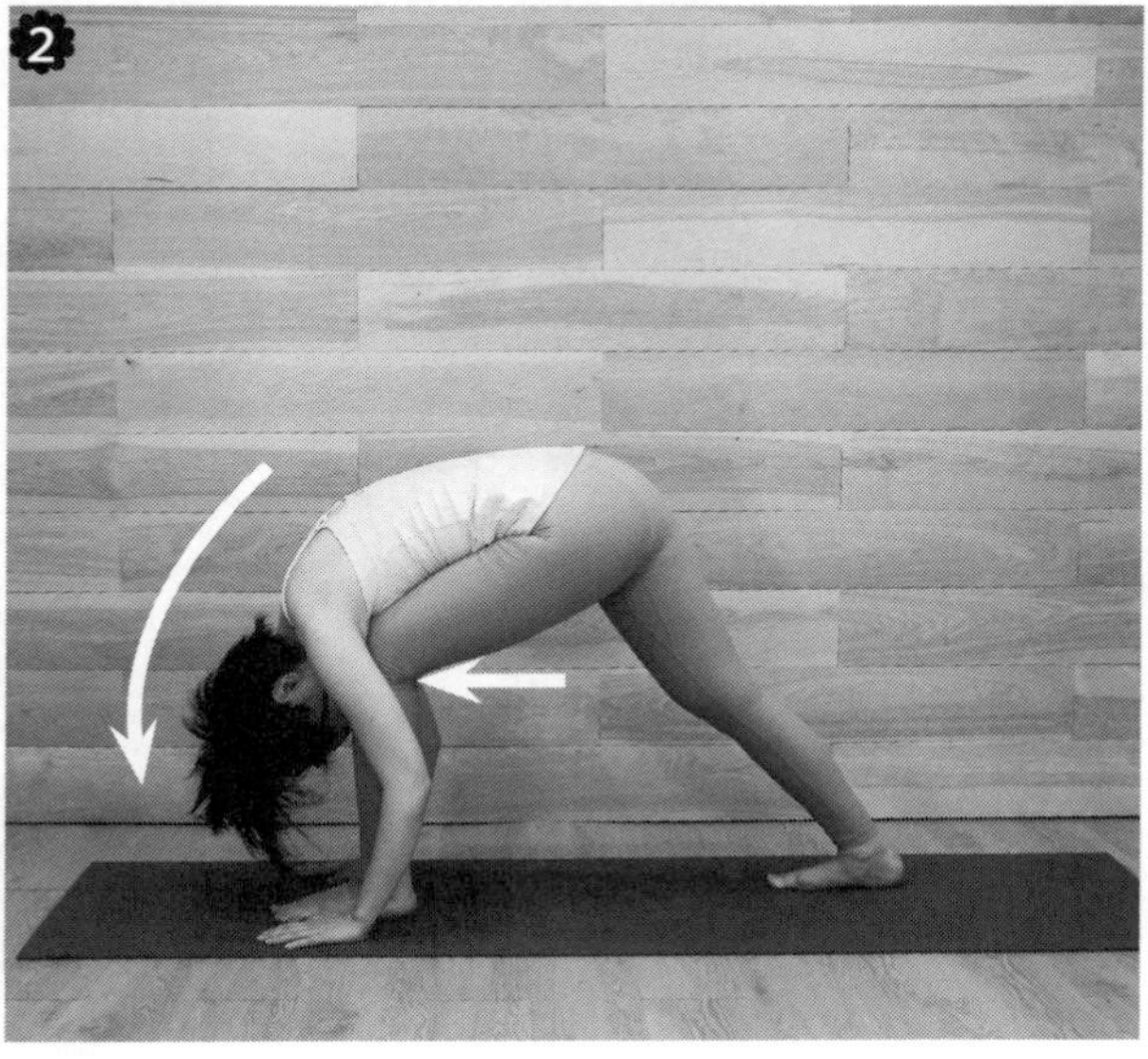

前膝を曲げて手を床に着いて前屈する。

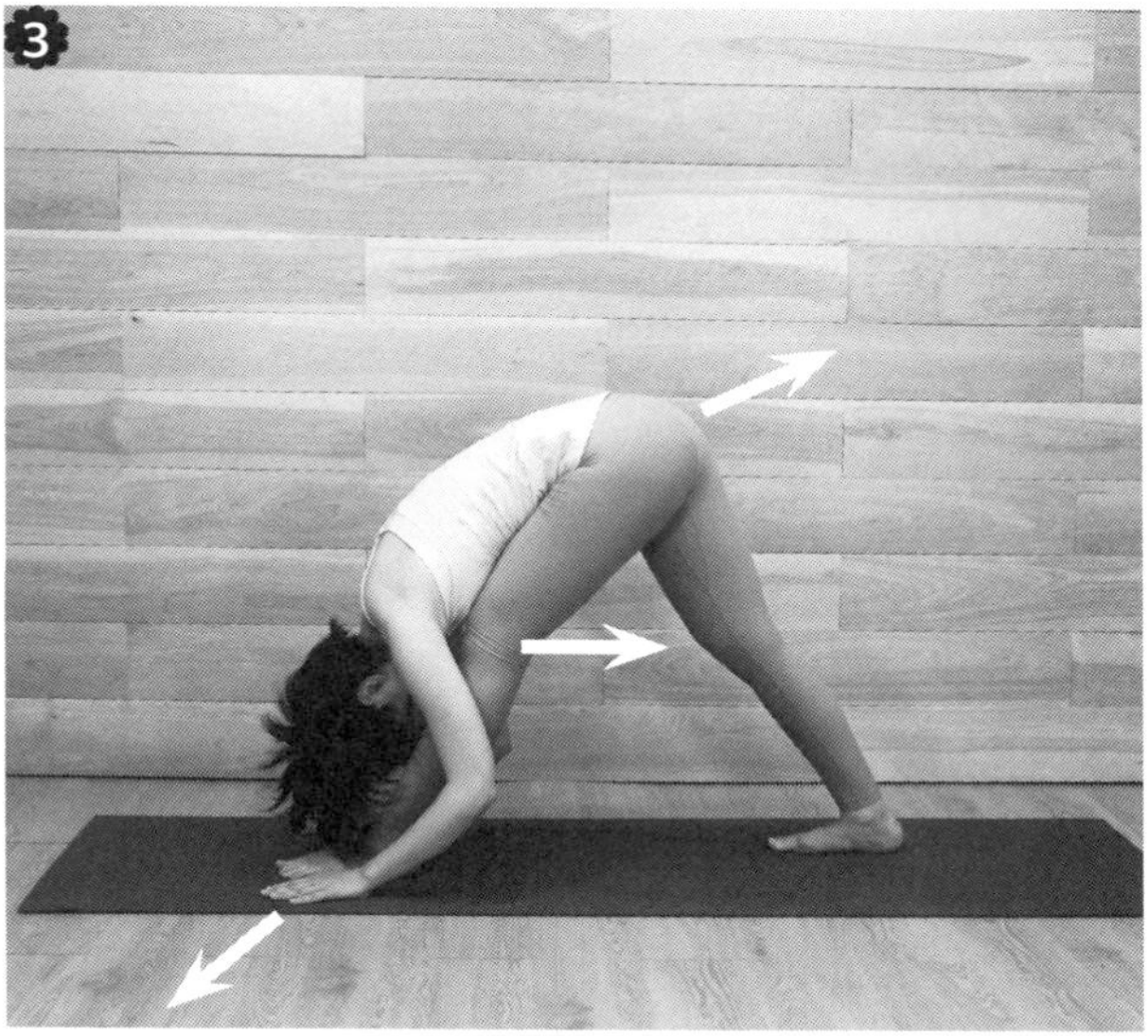

可能な範囲で前膝を伸ばしながら、額を脛につける。
手でも床を押して肩を骨盤の方に下げる。

血流の変化（特に頭部）、平衡感覚、膝裏の伸張感、足圧の位置などを感じよう。

9 ウルドゥワハスターサナ（手を上げるポーズ）

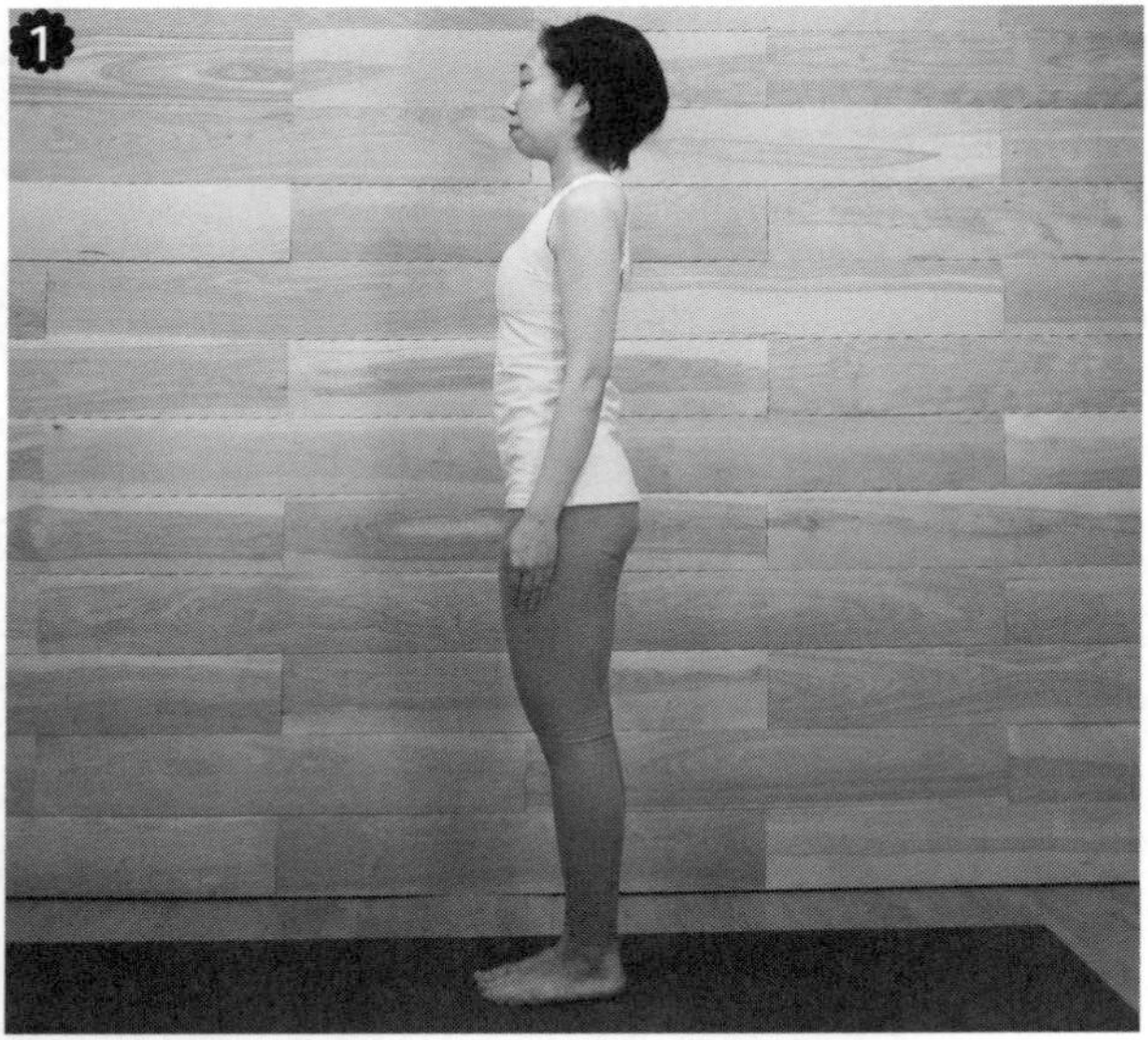

両足を揃えて立つ。お腹が出ないように薄く安定させる。

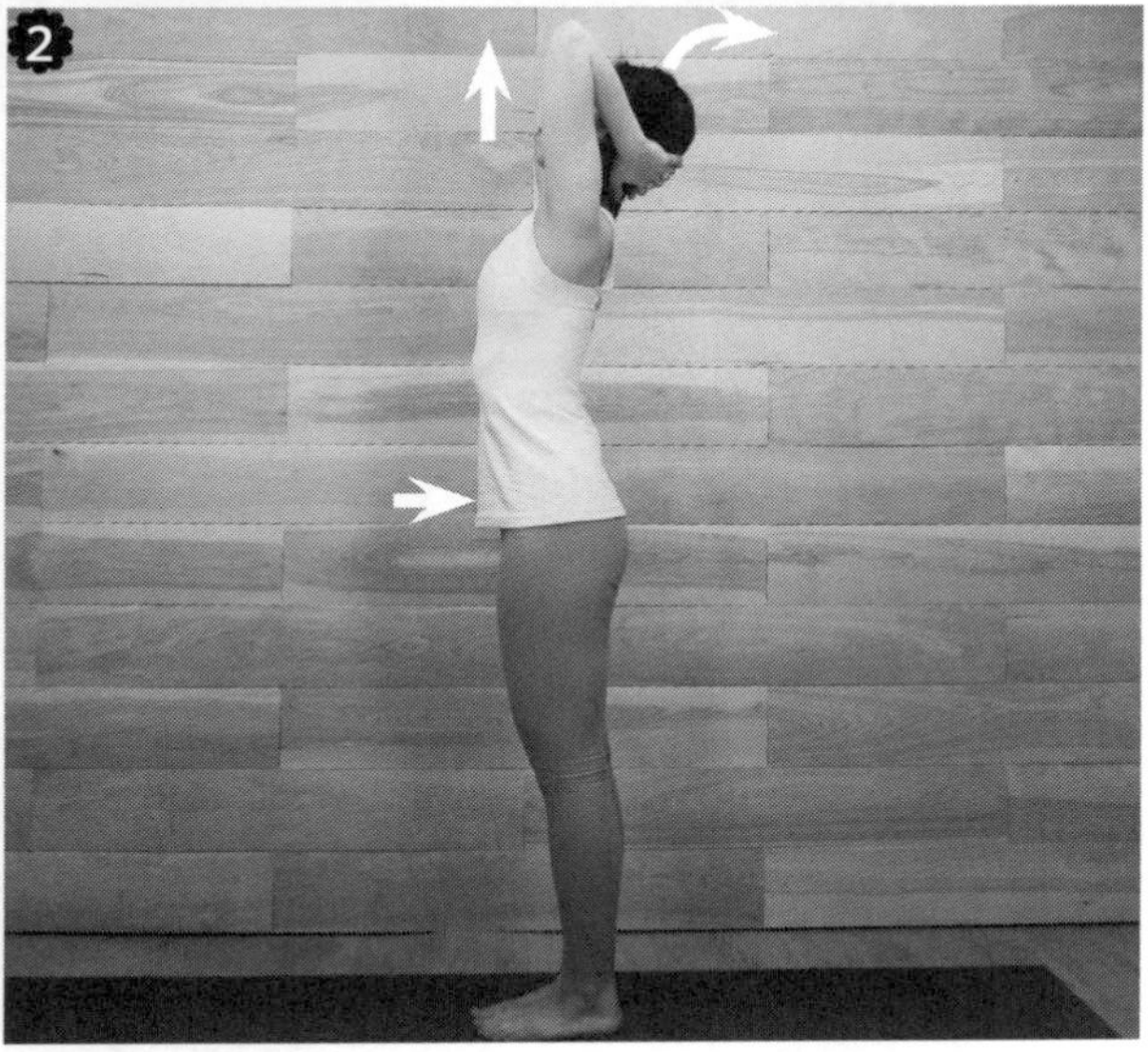

上目遣いで視線を天井に向けつつ、手を頭の後ろに置いて胸を開く。

胸での呼吸、平衡感覚、足圧の位置、使っている筋肉、手の血流などを感じよう。

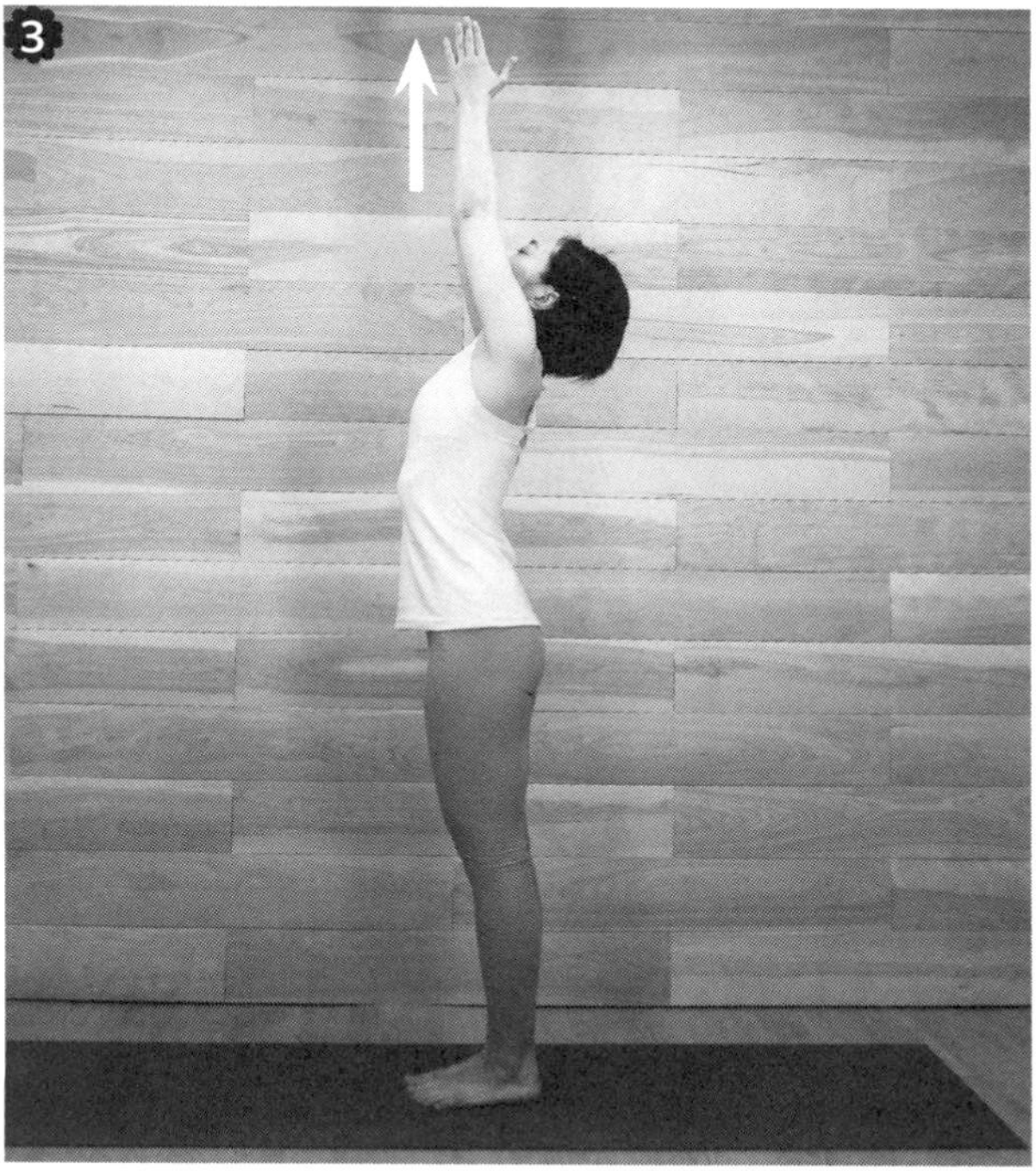

合掌した手を天井に向けて伸ばす。

10 ヴィーラバッドラーサナⅠ（戦士のポーズ1）

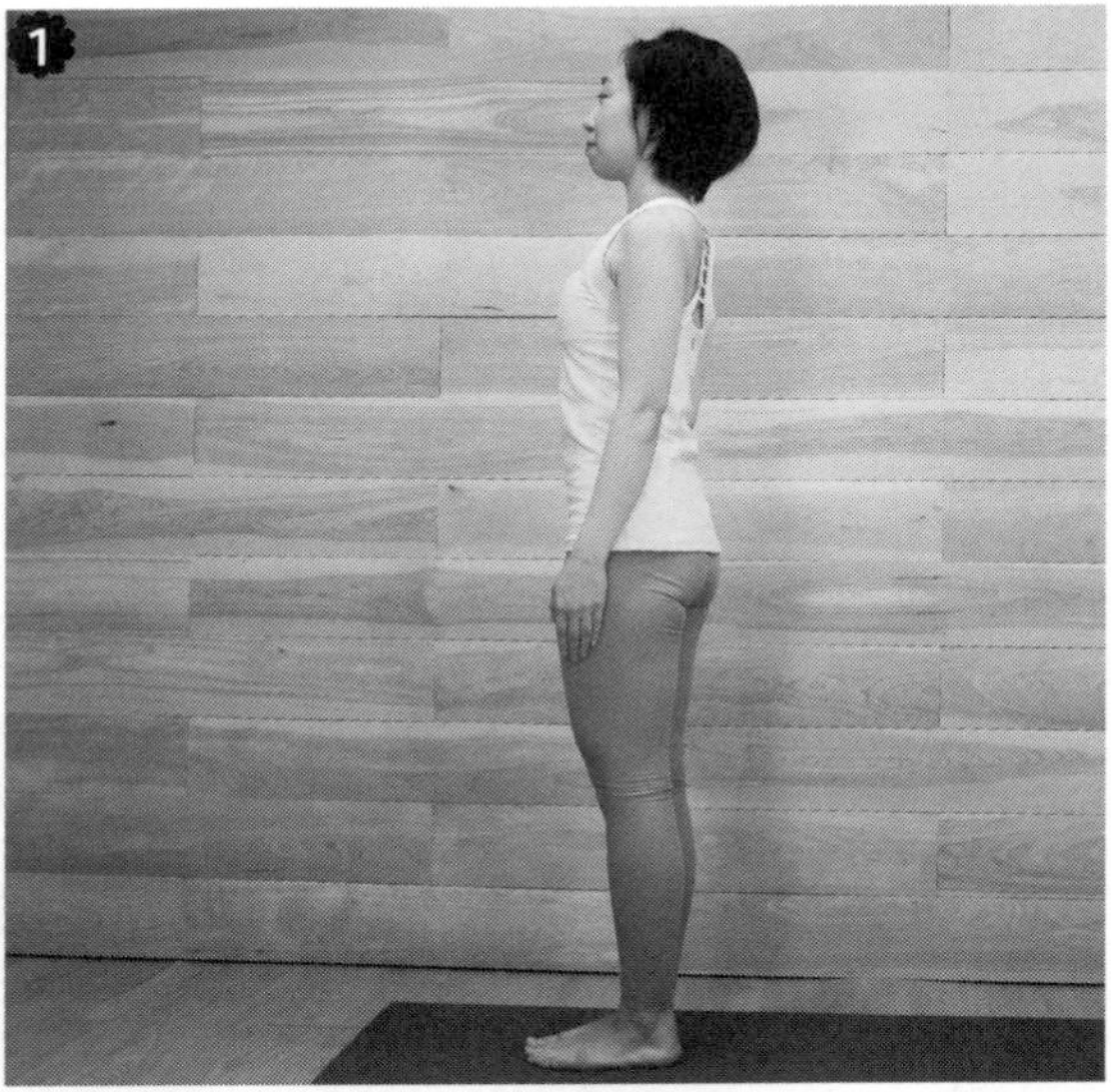

両足を揃えて立つ。

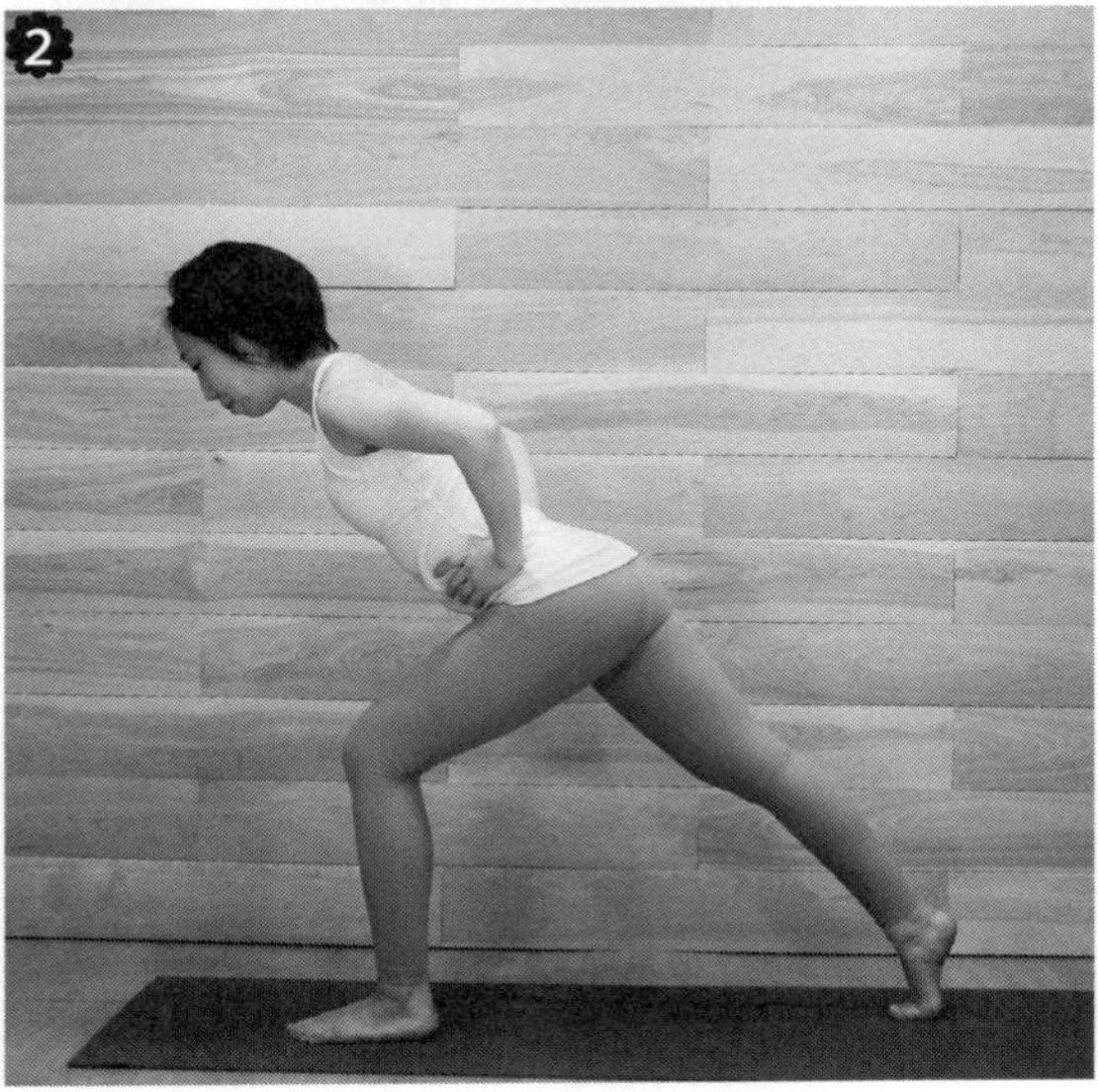

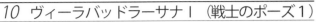

片足を後に引きながら一度前傾して体の延長上に伸ばす。

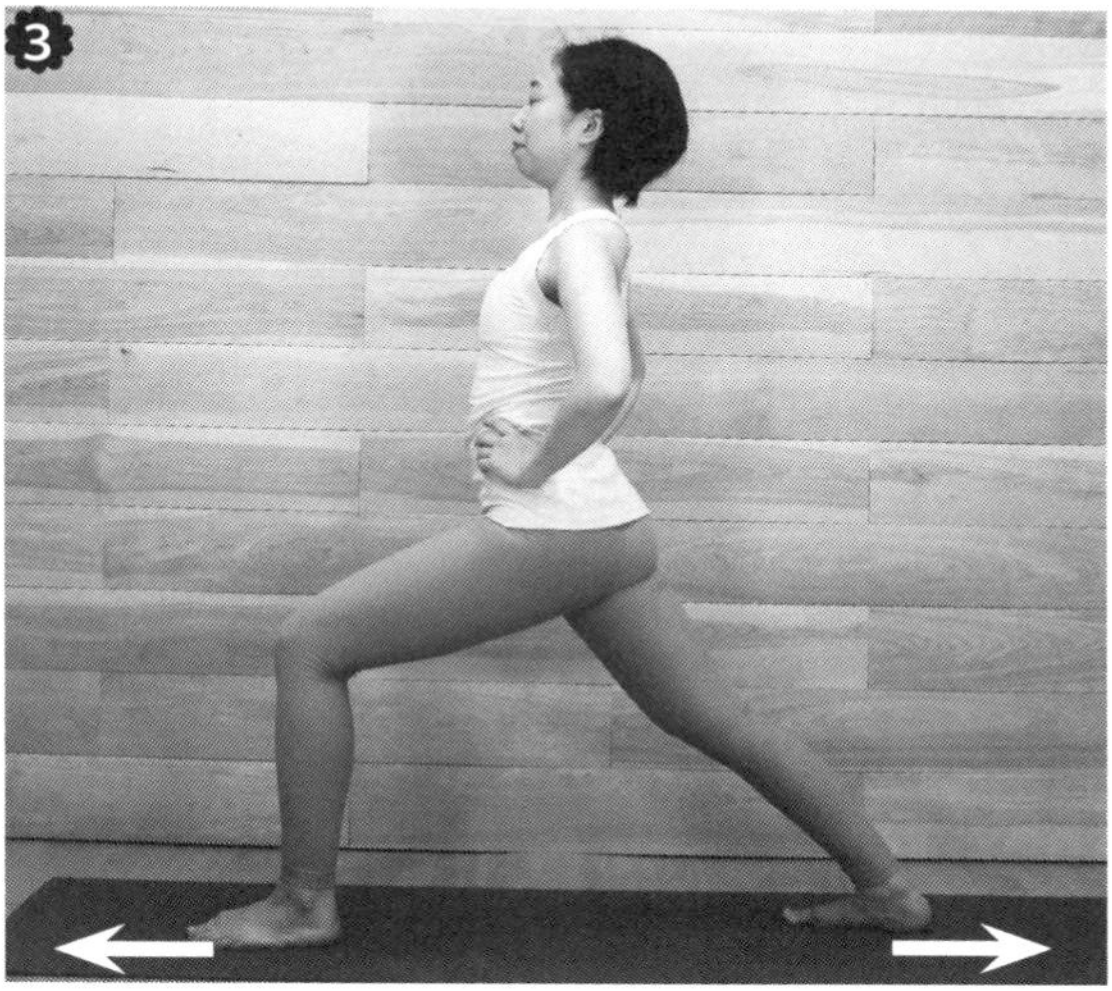

後ろのつま先の向きをやや外にしながら後ろ足の踵をついて体を起こし、前膝を曲げる。

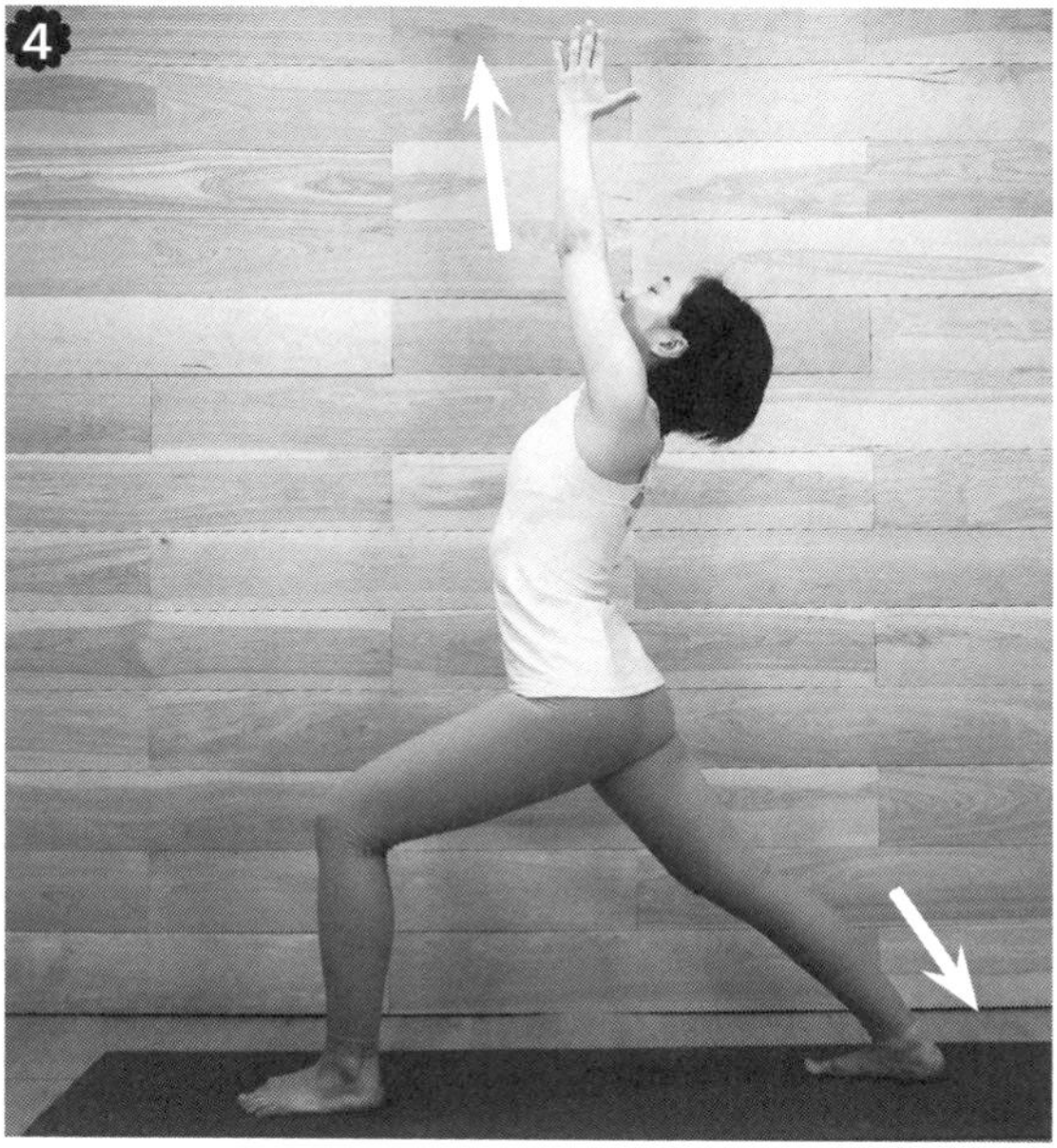

下半身は変えずに両手を合掌して天井に伸ばす。上目遣いで視線を天井に向けて胸を開く。

胸での呼吸、手の血流、下半身の安定感と上半身の拡張、平衡感覚、使っている筋肉、足圧の位置などを感じよう。

11 マンドゥーカーサナ（カエルのポーズ）

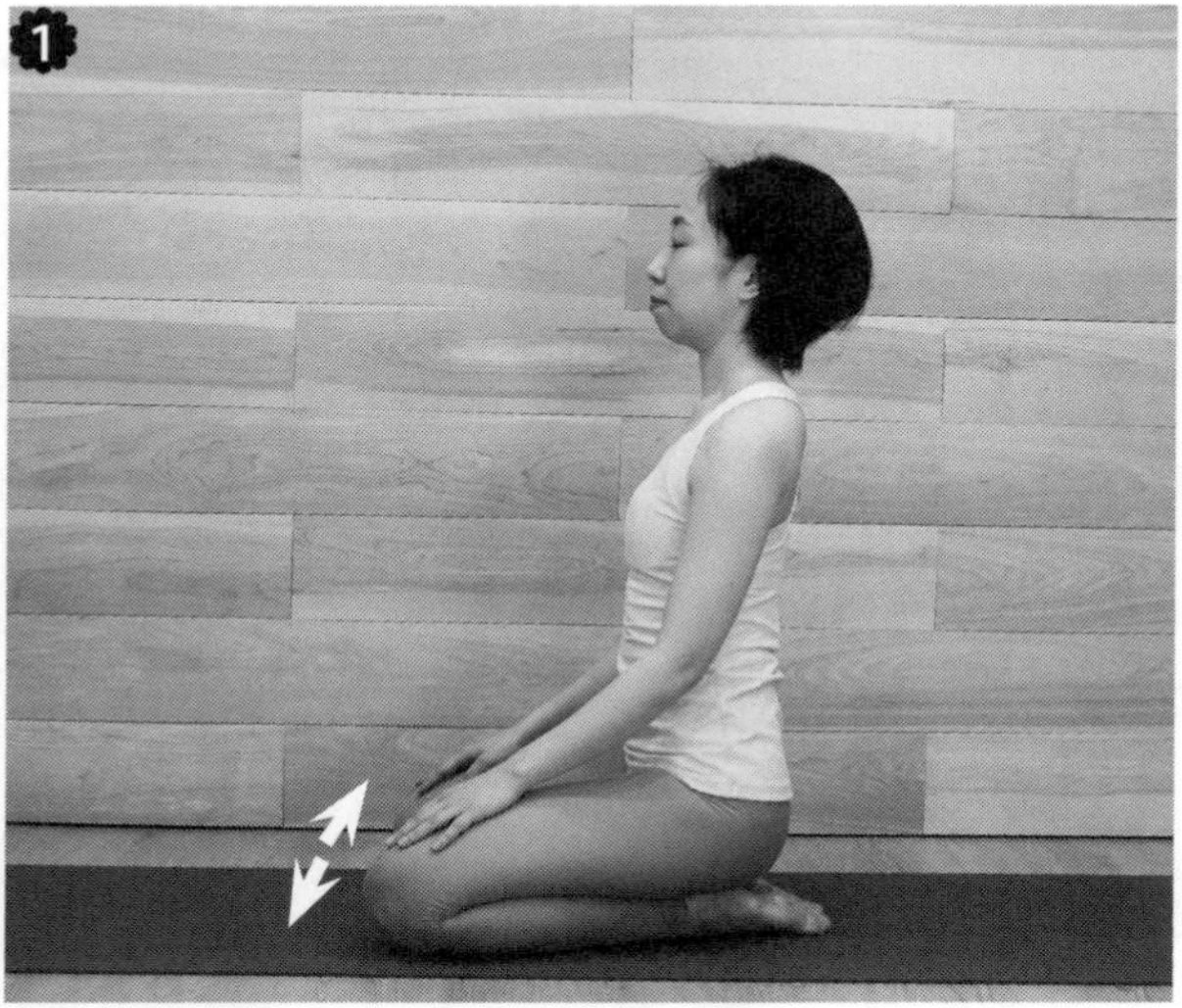

正座をした状態から膝を開く。

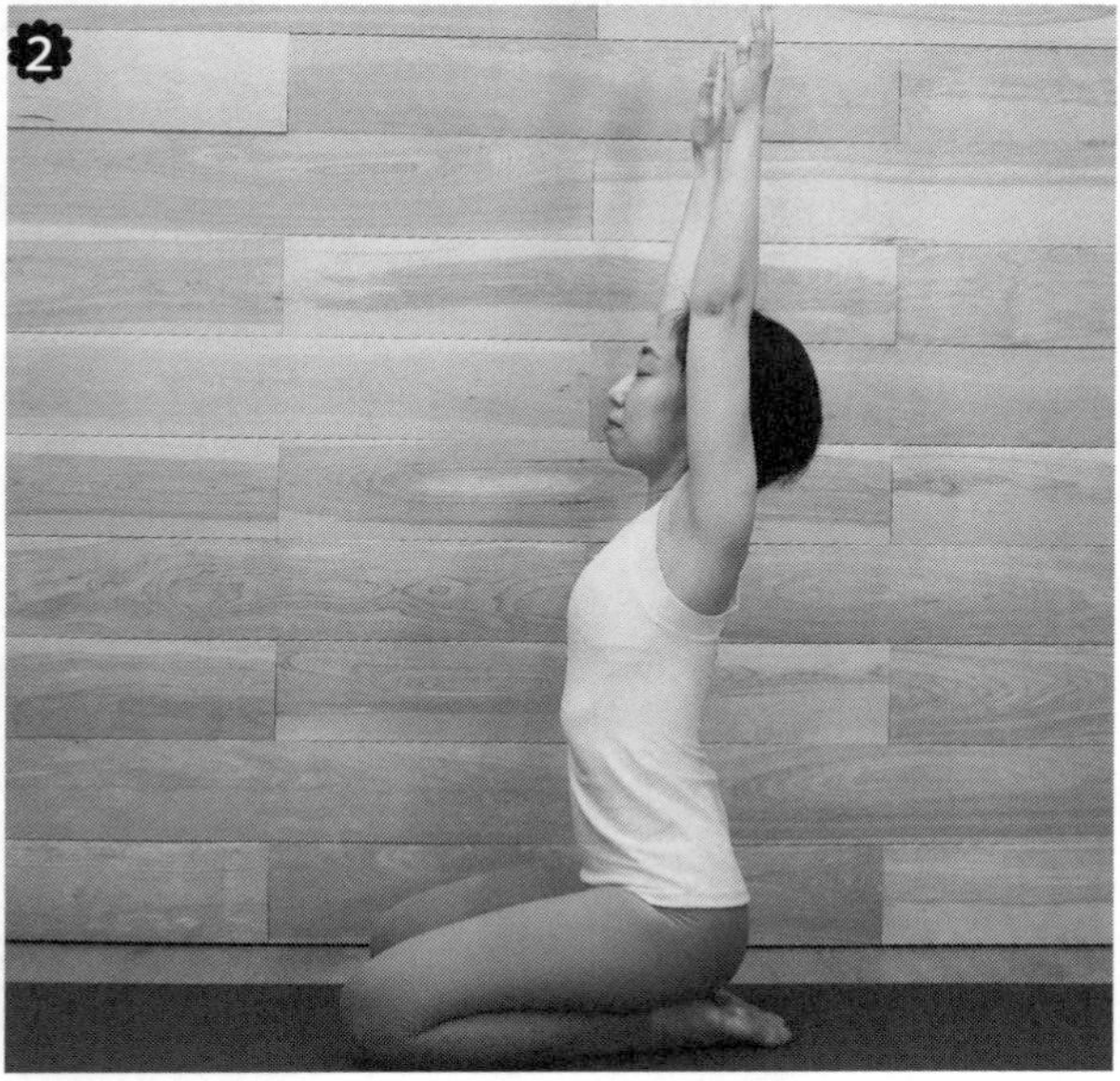

手をバンザイして頭よりも後に引く。

胸への呼吸、使っている筋肉などを感じよう。

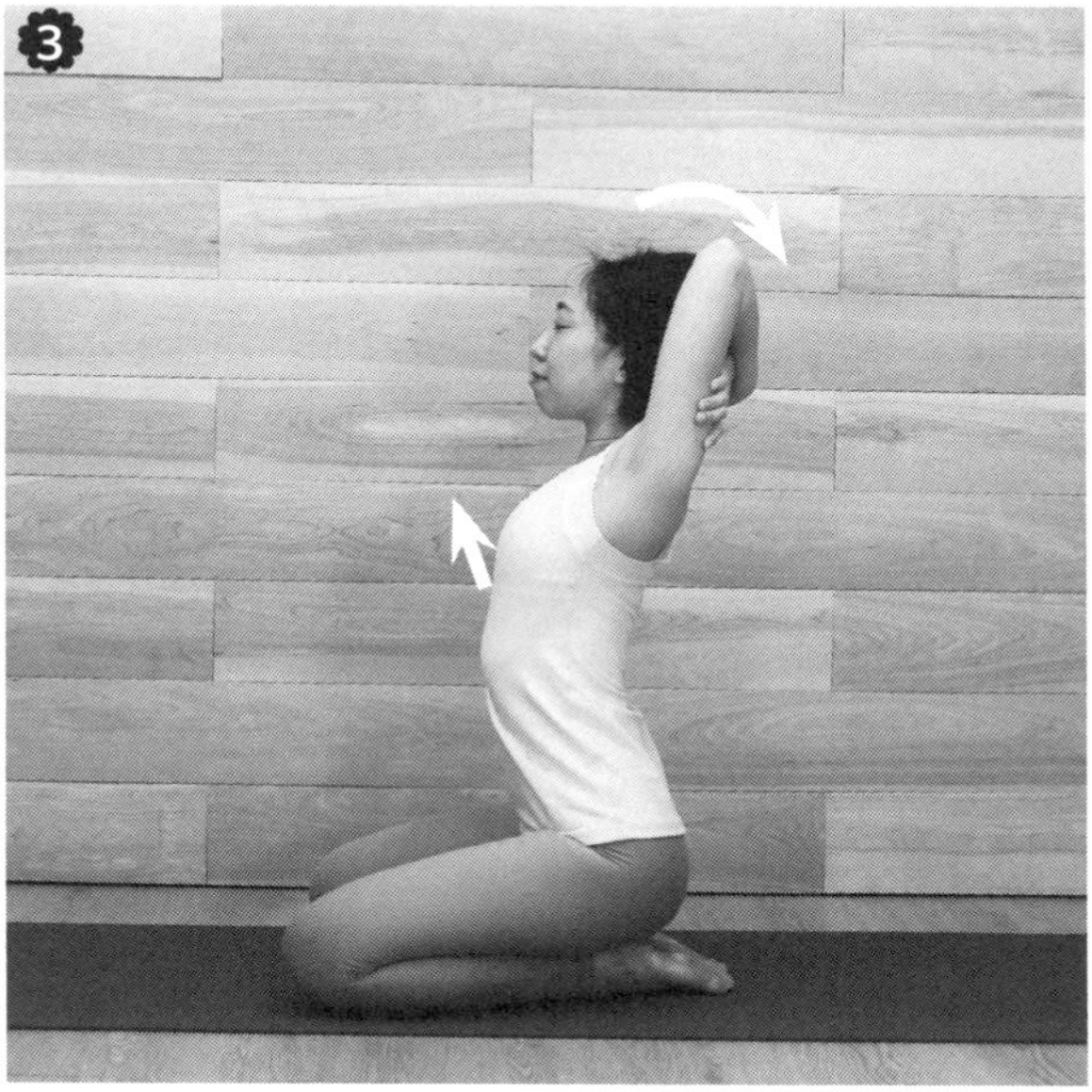

肘を曲げてそれぞれ反対の肩を持つ。頭で腕を押して胸を開く。

12 ウシュトラーサナ（ラクダのポーズ）

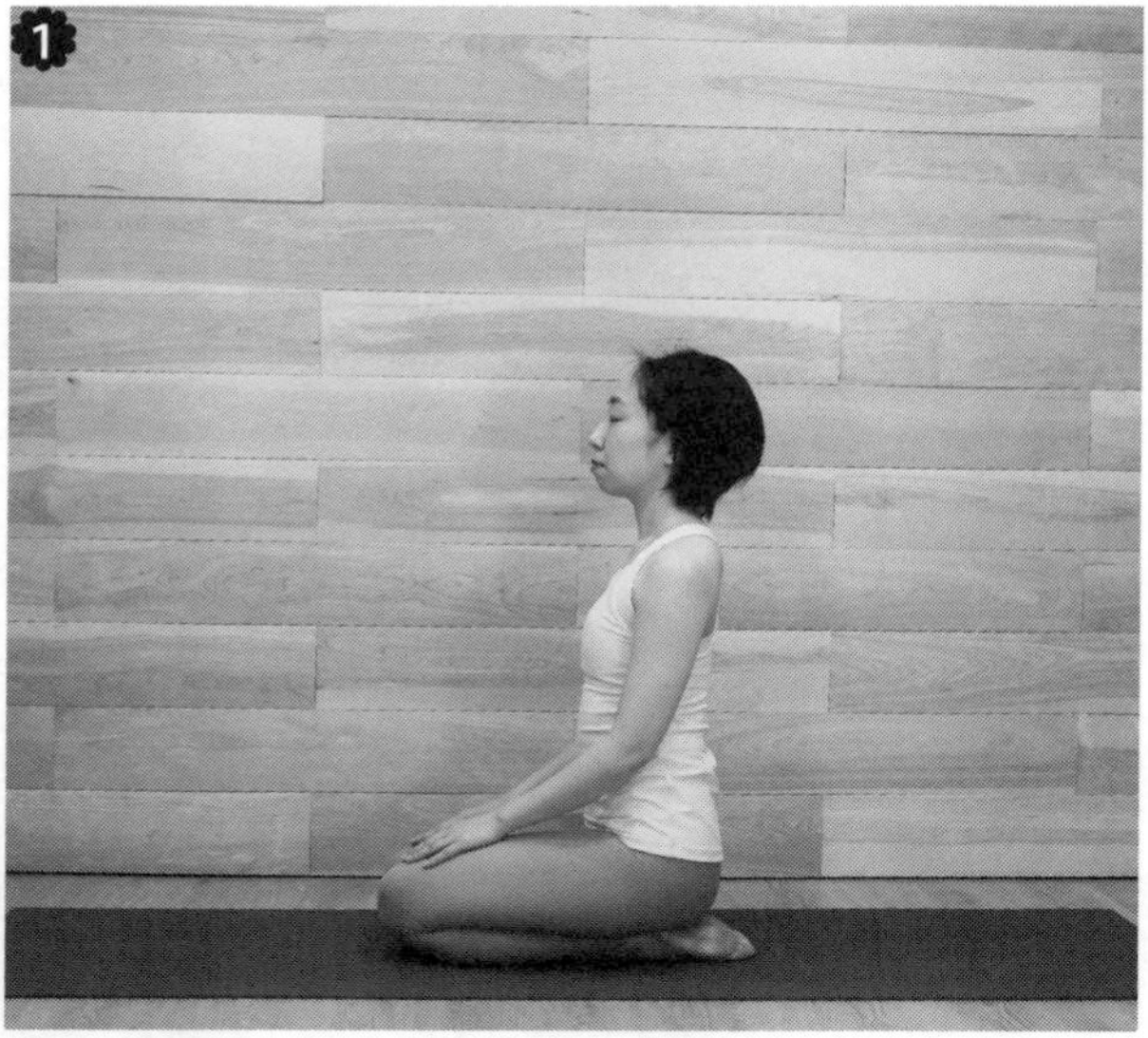

正座から、

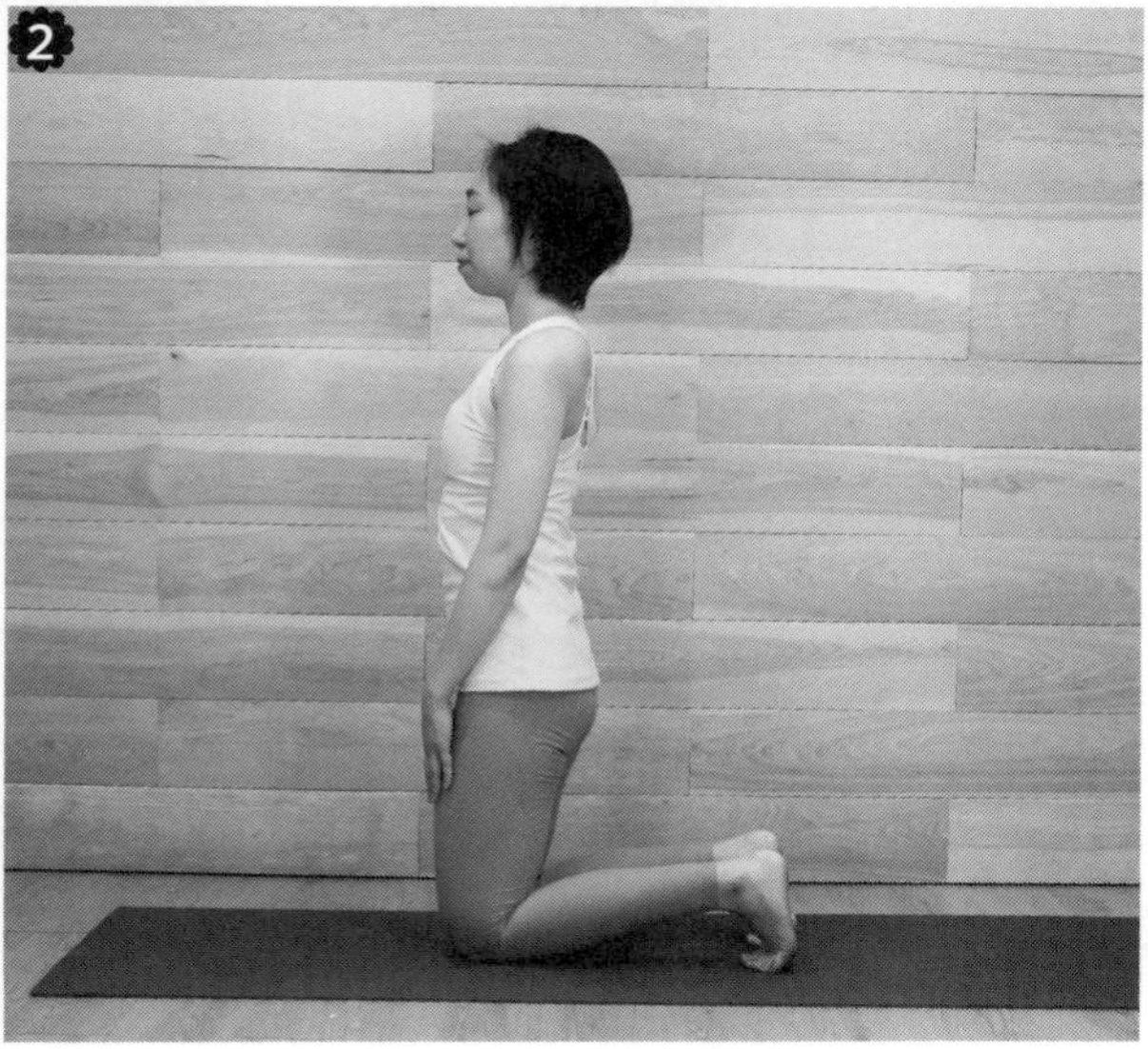

つま先を立てて膝立ちになる。

胸への呼吸、使っている筋肉、伸張している筋肉、血流などを感じよう。

片手を踵に置き、もう片方を天井に伸ばす。

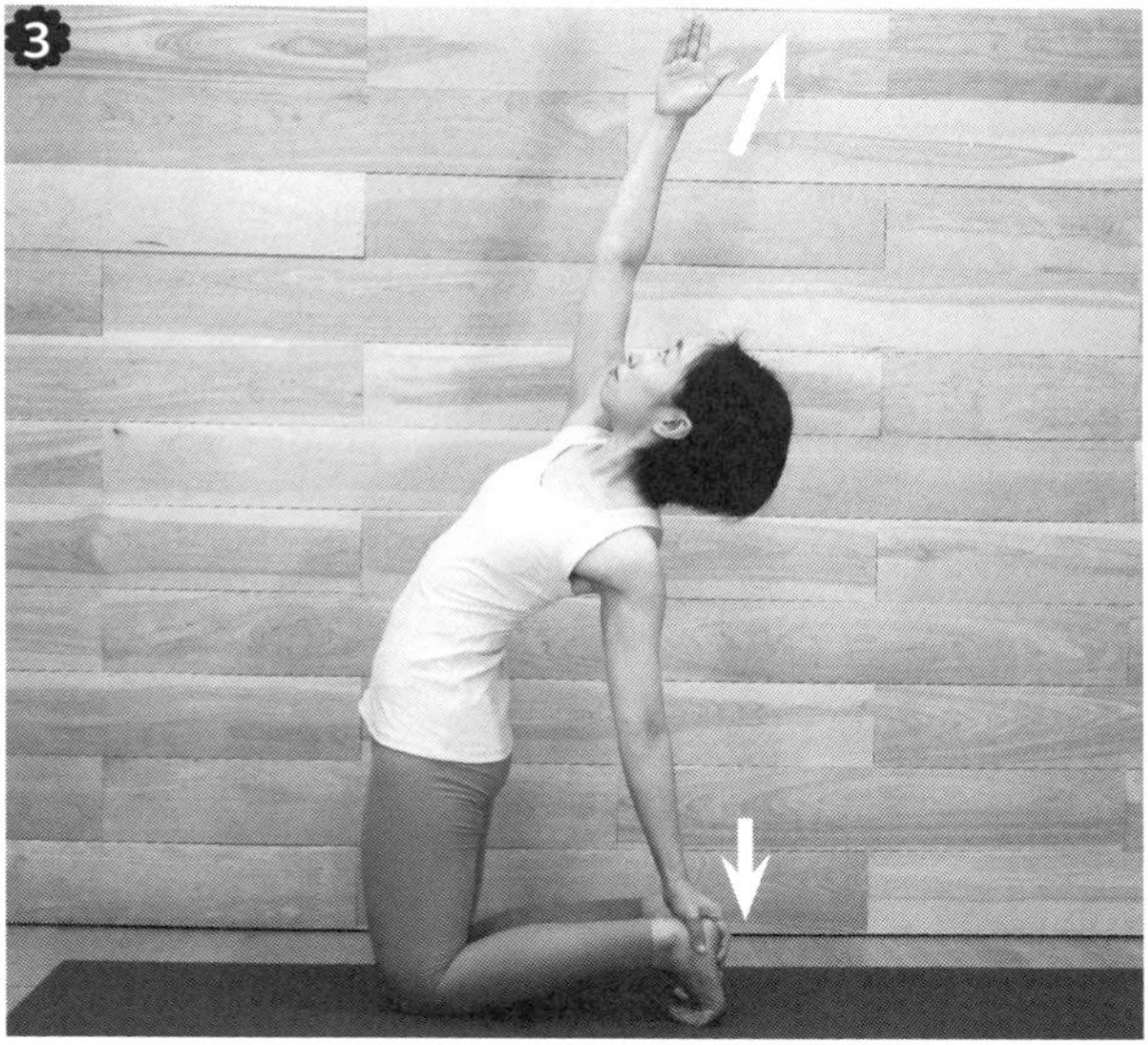

天井に伸ばした手も踵に置いて首の前を伸ばす

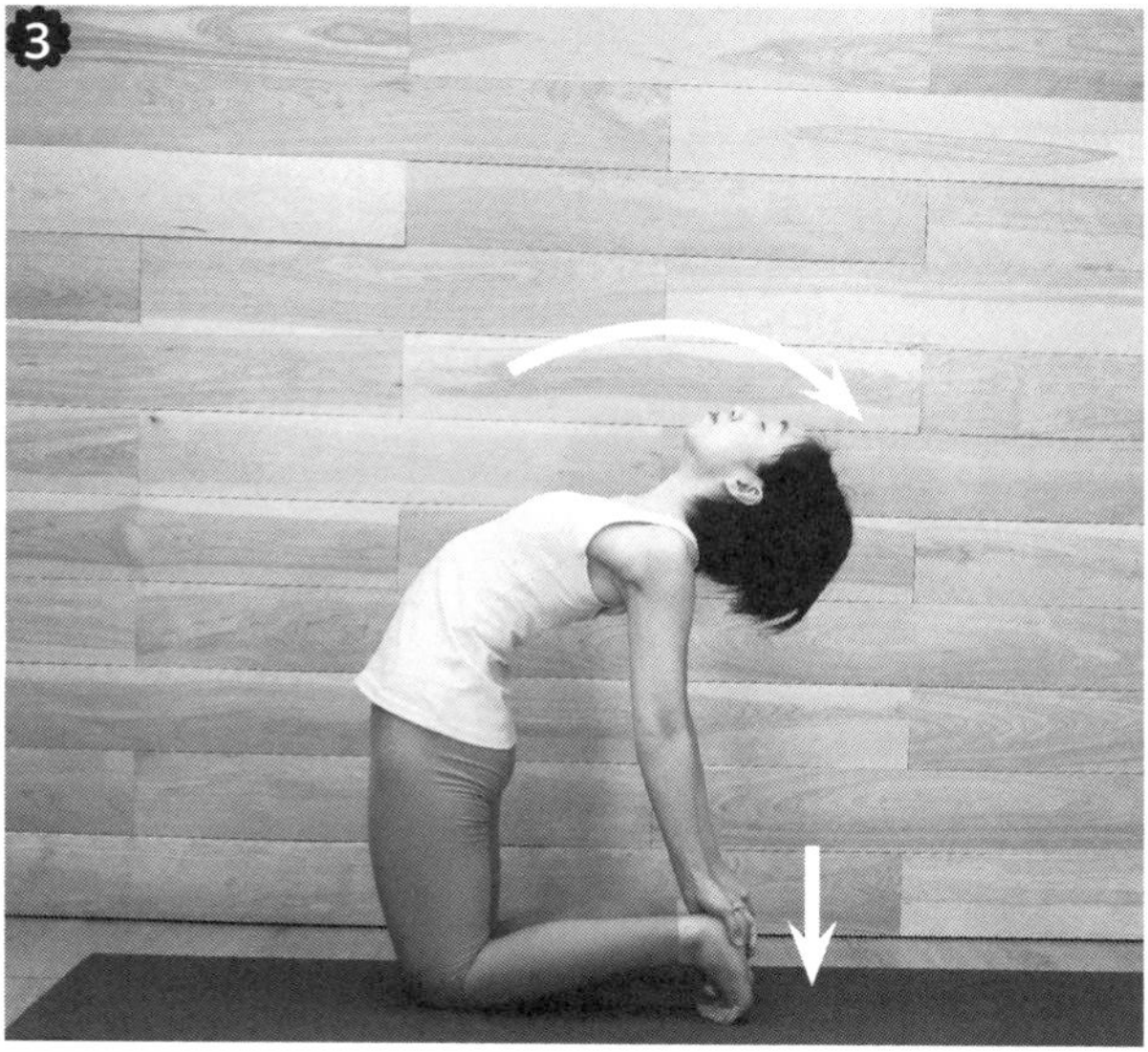

13　ブジャンガーサナ（コブラのポーズ）

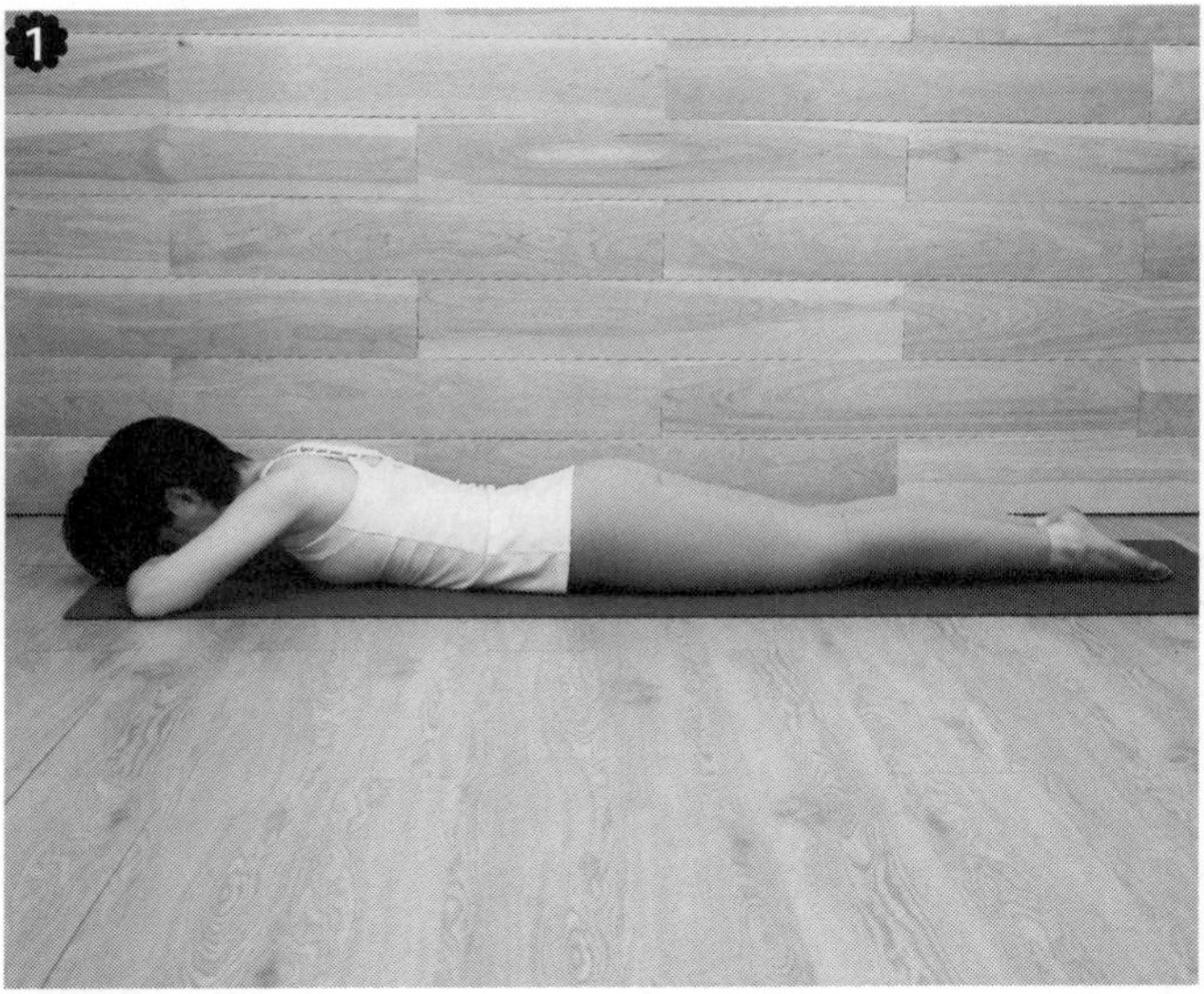

うつ伏せになる。

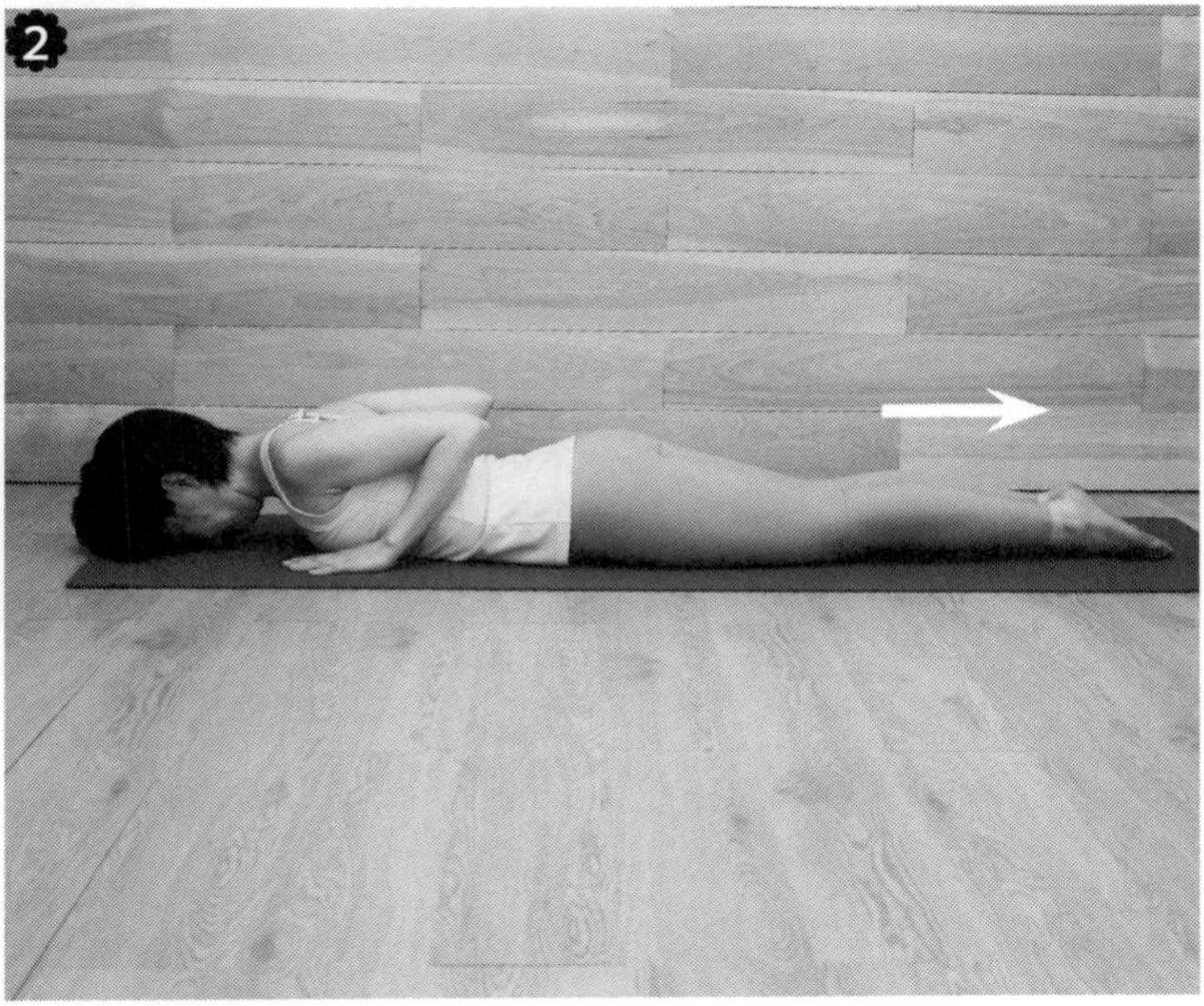

足は遠くに伸ばして手を脇の下の高さに置く。

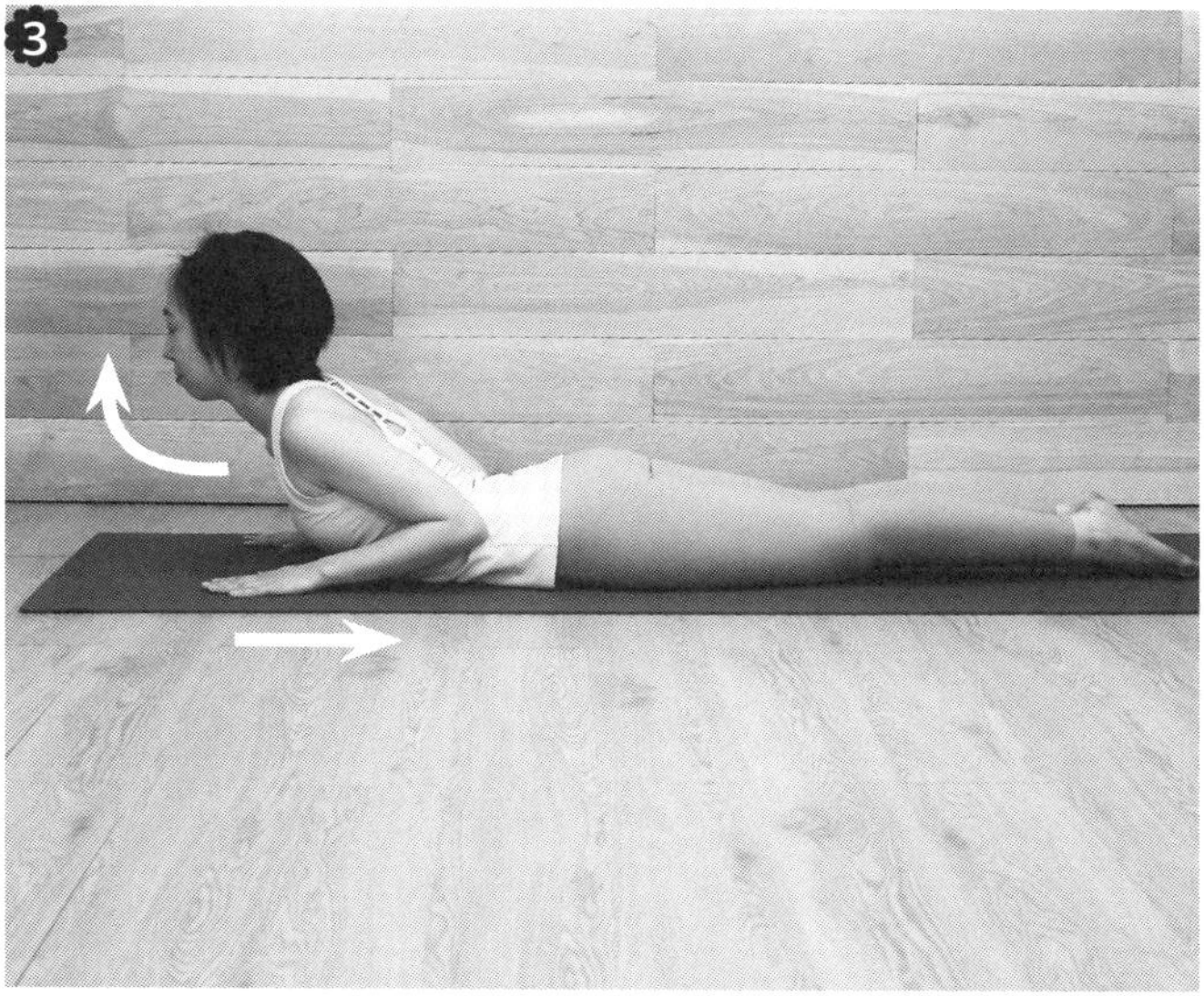

顔を上げる。手は床を後ろに引き、胸を前に押し出す。

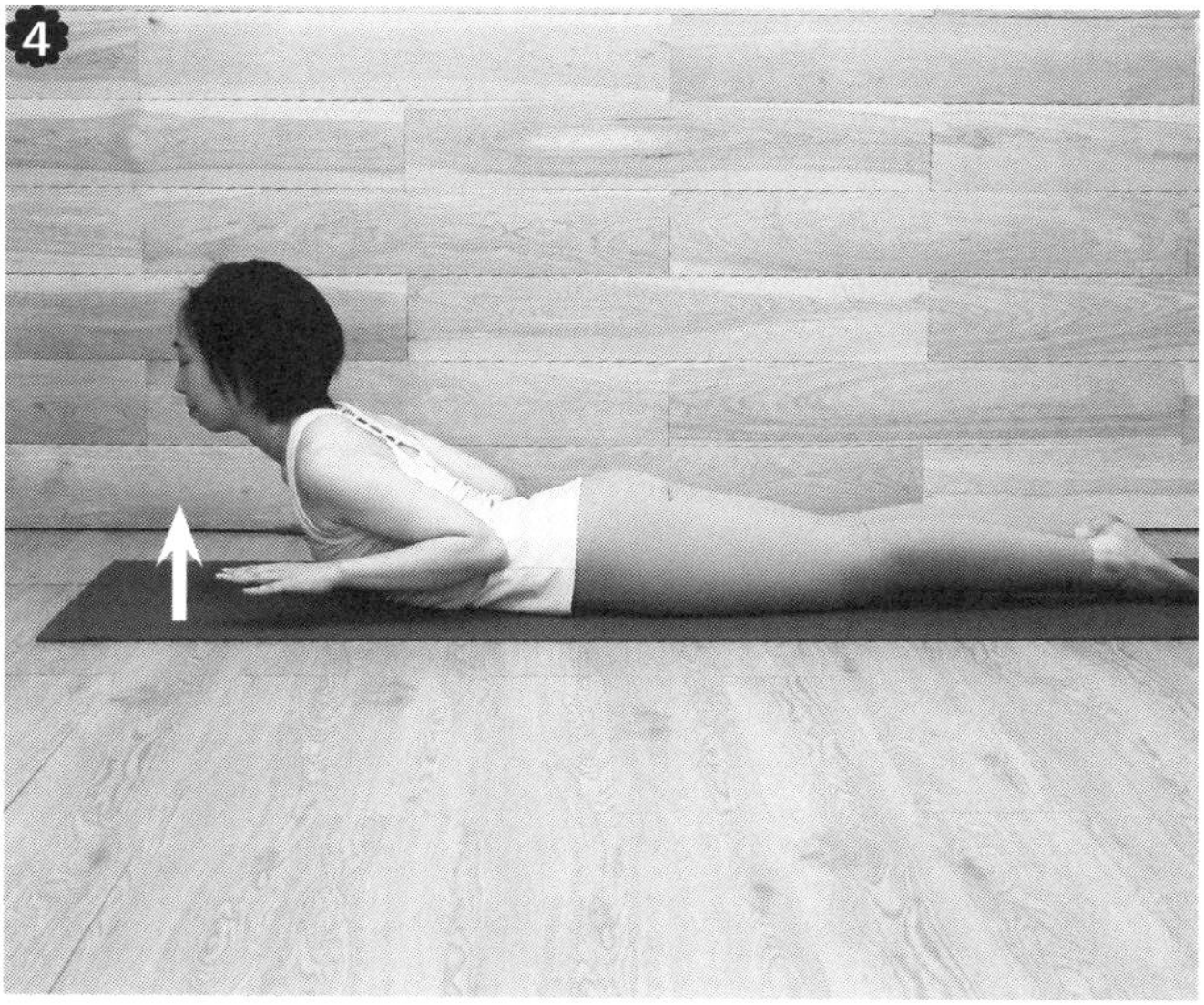

手を床から浮かして、背筋だけで体を反る。お尻はリラックスさせたままにする。

胸への呼吸、使っている筋肉、緩んでいる殿部筋、体の伸び感などを感じよう。

14 カーティチャクラーサナ

横から

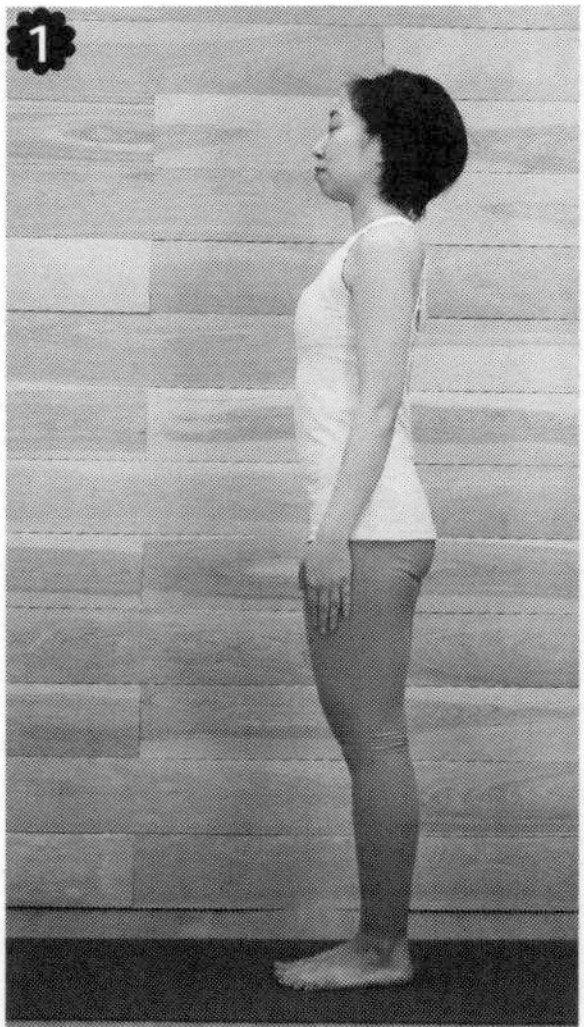

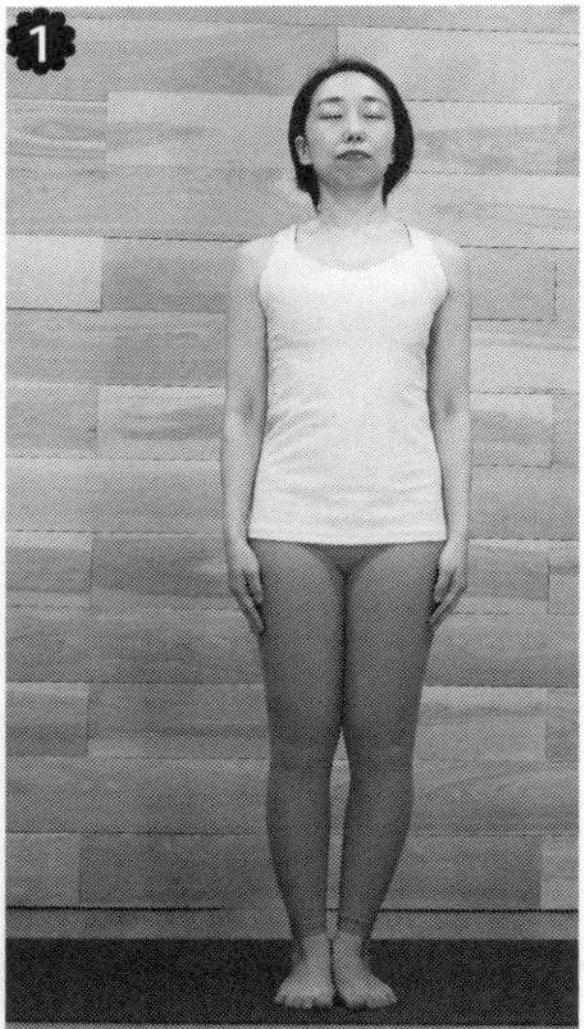

両足を揃えて立つ。

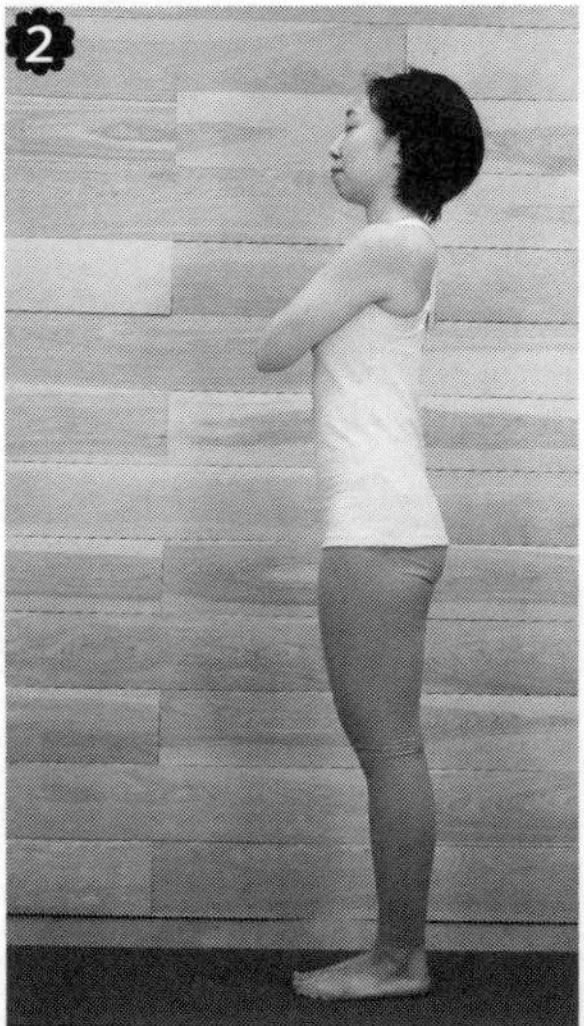

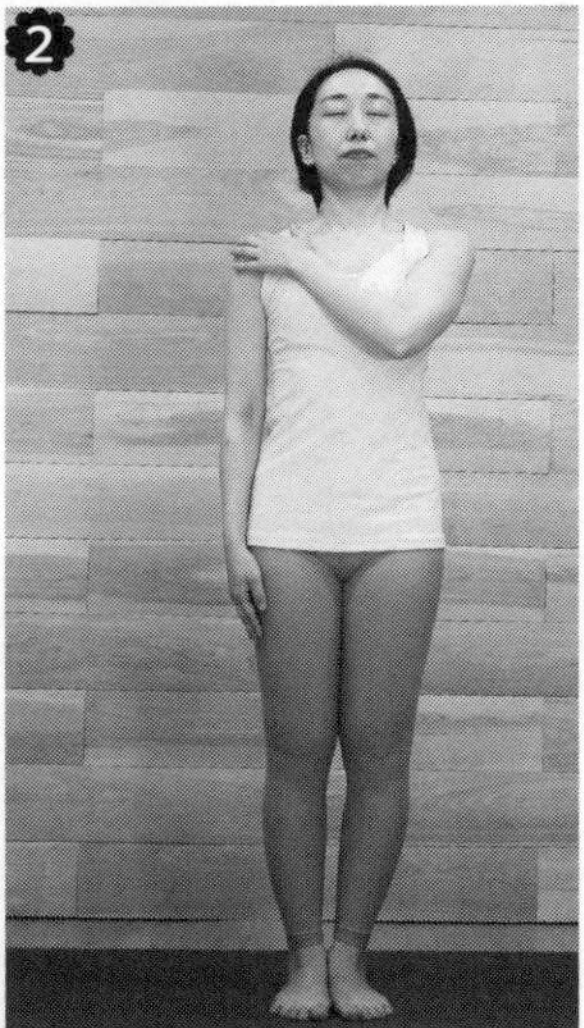

片手を反対の肩を包むように置き、

横から

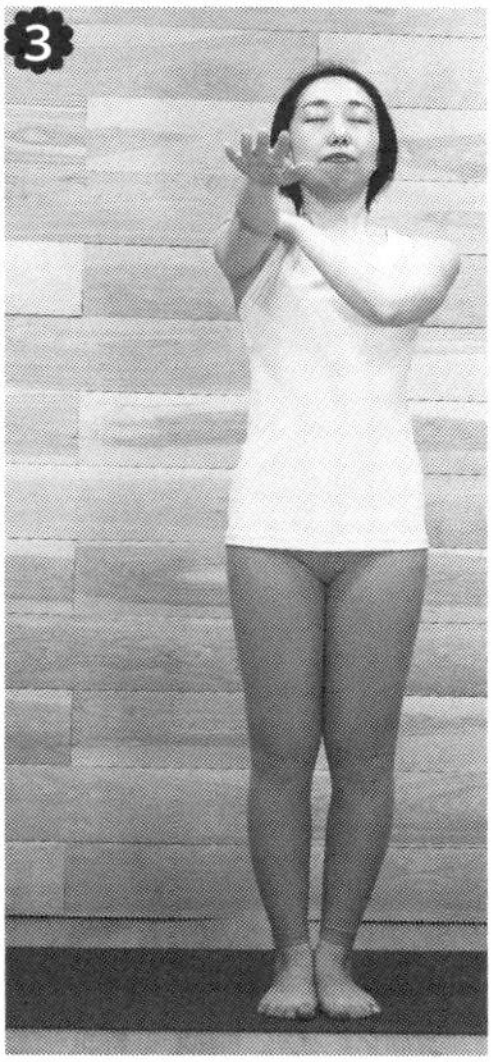

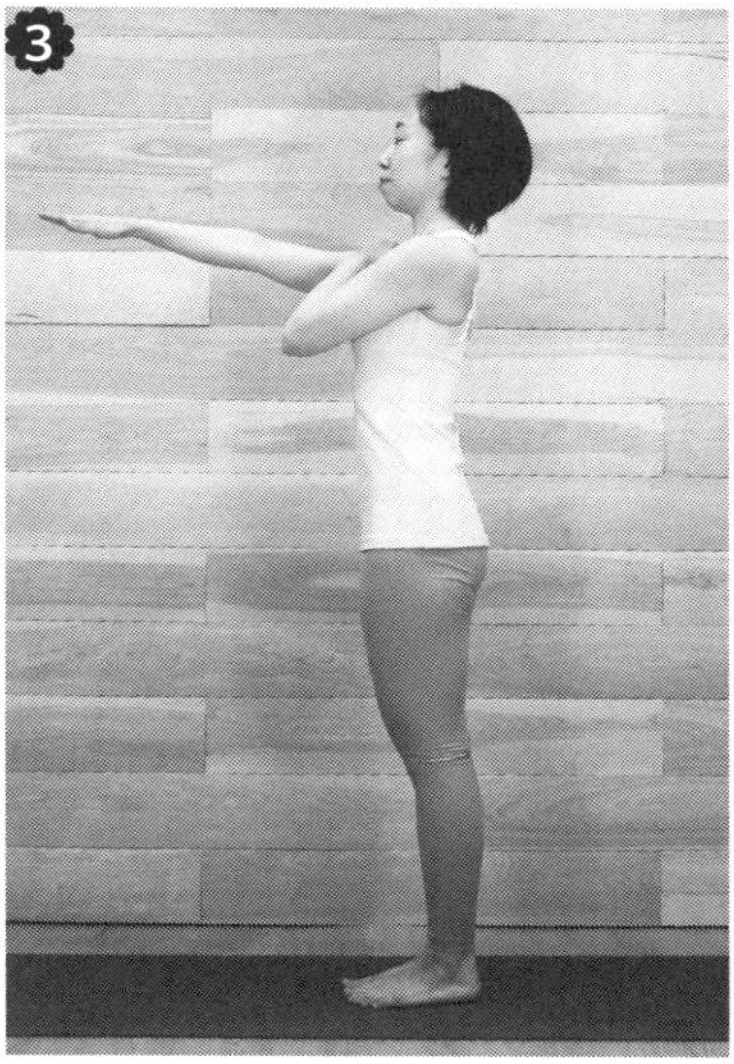

もう片方の手を肩の高さまで前から持ち上げる。

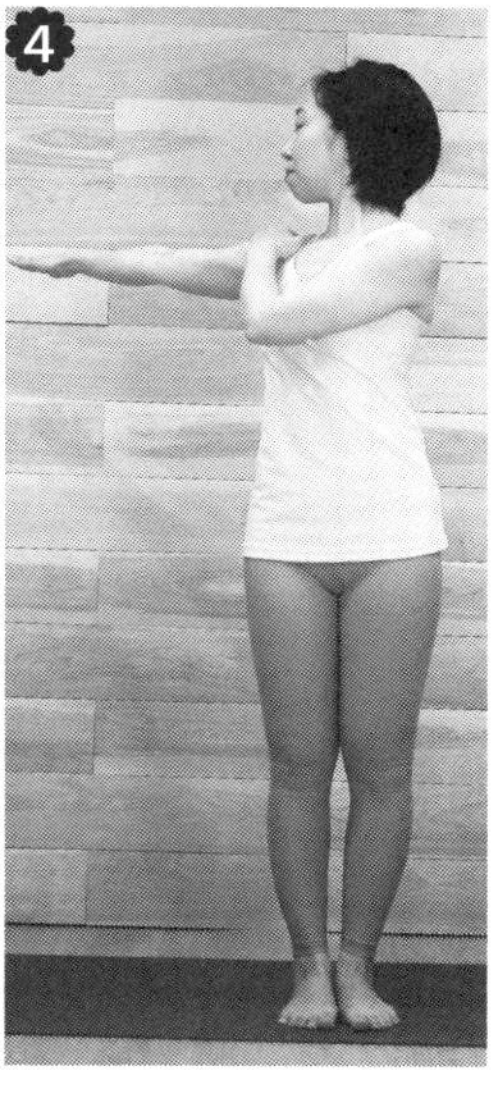

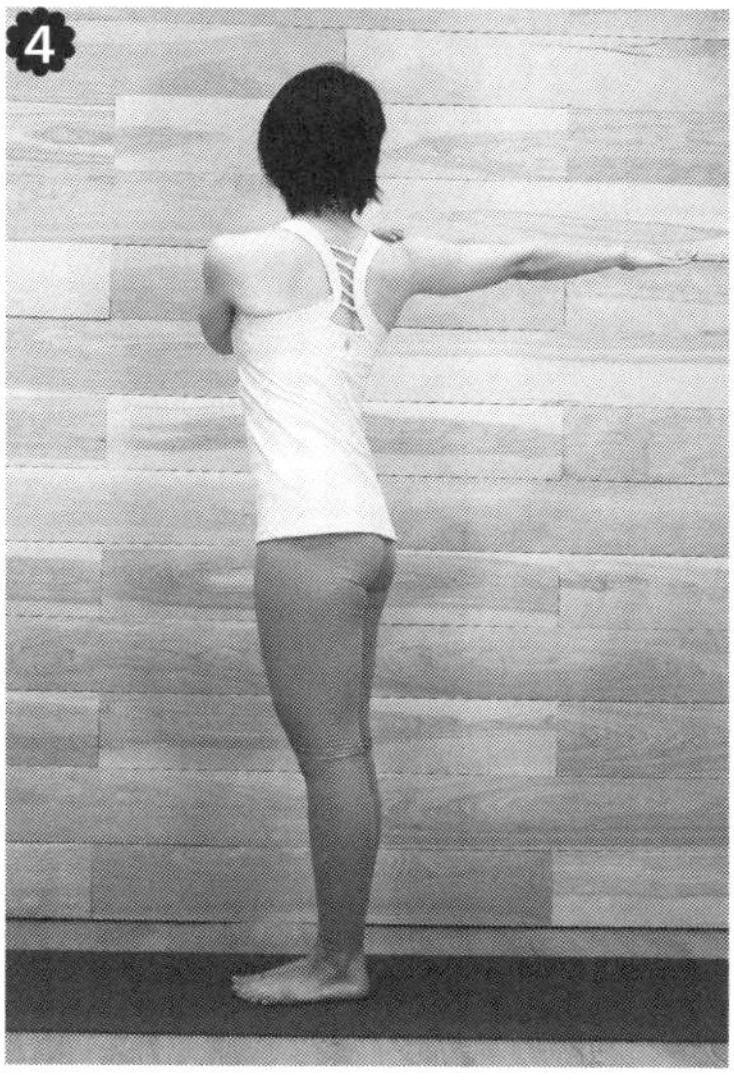

伸ばした手の方に体を捻って振り向く。

使っている筋肉、足圧の位置、平衡感覚、呼吸による体の変化などを感じよう。

15 パリブリッタトリコーナーサナ（ねじった三角のポーズ）

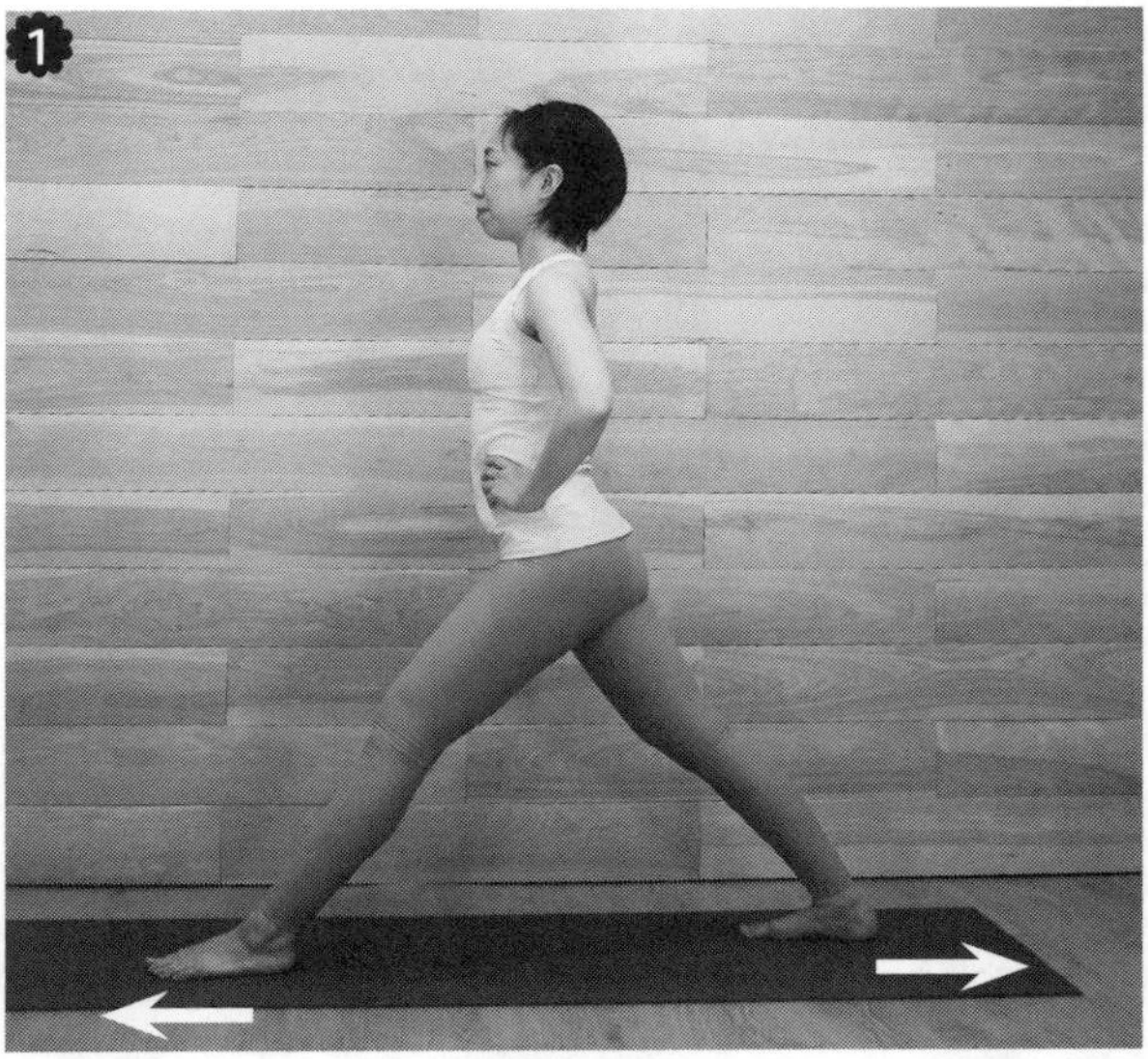

両足で立ち、骨盤を正面にしたまま片足を後ろに引く。

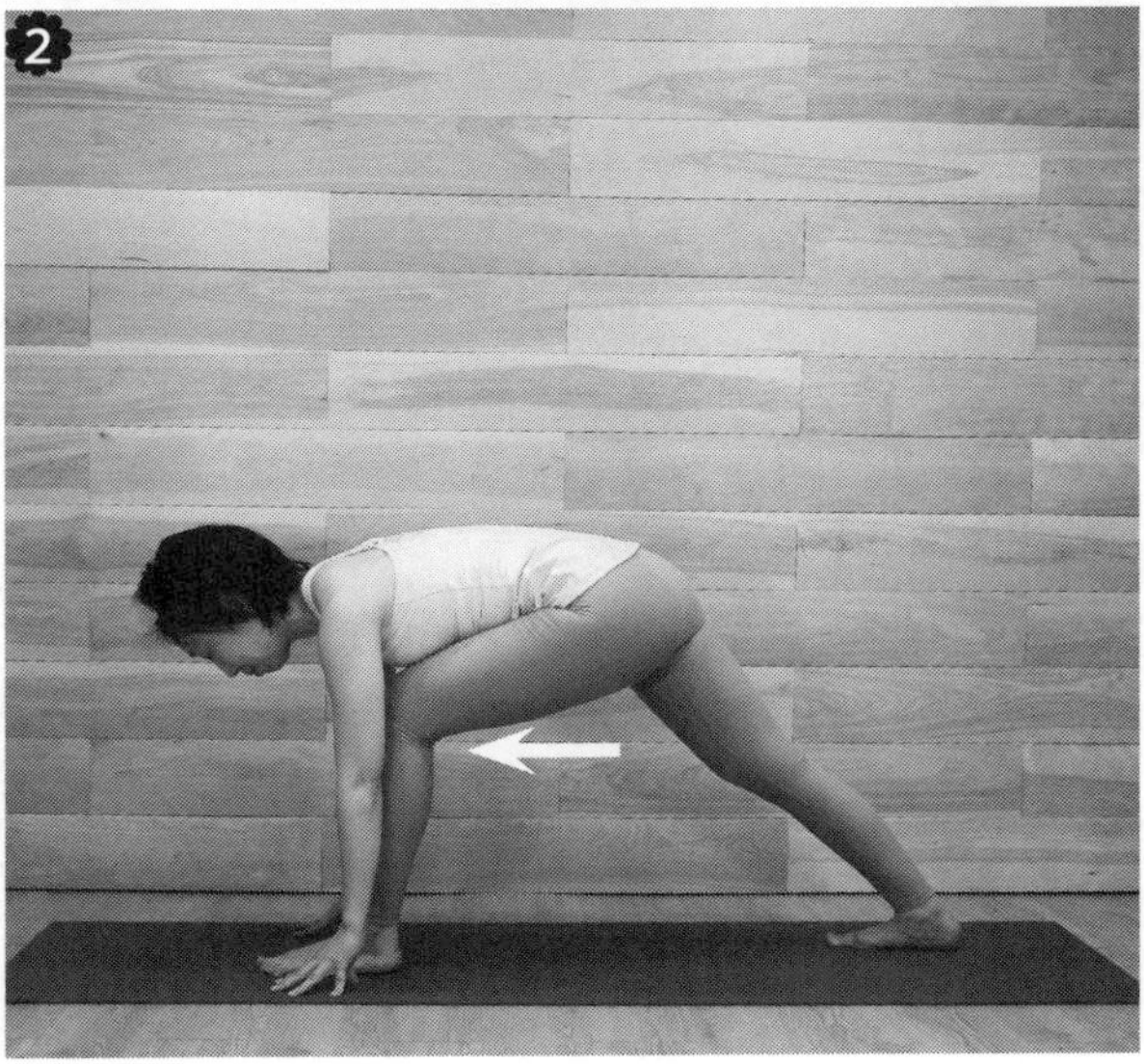

前膝を緩めて前屈して手を床につく。

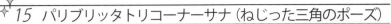

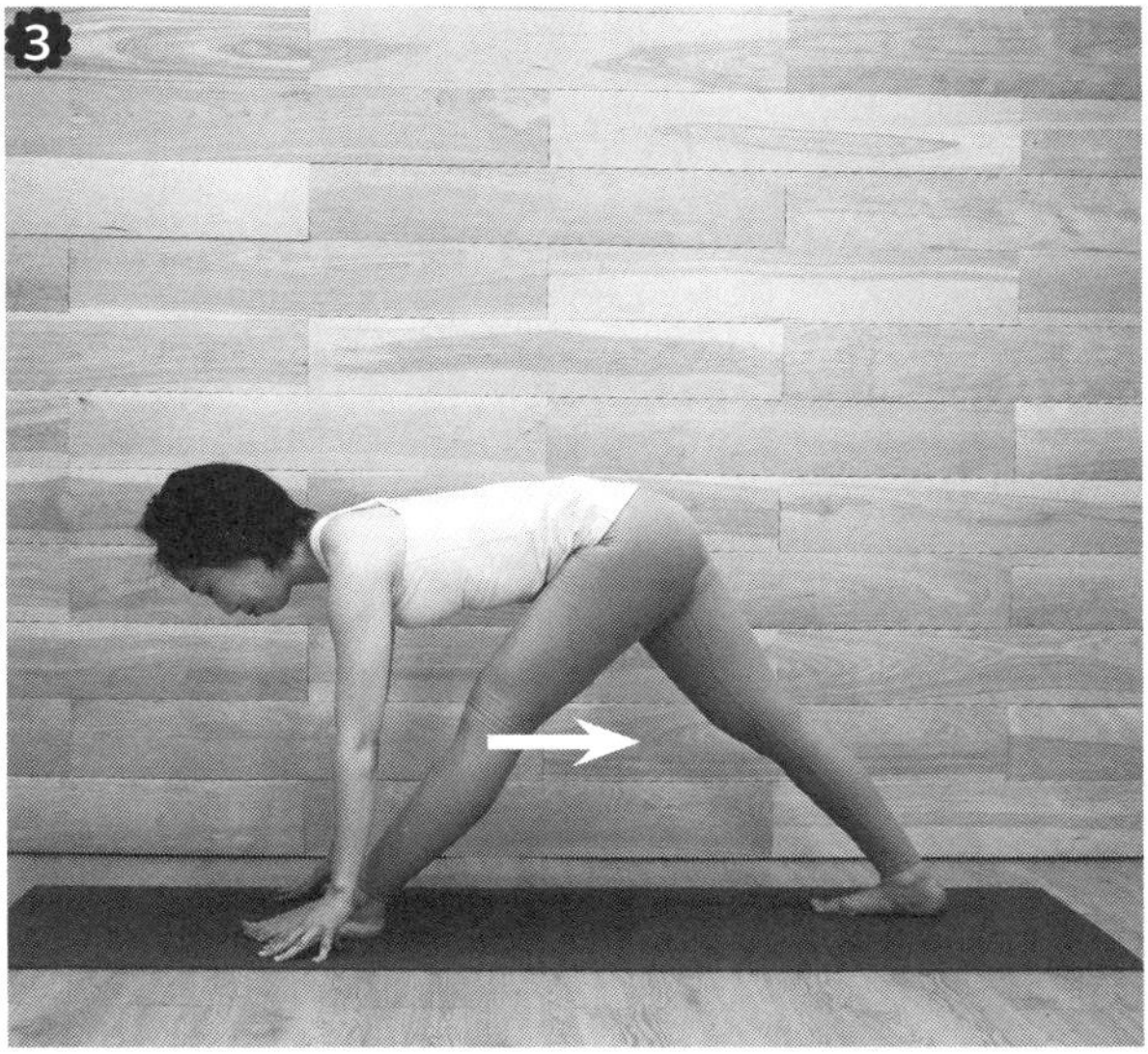

可能な範囲で前膝を伸ばす。

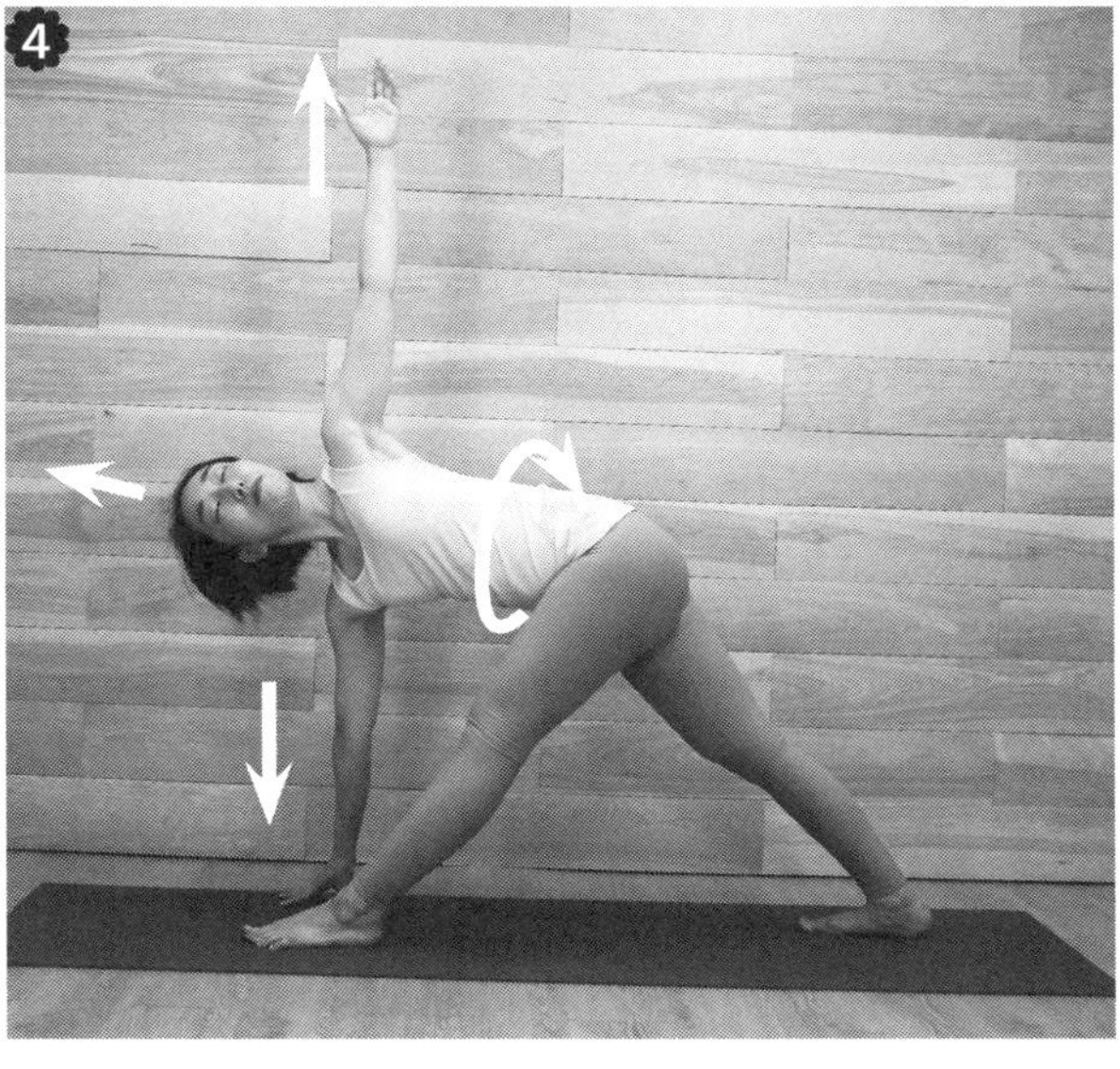

前足の方に体を捻って手を天井に上げ、余裕があれば視線も天井へ向ける。

使っている筋肉、膝裏の筋肉の伸張感、血流（特に頭部）、呼吸による変化、平衡感覚、足圧の位置などを感じよう。

16 アルダマッツェーンドラーサナ
（聖者マッツェーンドラのポーズ）

片足をもう片方の膝を跨いで立膝にする。下の足は曲げてお尻に踵を近づける。

横から

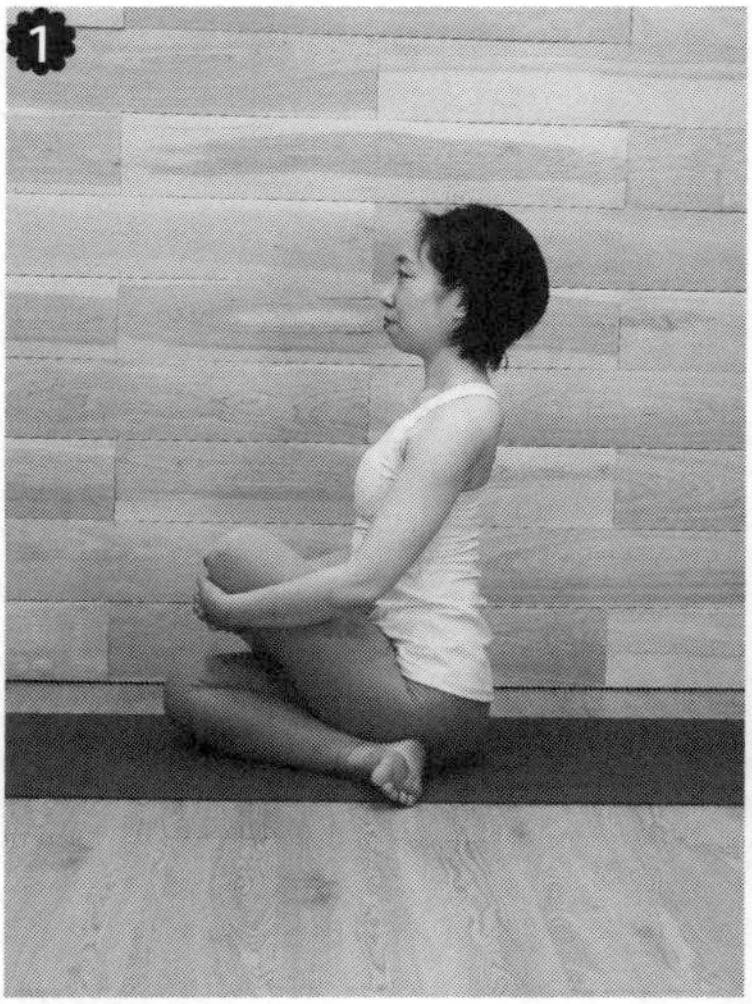

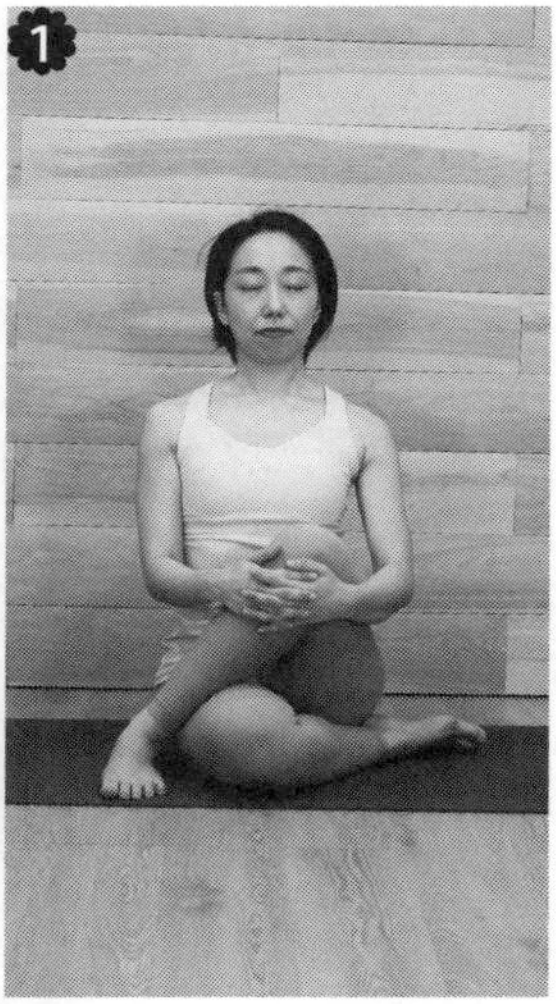

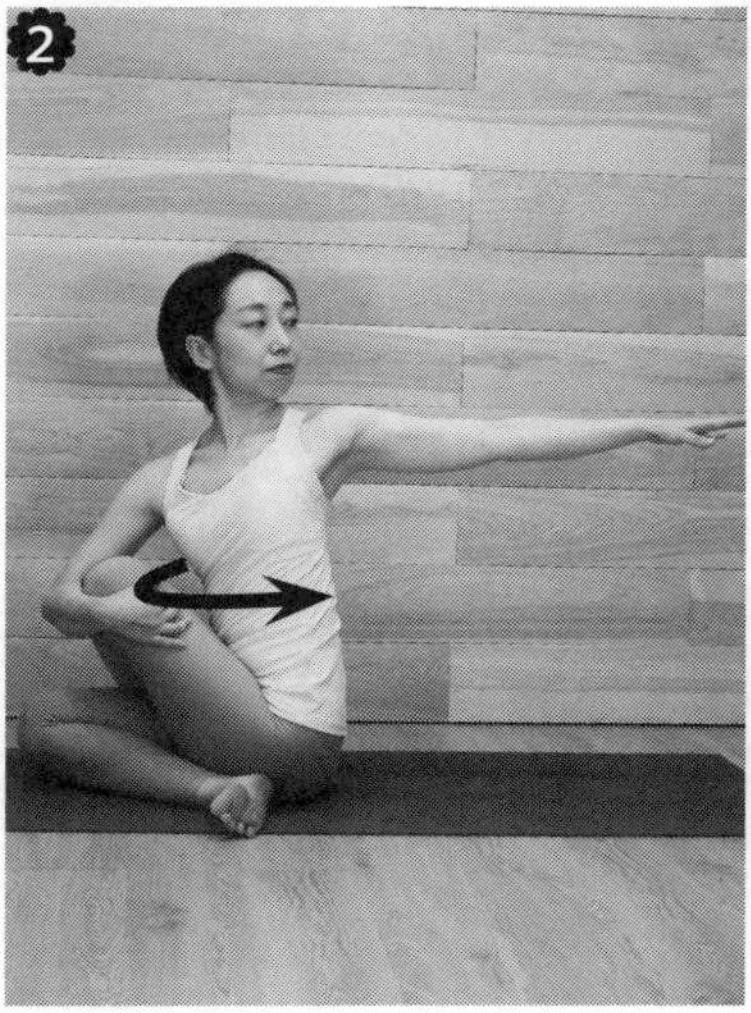

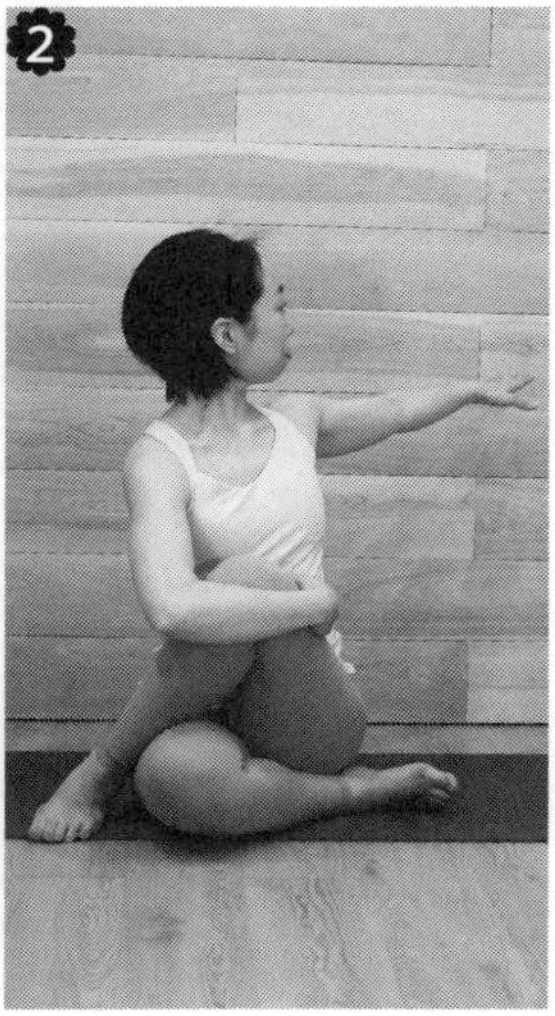

使っている筋肉、伸びている筋肉、呼吸の変化、圧迫される内臓などを感じよう。

立てた足の膝の外側に反対の腕の肘を当てて捻りをさらに深める。

横から

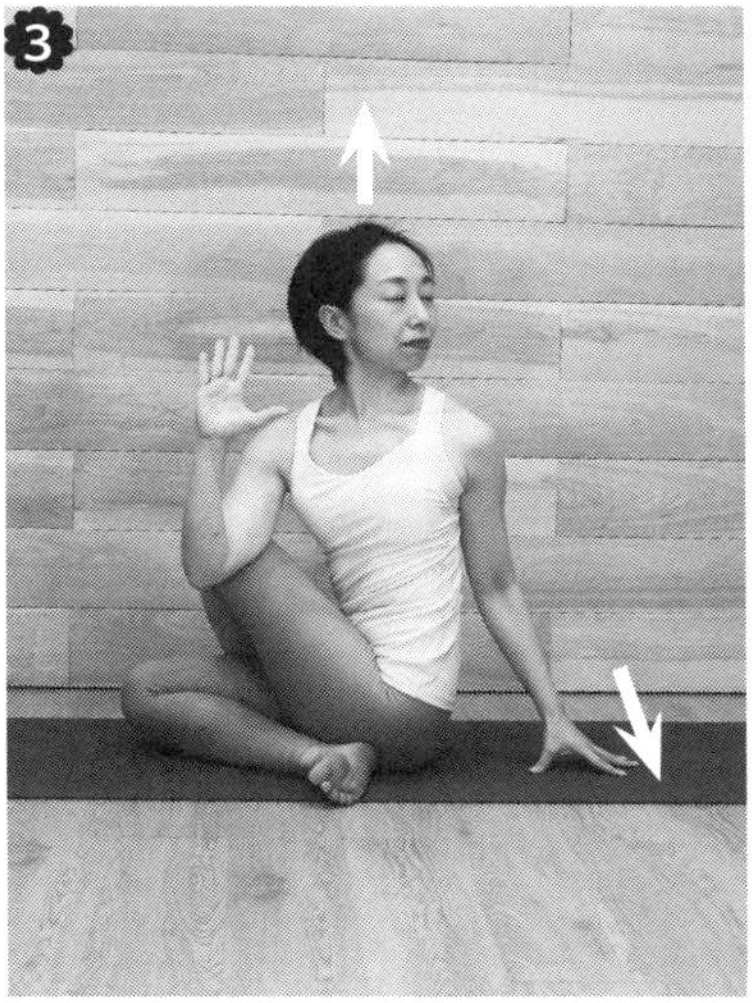

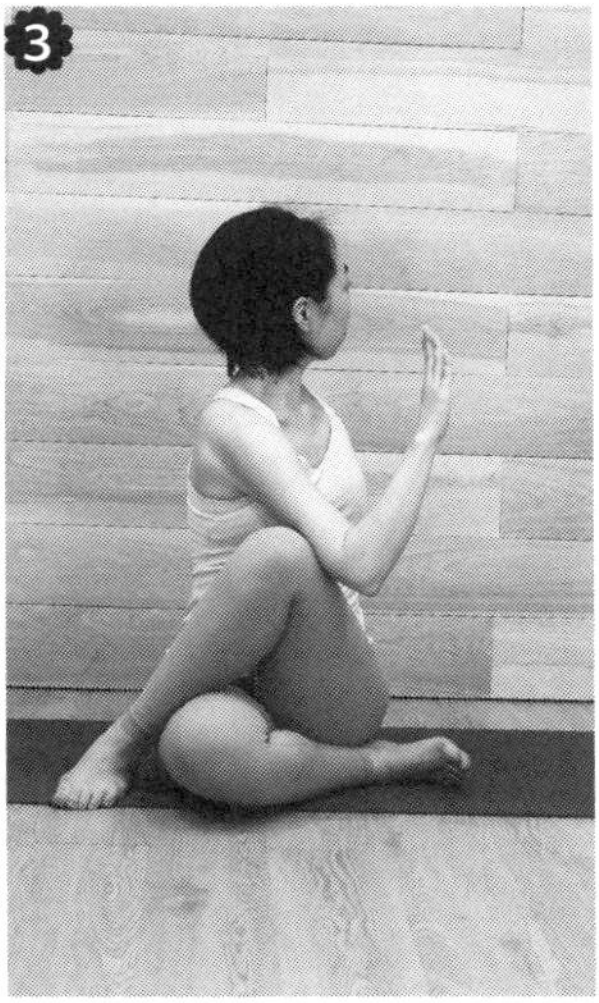

17 バラドバージャーサナ（賢者のポーズ）

横から

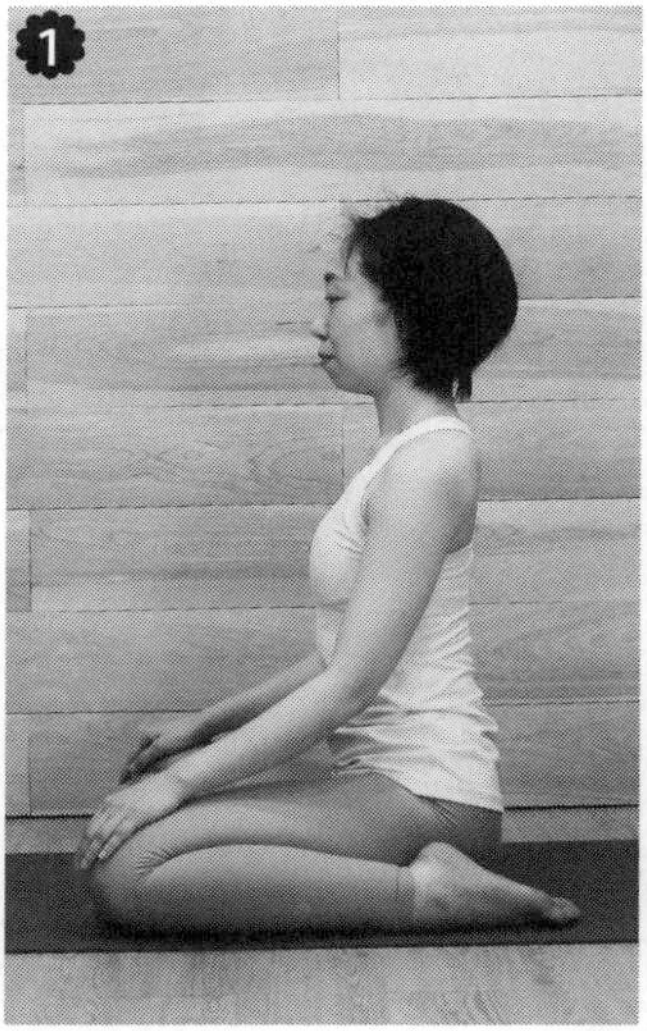

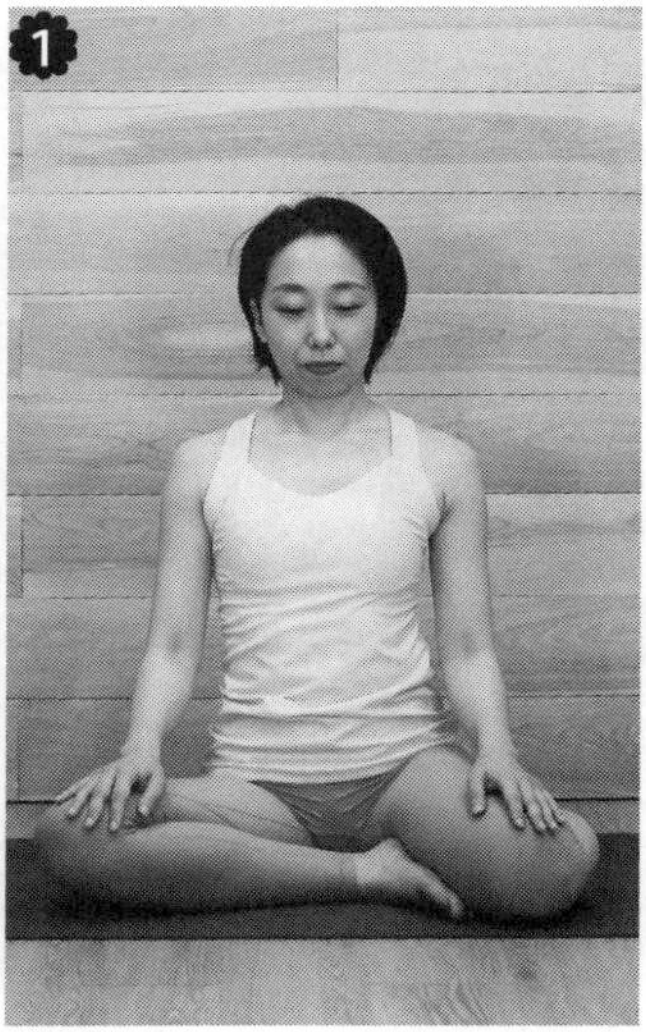

横座りから足を重ねずに開いて座る。

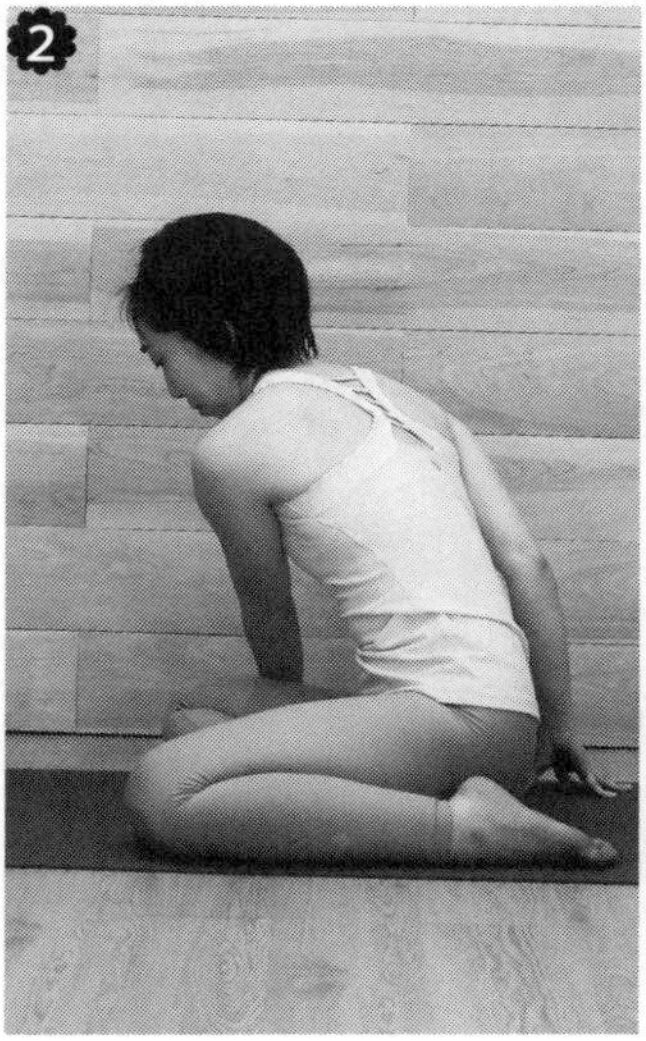

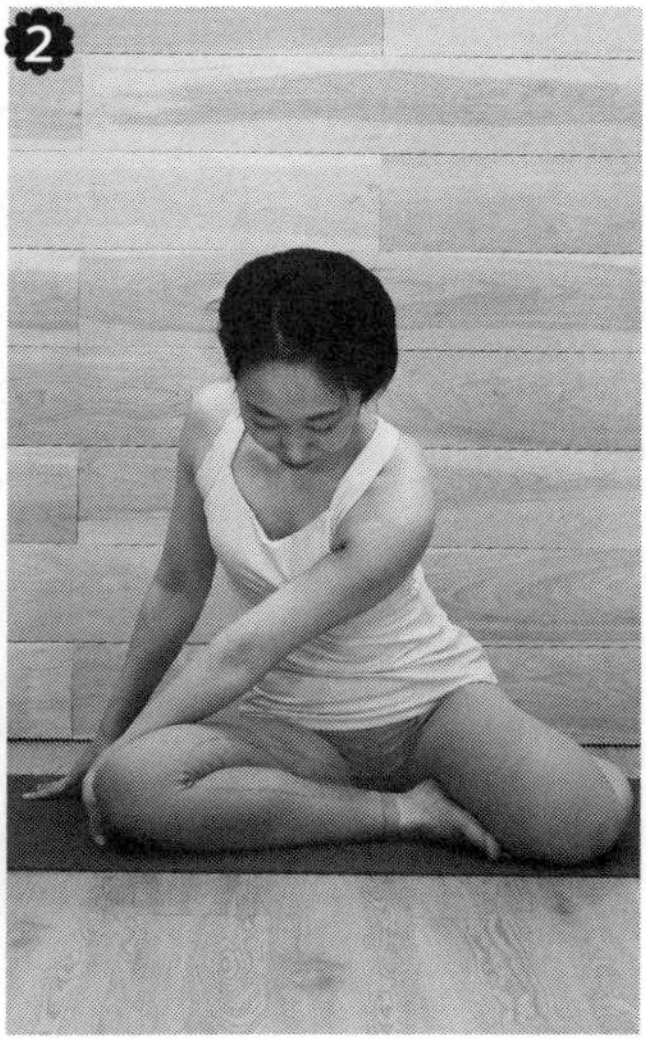

体を捻って膝の下に手の甲を入れて抑える。

横から

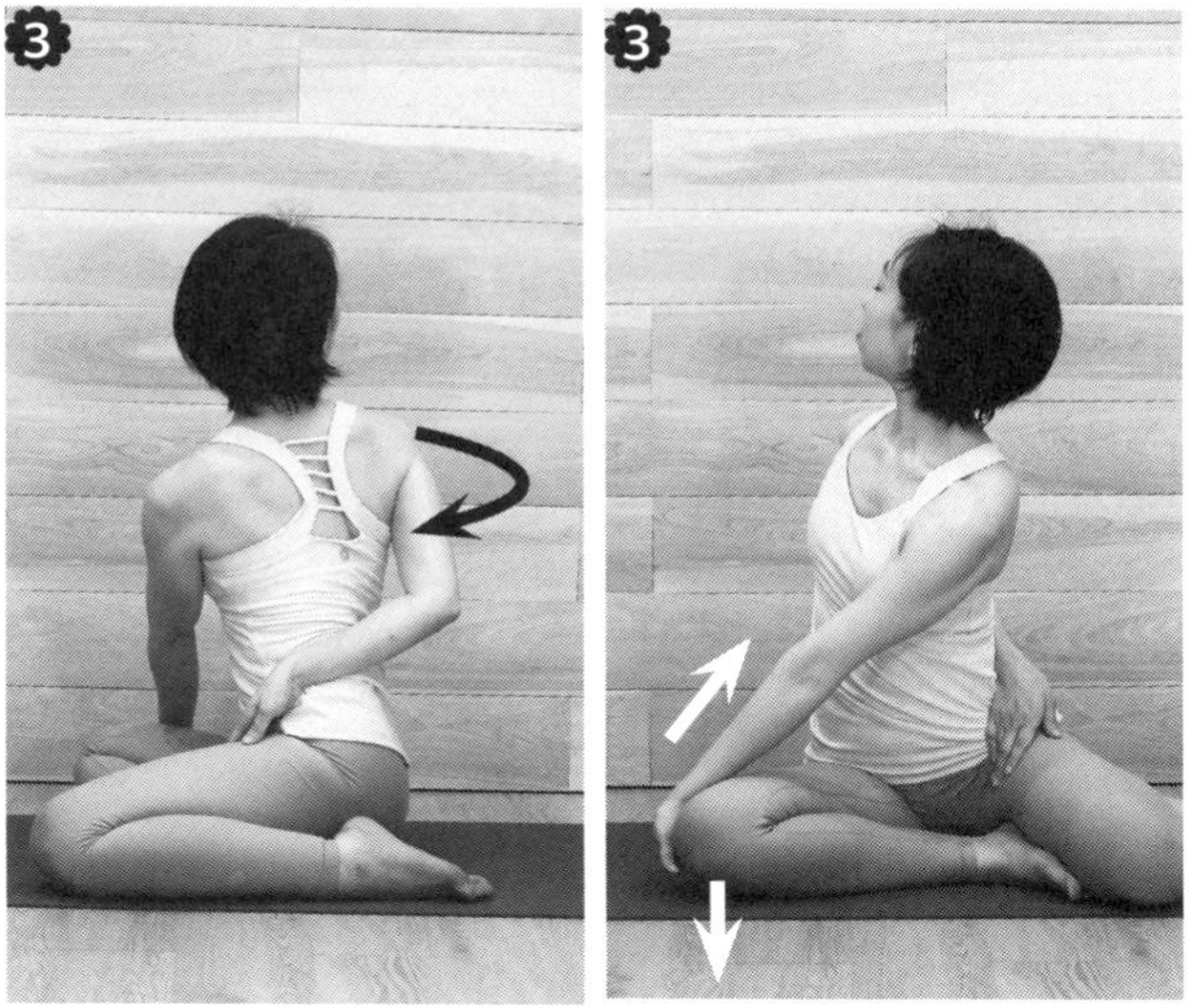

後ろの手を腰に当てて太ももを掴む。

使っている筋肉、伸びている筋肉、呼吸の変化、腰の関節などを感じよう。

18 ジャタラパリヴァルタナーサナ（捻ったワニのポーズ）

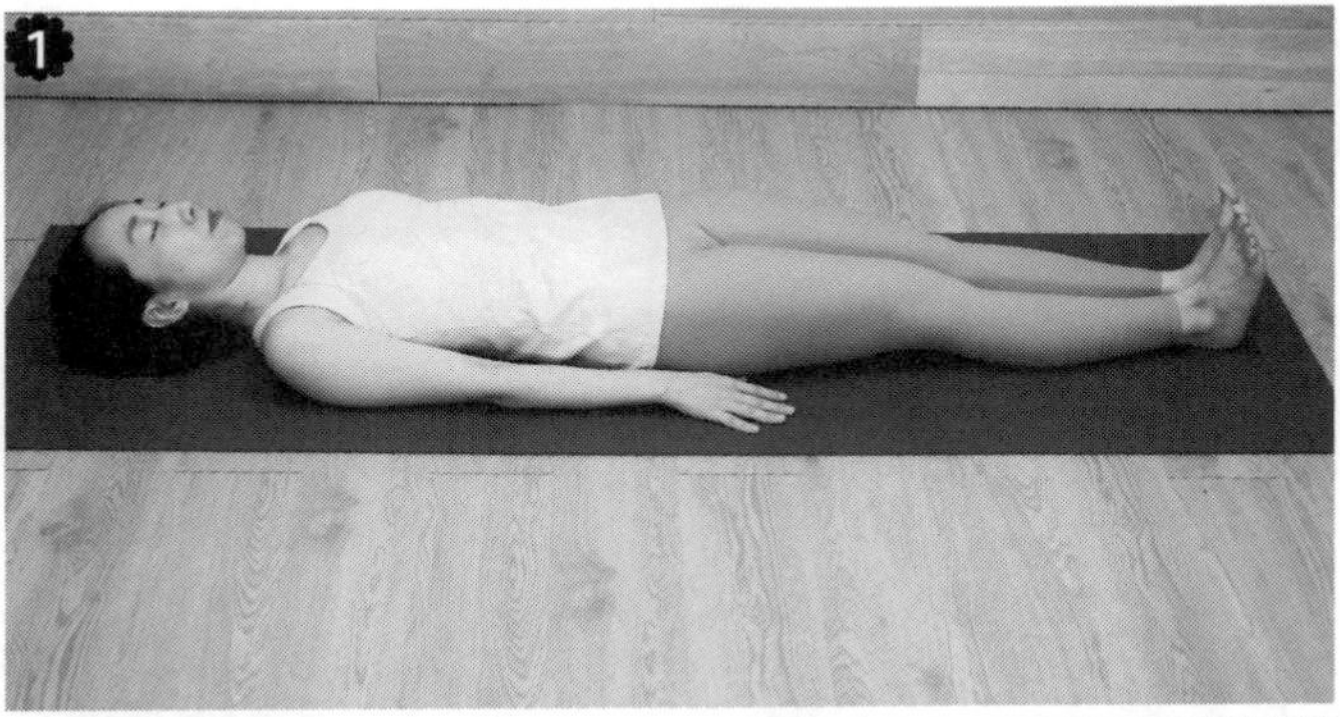

仰向けになり、

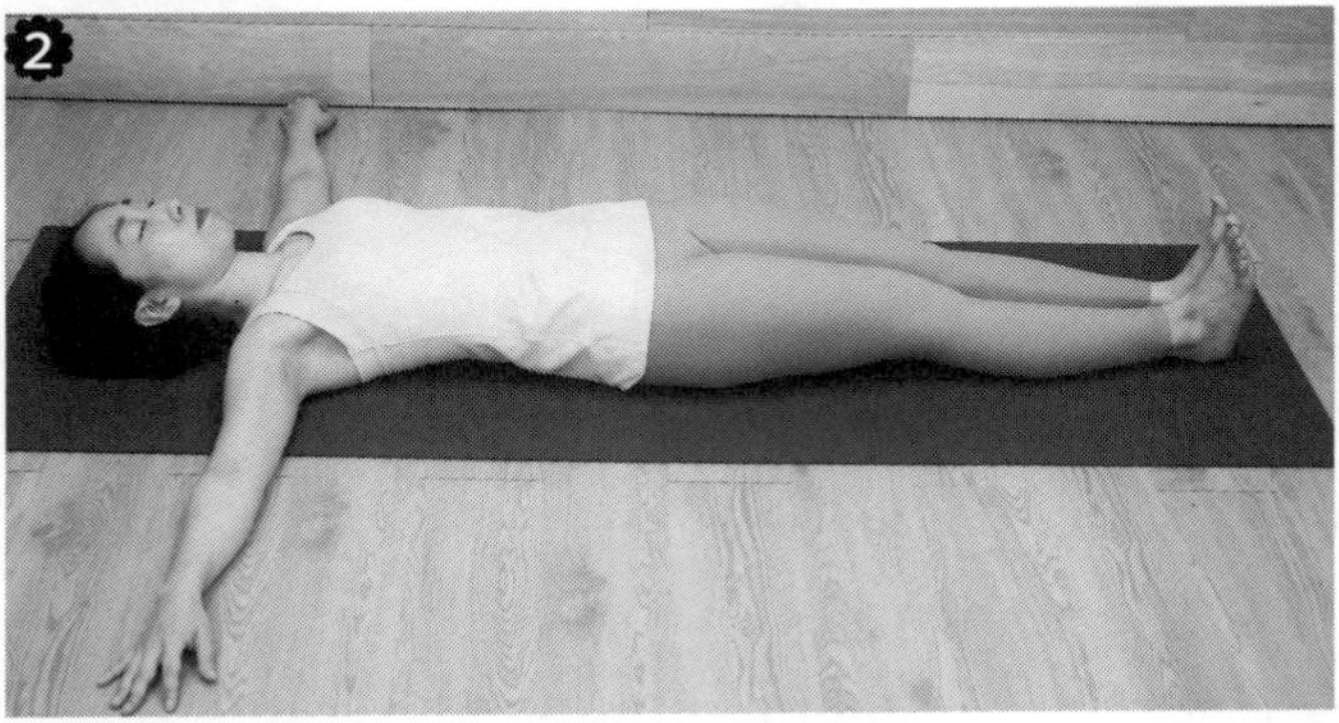

手を肩の高さに広げ、

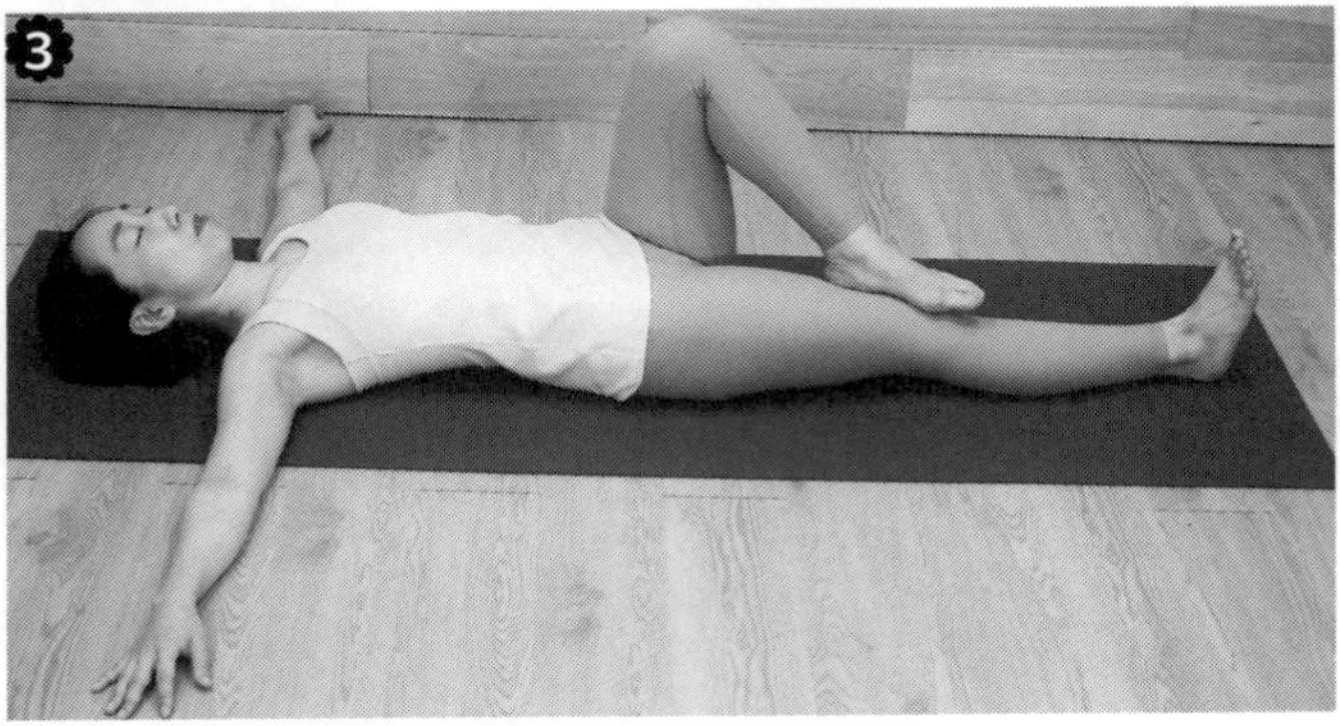

片足を立てて足裏を反対の膝の上に乗せる。

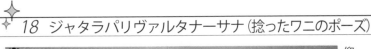

使っている筋肉、伸びている筋肉、呼吸の変化などを感じよう。

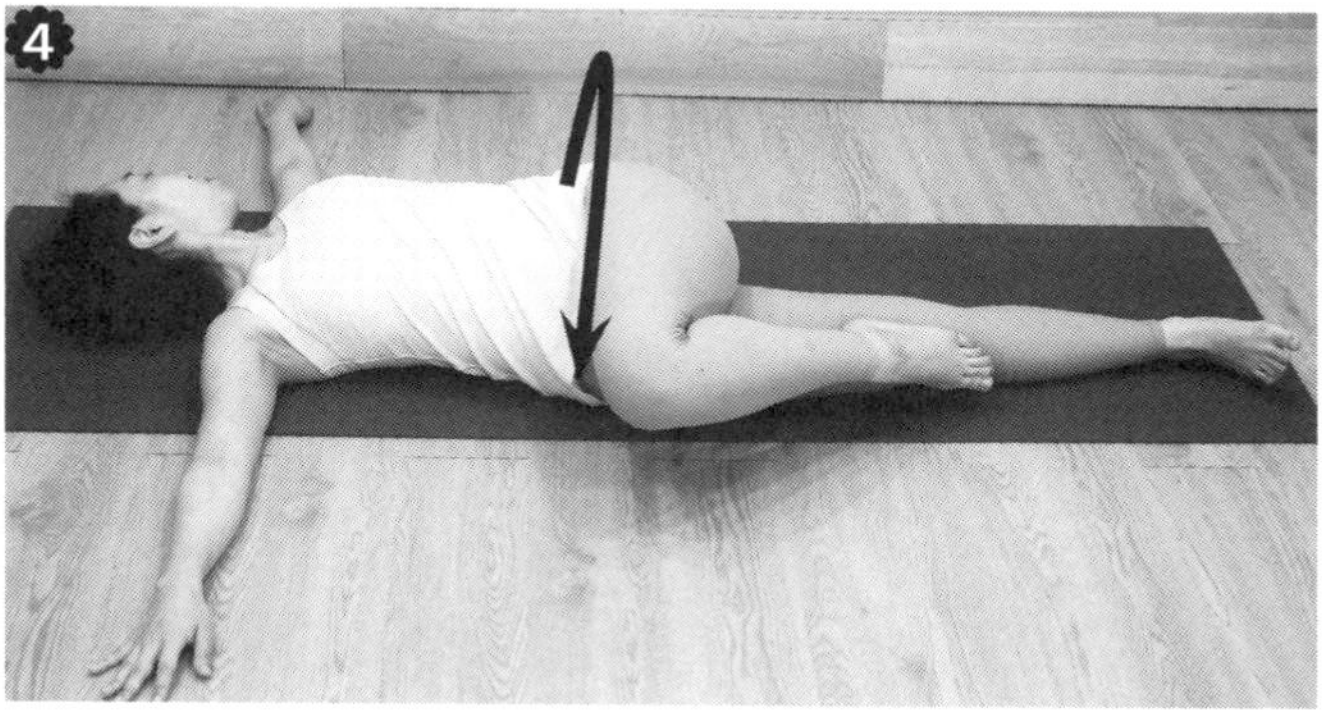

立てた膝を反対に倒して体を捻る。

頭の方向から

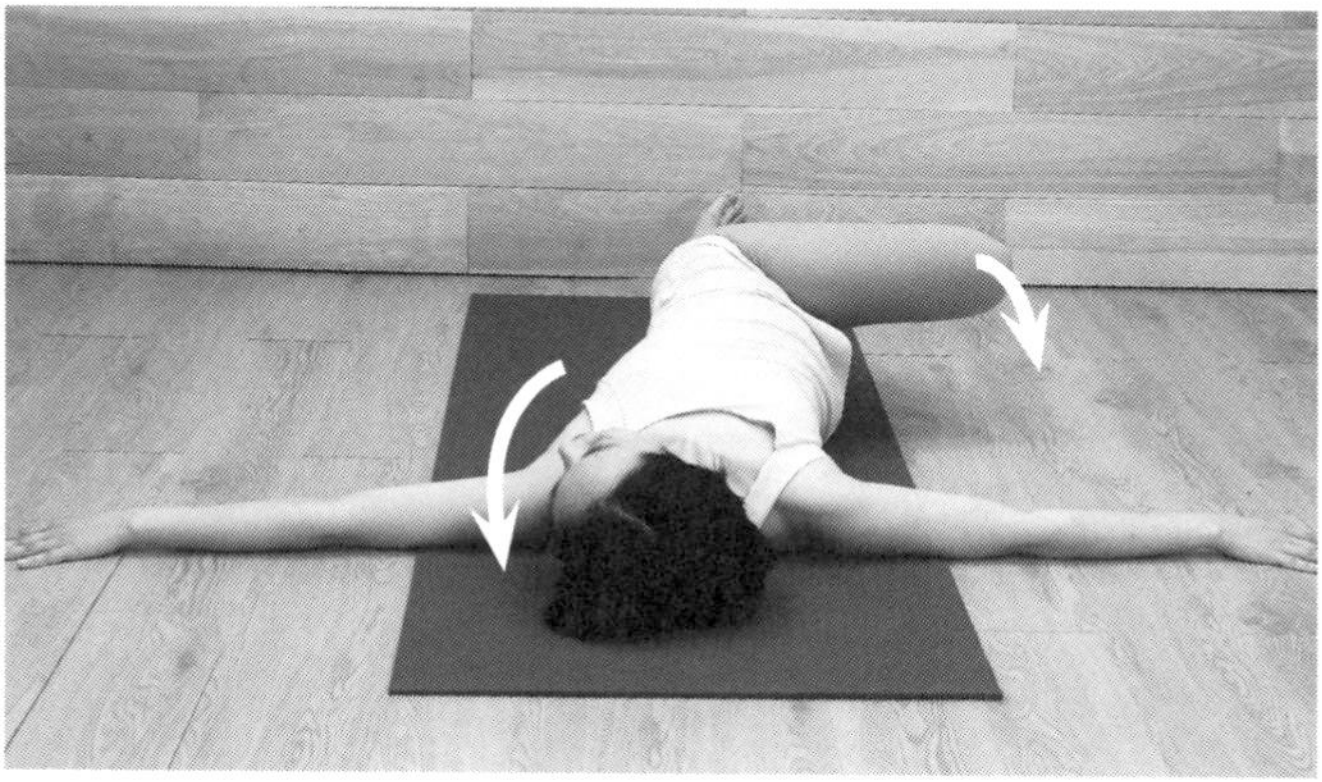

19 ブリクシャーサナ（木のポーズ）

1

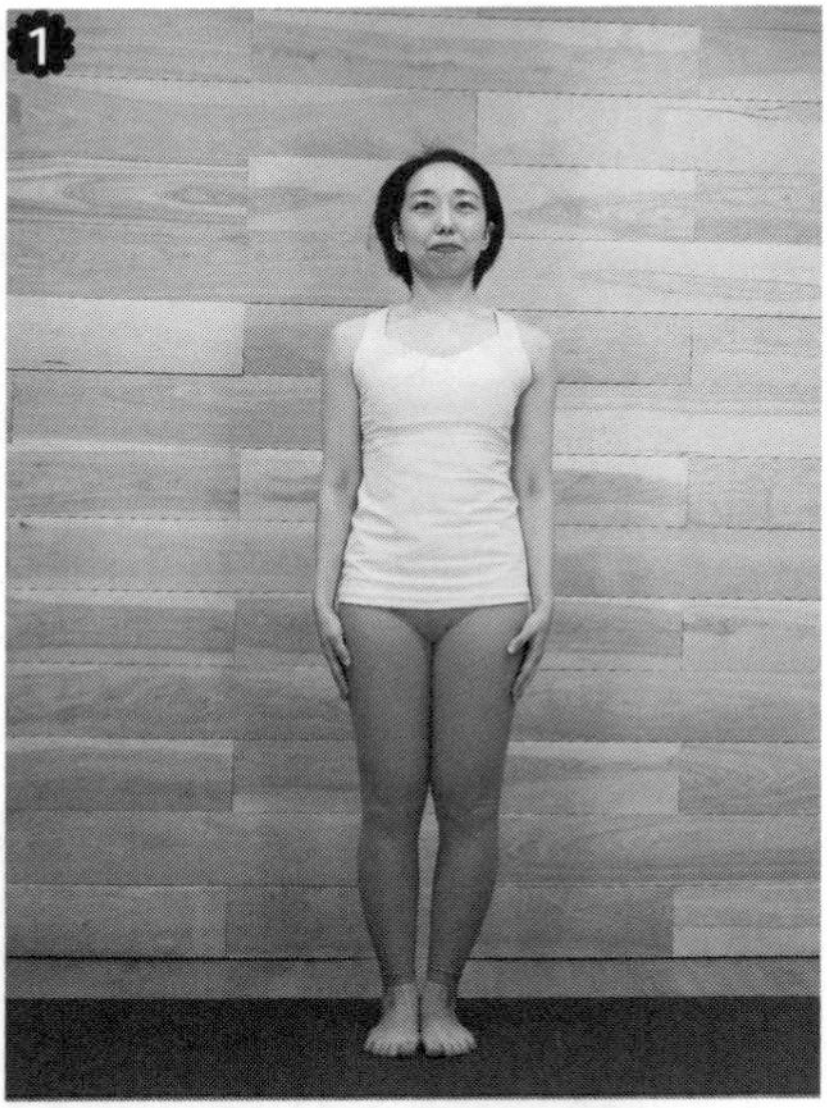

両足を揃えて立つ。

2

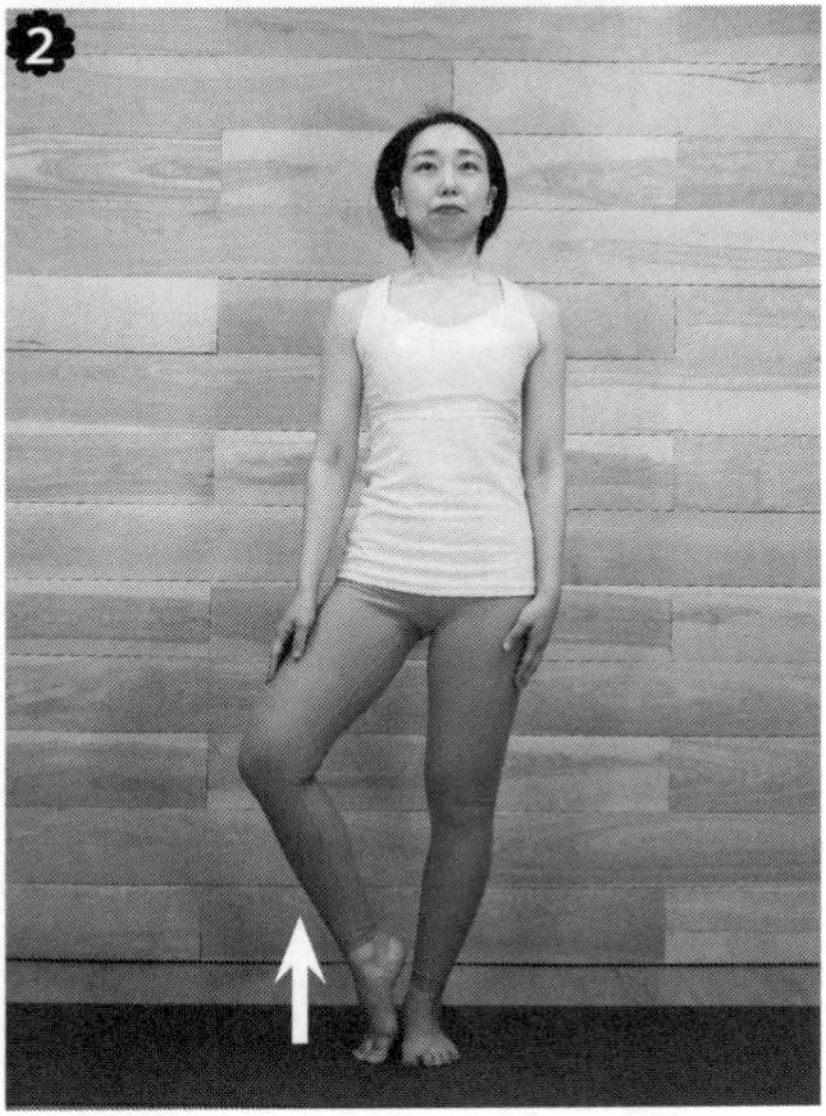

片足の膝を曲げて反対の足の内腿に足裏を当てる。

両手を合掌して、

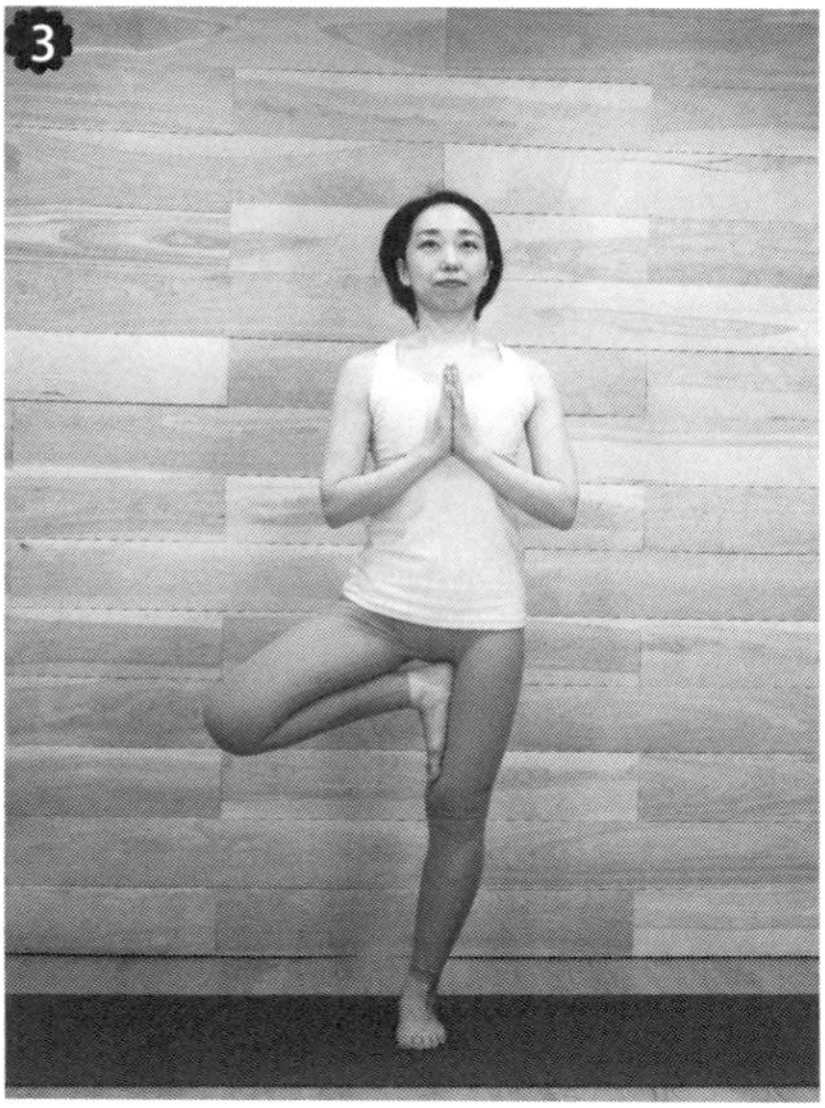

合掌した手を天井に持ち上げる。
可能なら閉眼でバランスをとる。

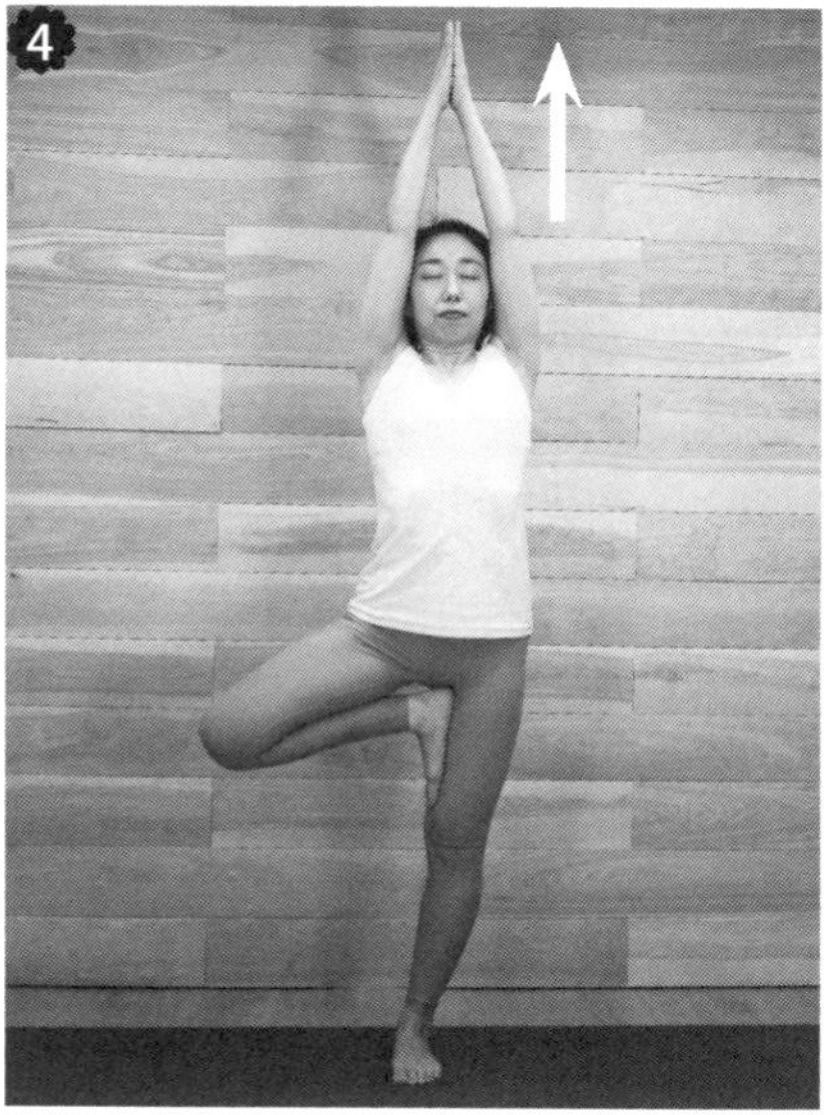

平衡感覚、足圧の位置、手の血流、呼吸などを感じよう。

20 アルダチャンドラーサナ（半月のポーズ）

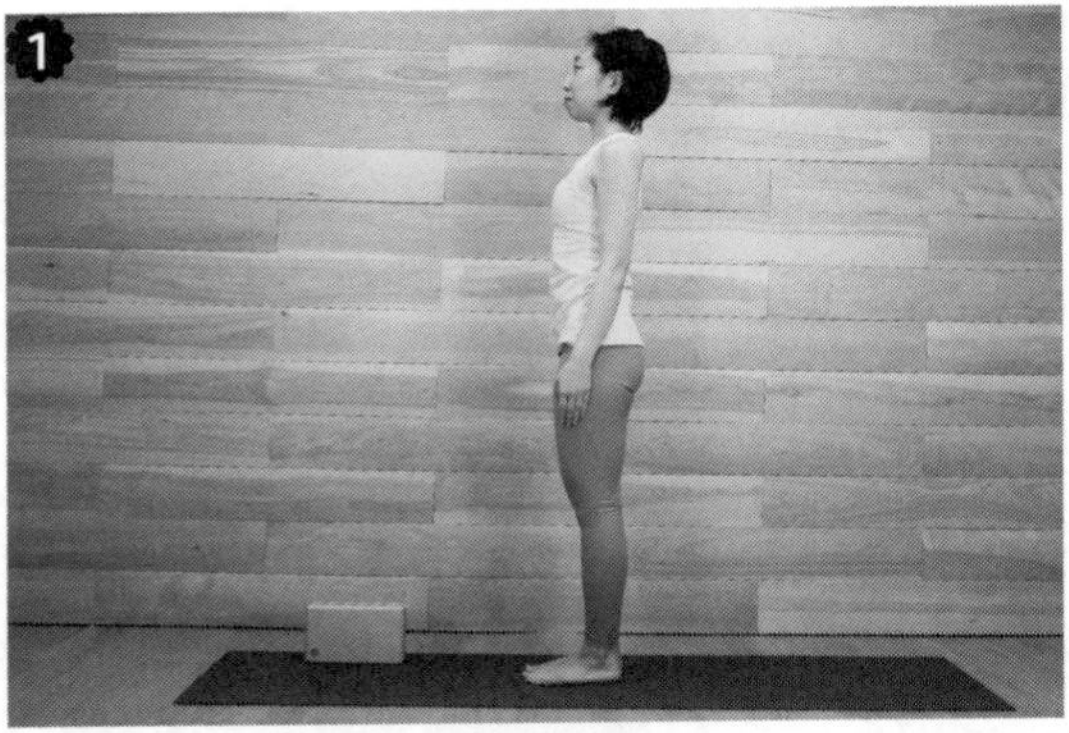

足を揃えて立ち、

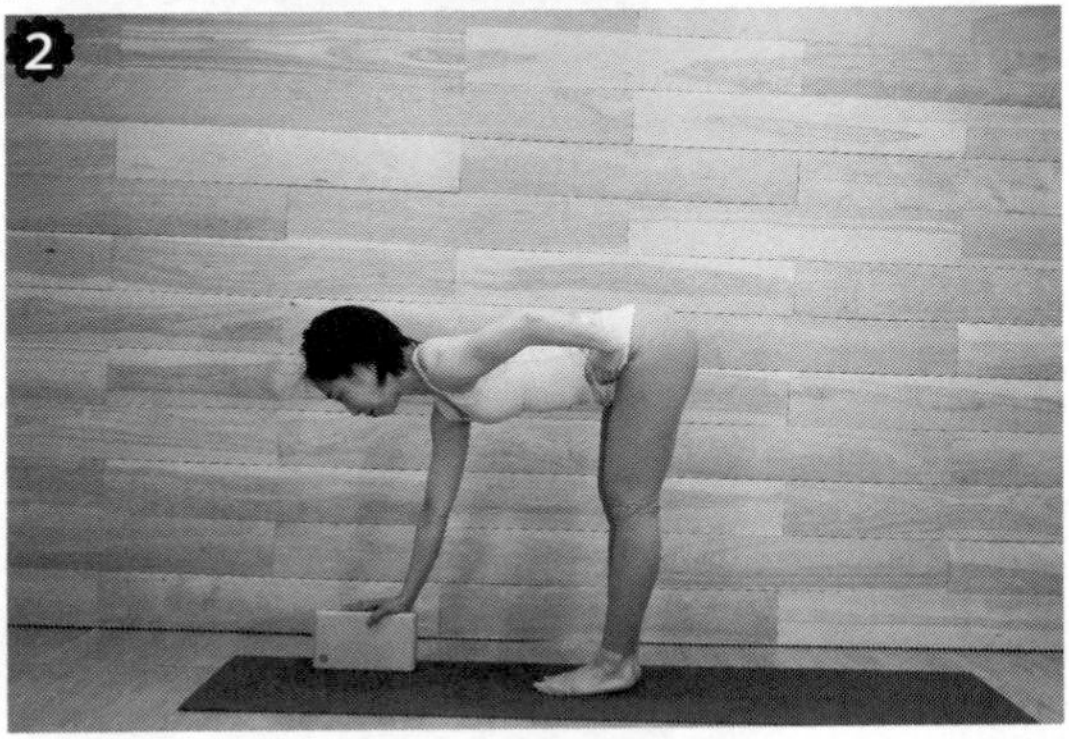

前屈して肩の位置のヨガブロックに片手を置く。

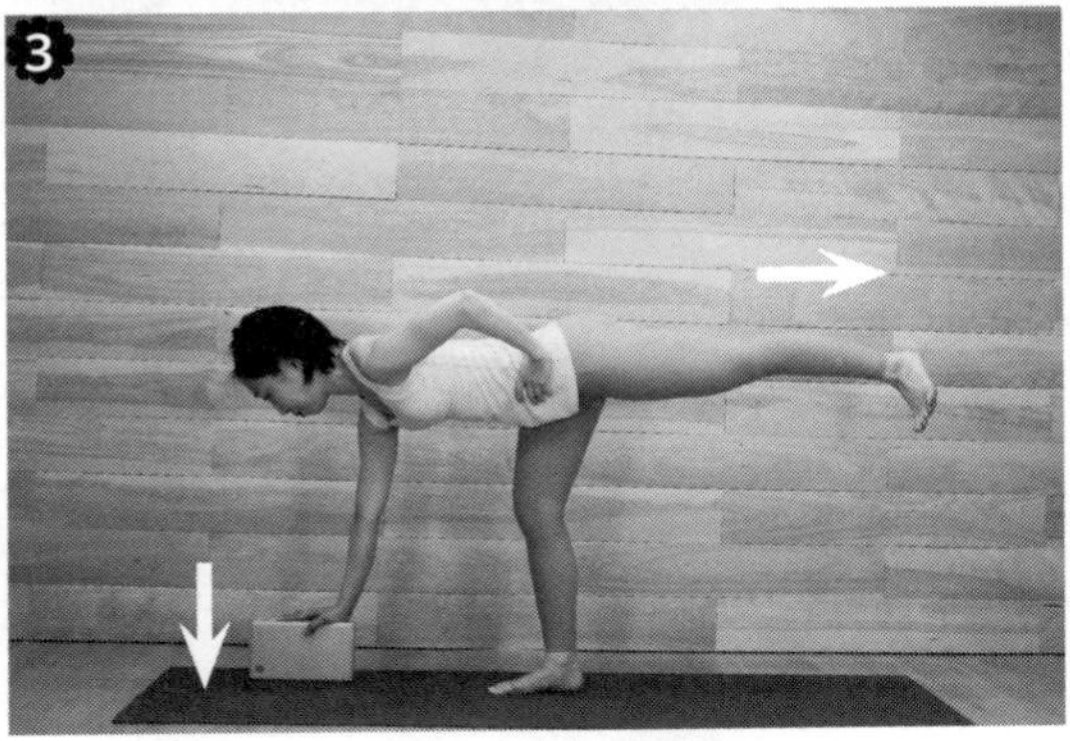

ブロックに置いた手と同側の足を上げる。

平衡感覚、血流、足圧の位置、呼吸などを感じよう。

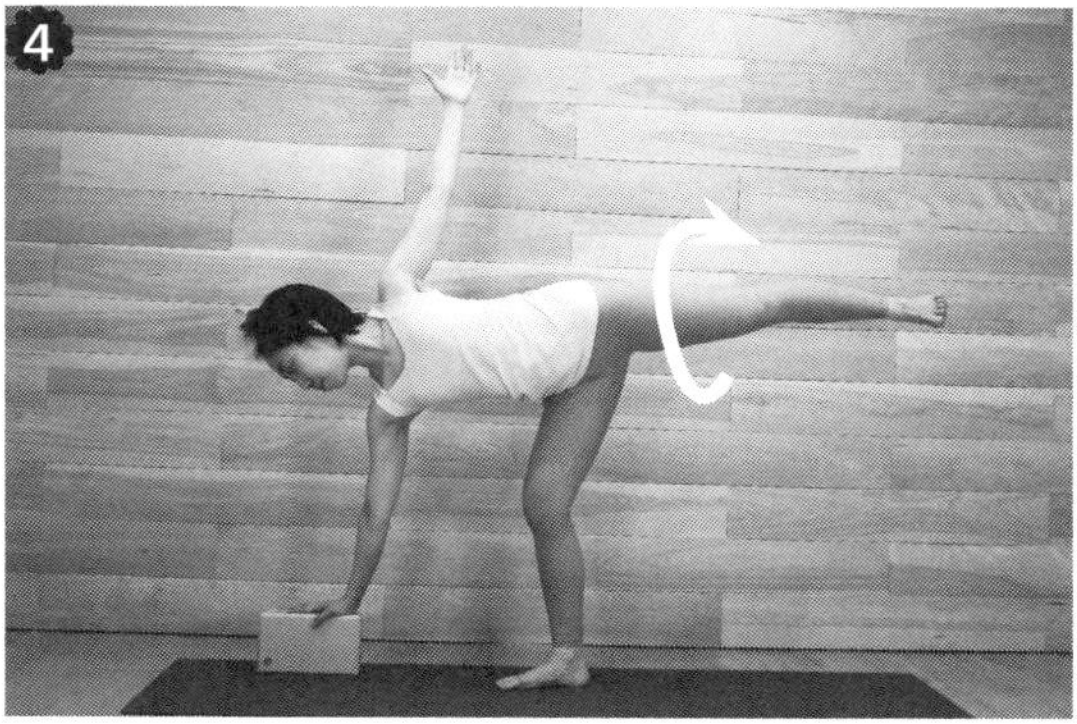

骨盤を開きながらもう一方の手を天井に上げて胸を開く。

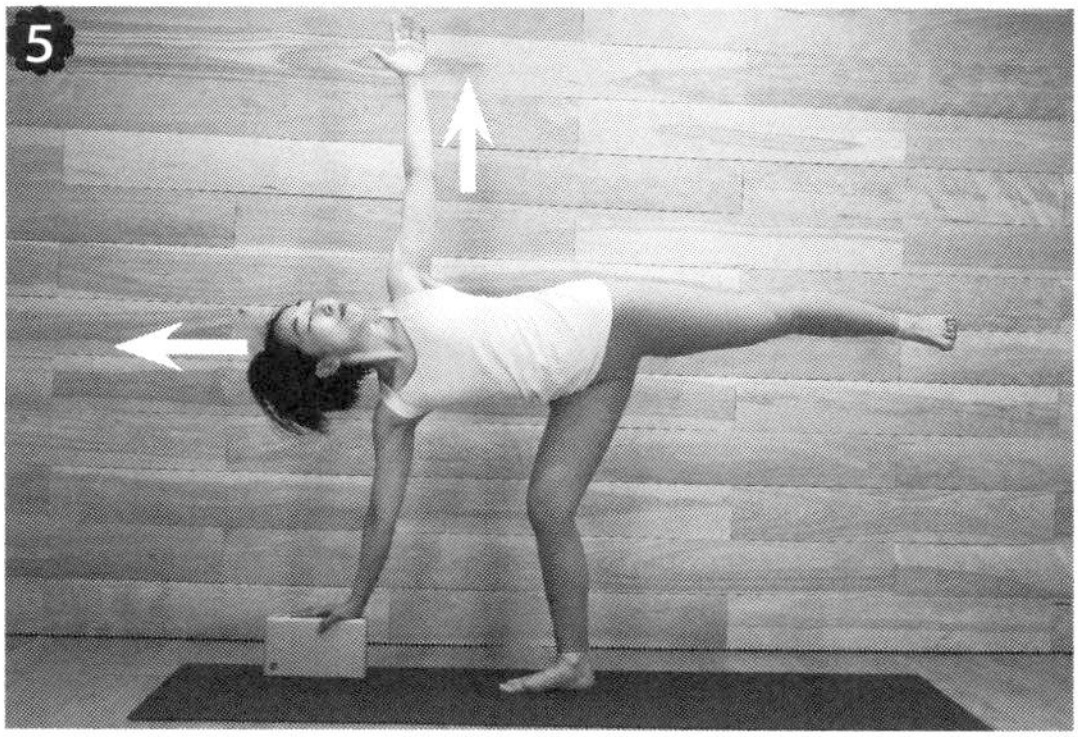

可能な範囲で視線を天井に向ける。

21　パリブリッタアルダチャンドラーサナ（捻った半月のポーズ）

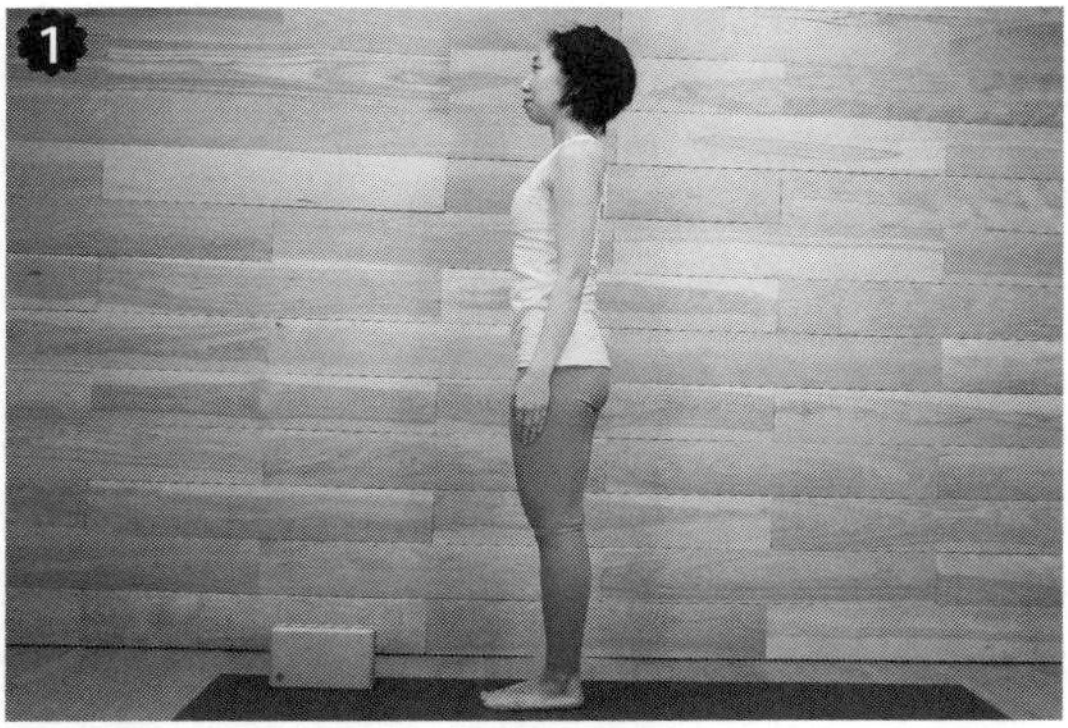

足を揃えて立ち、

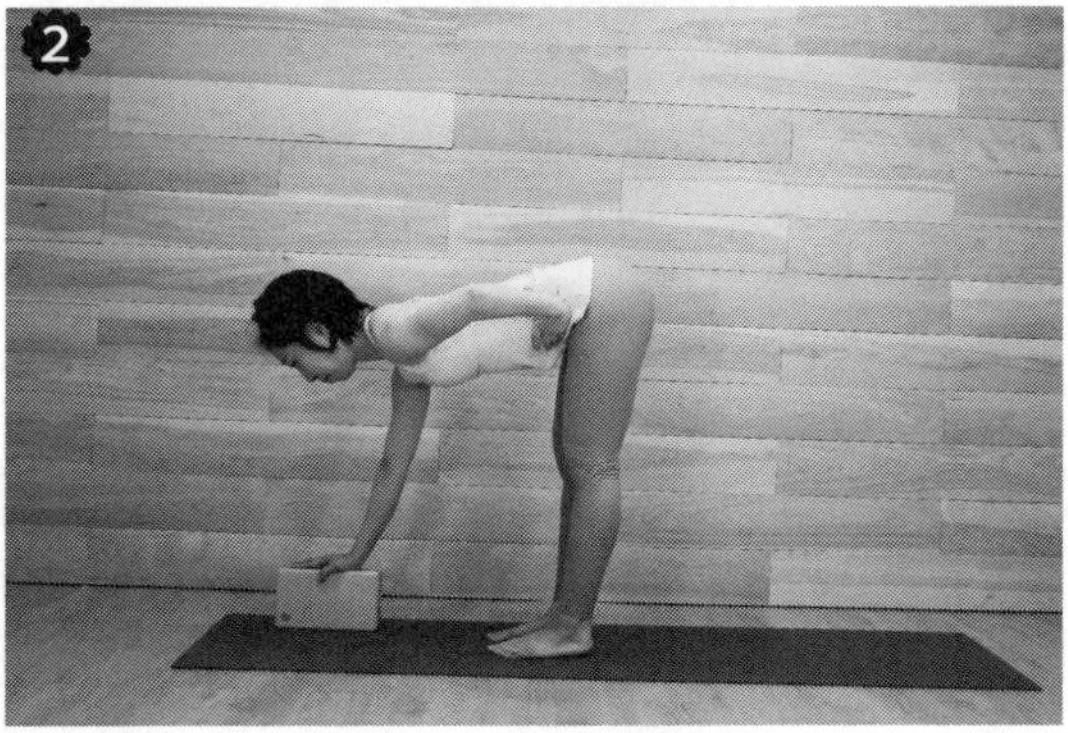

前屈して肩の位置のヨガブロックに片手を置く。

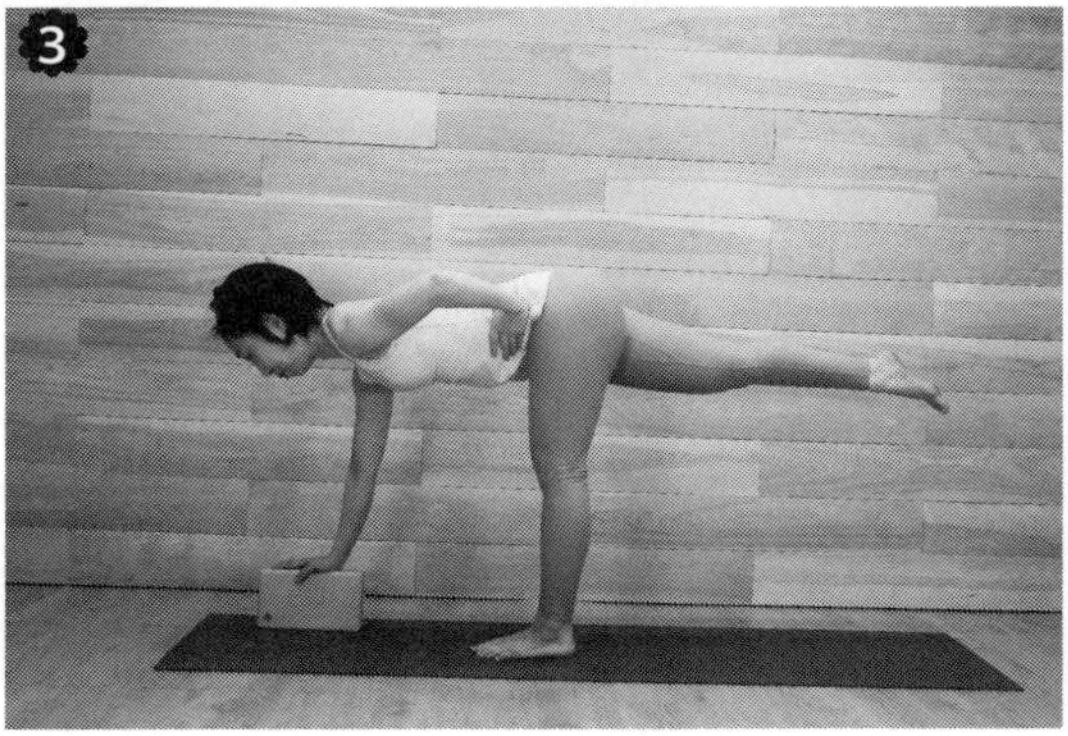

ブロックに置いた手と反対の足を上げる。

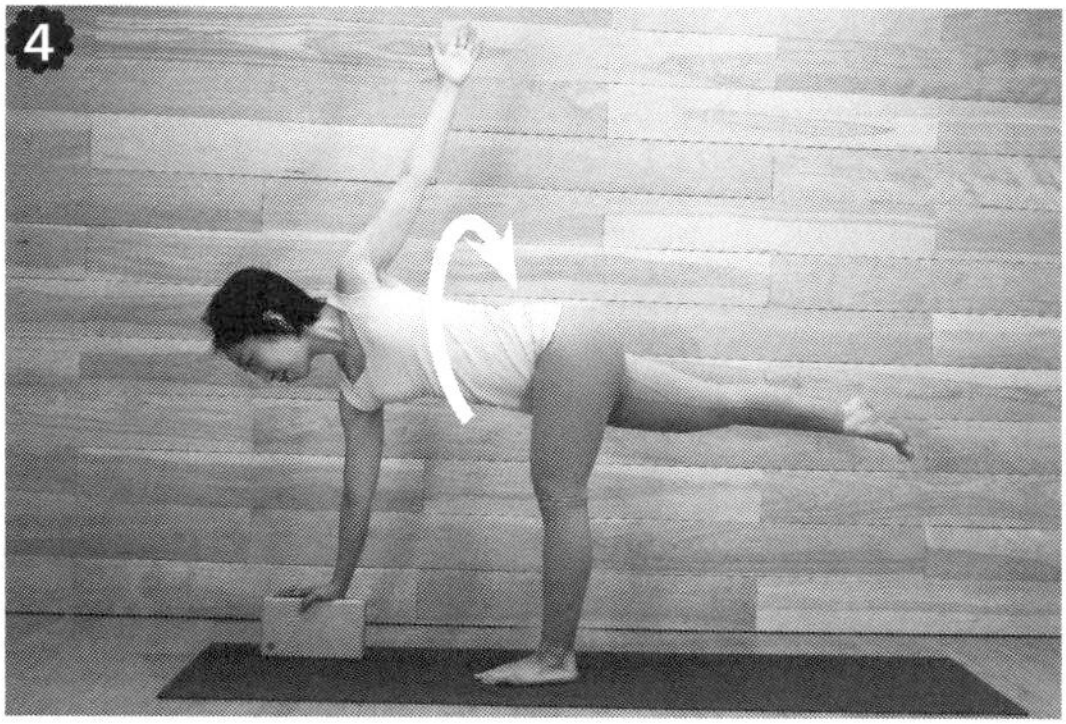

軸足の方の手を天井に上げて体を捻る。

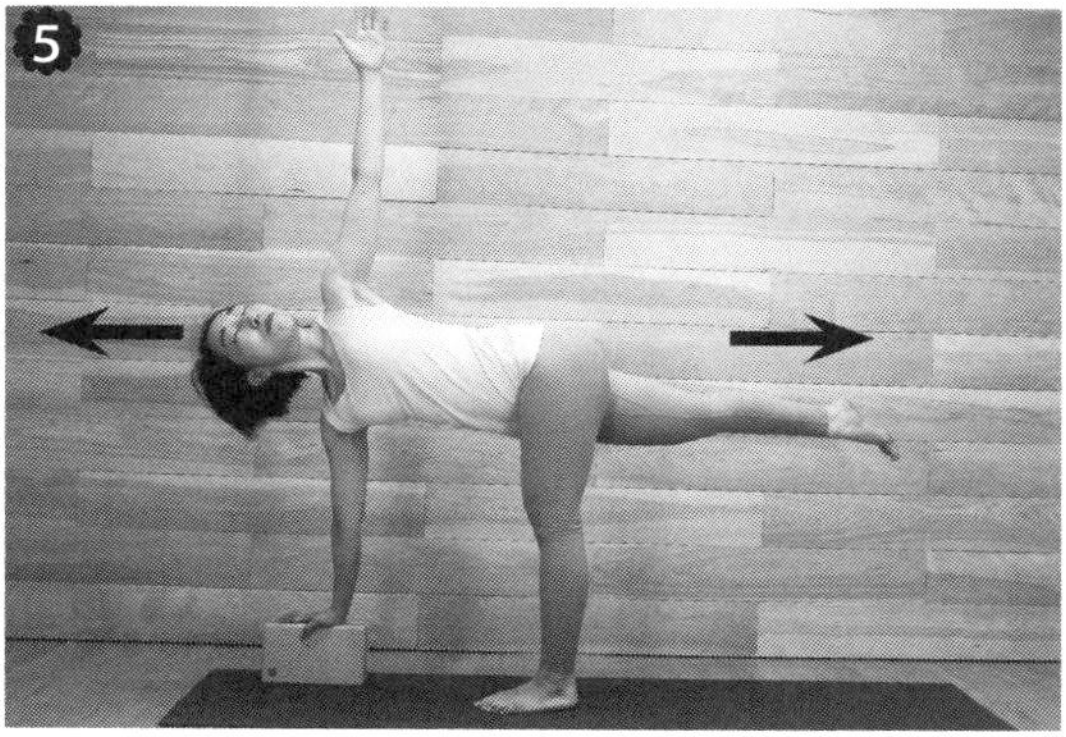

可能な範囲で視線を天井に向ける。

平衡感覚、使っている筋肉、血流、足圧の位置、呼吸などを感じよう。

22 アルダパドマウトゥカターサナ（半分蓮華の椅子のポーズ）

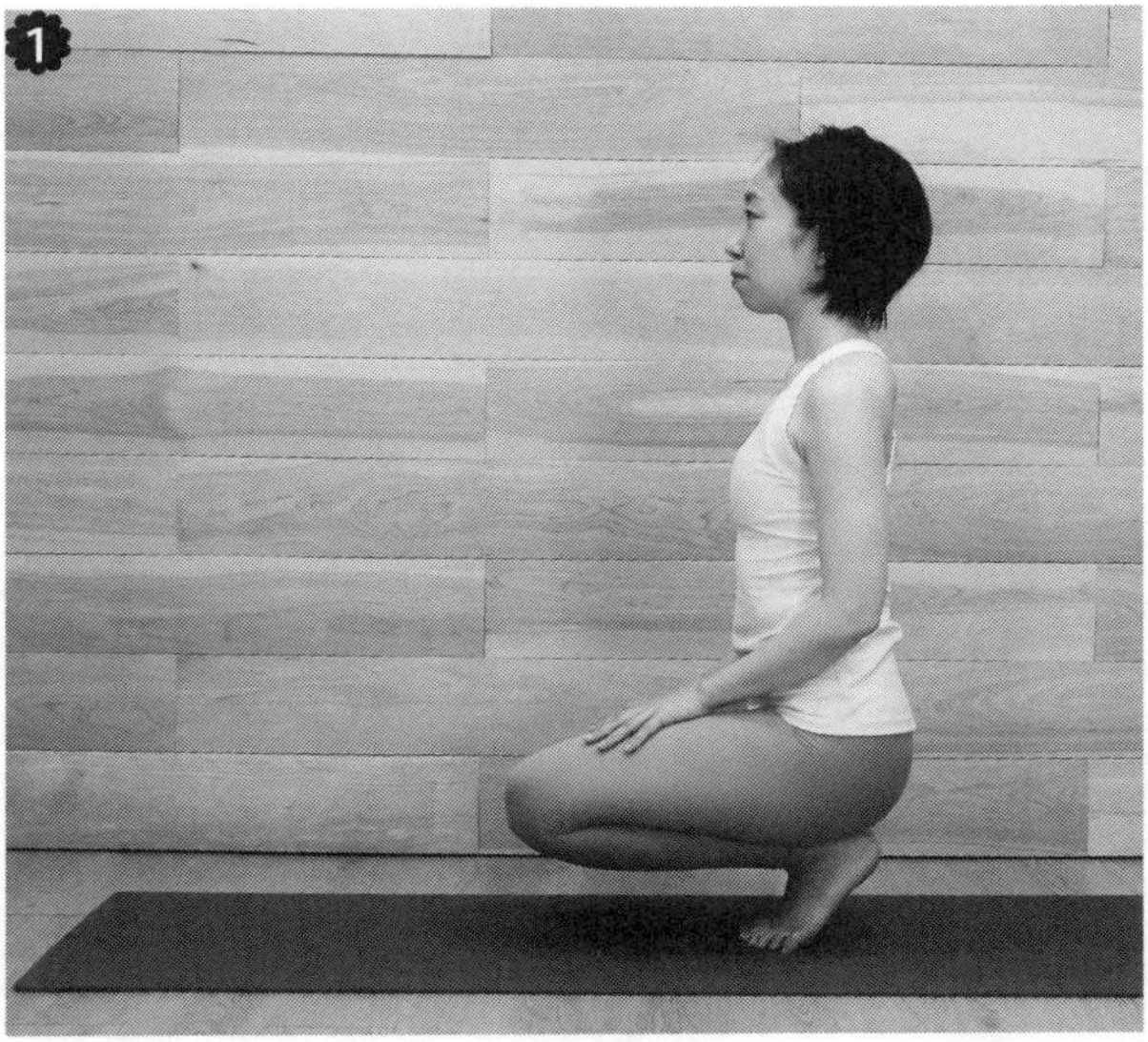

手を腰に当て、膝を揃えての蹲踞姿勢を取る。

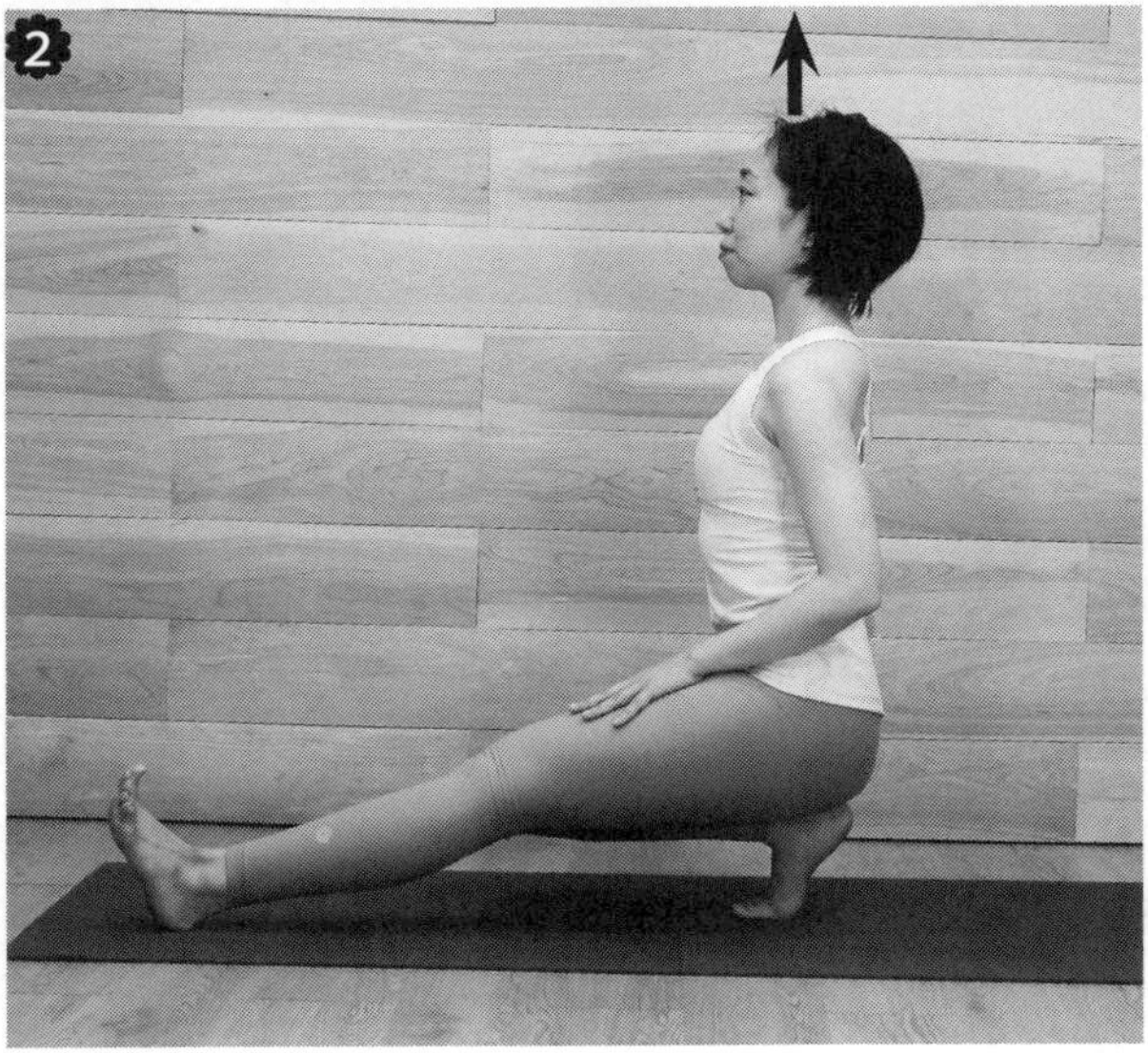

片足を間に伸ばして踵を床につける。

足圧の位置、平衡感覚、使っている筋肉（特に足部）などを感じよう。

バランスを取る。

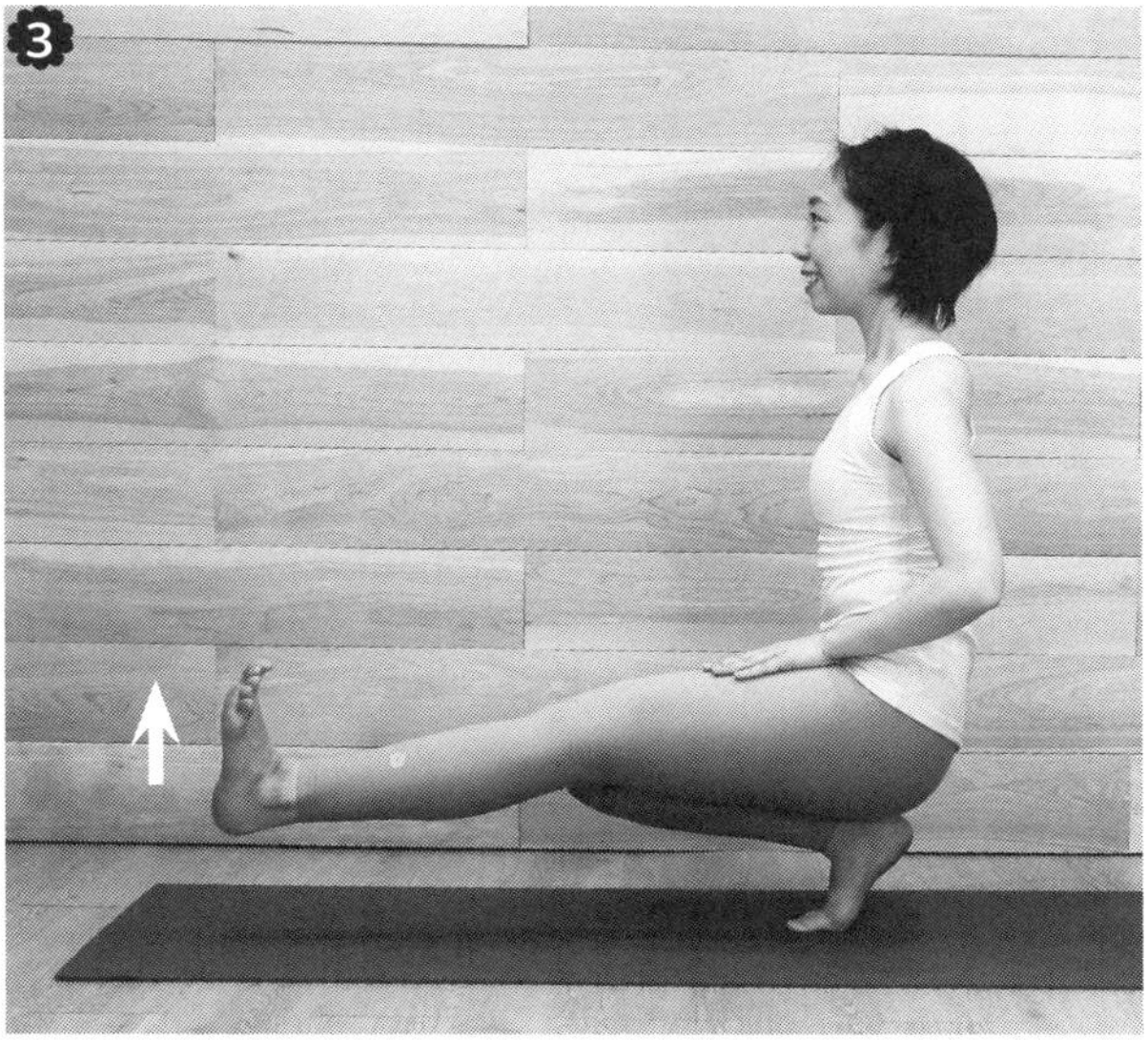

23 アルダハラーサナ：片足（半分の鋤のポーズ）

仰向けになって足を揃える。

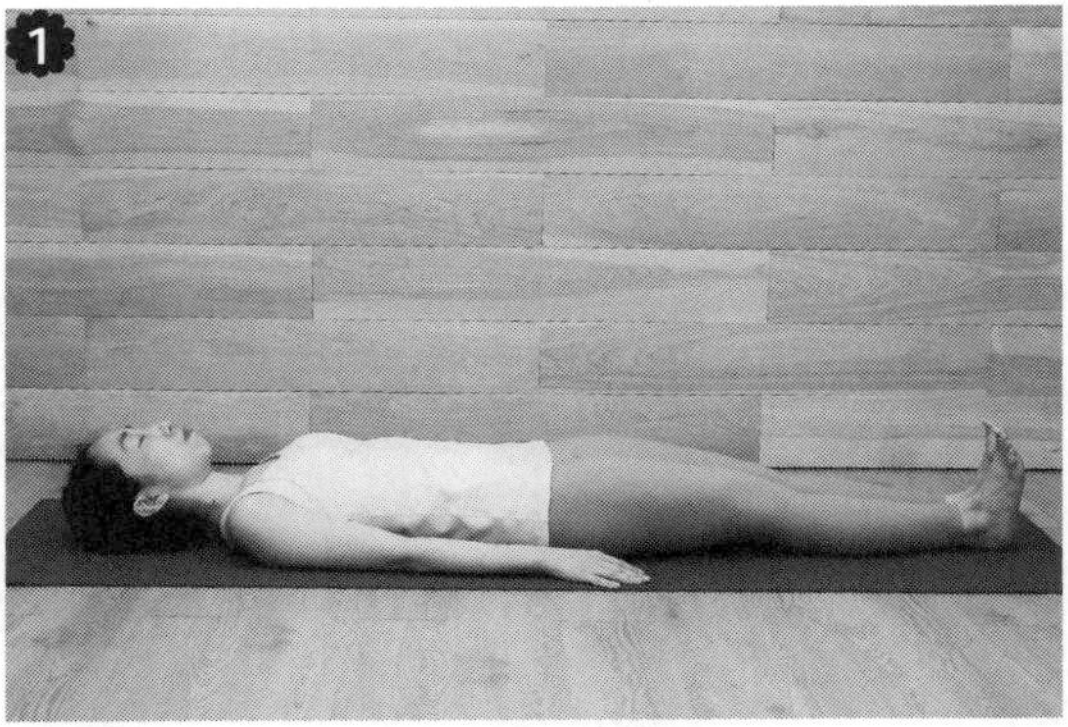

片足をゆっくり持ち上げて床と垂直にする。（写真2〜5）

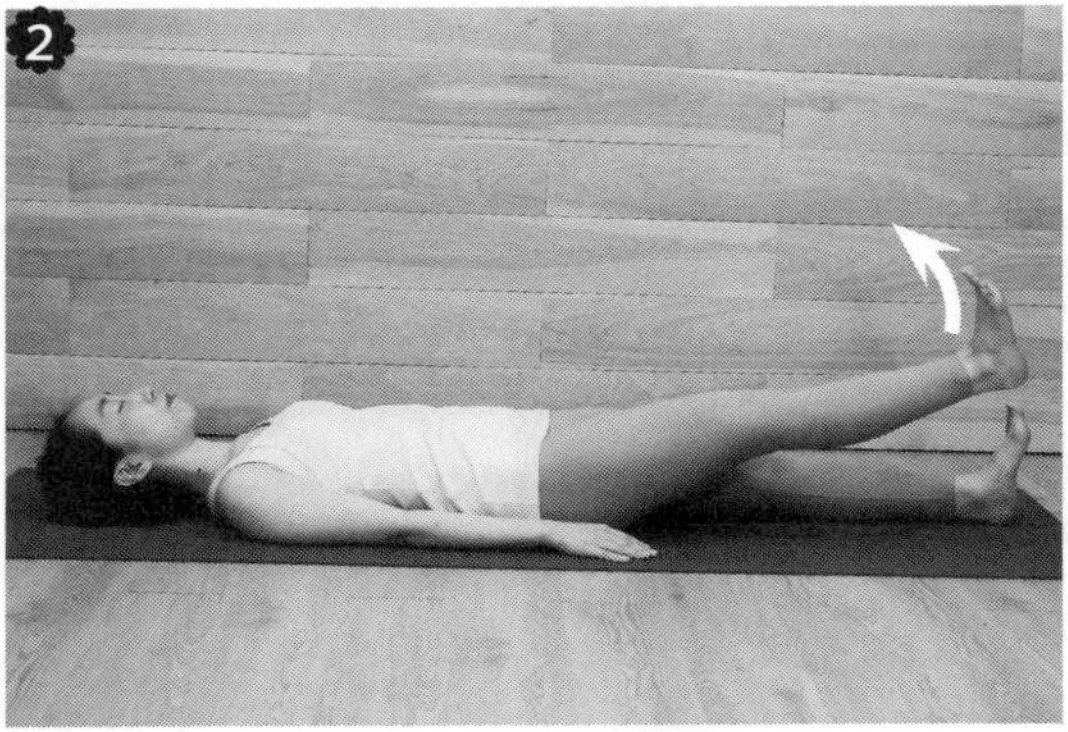

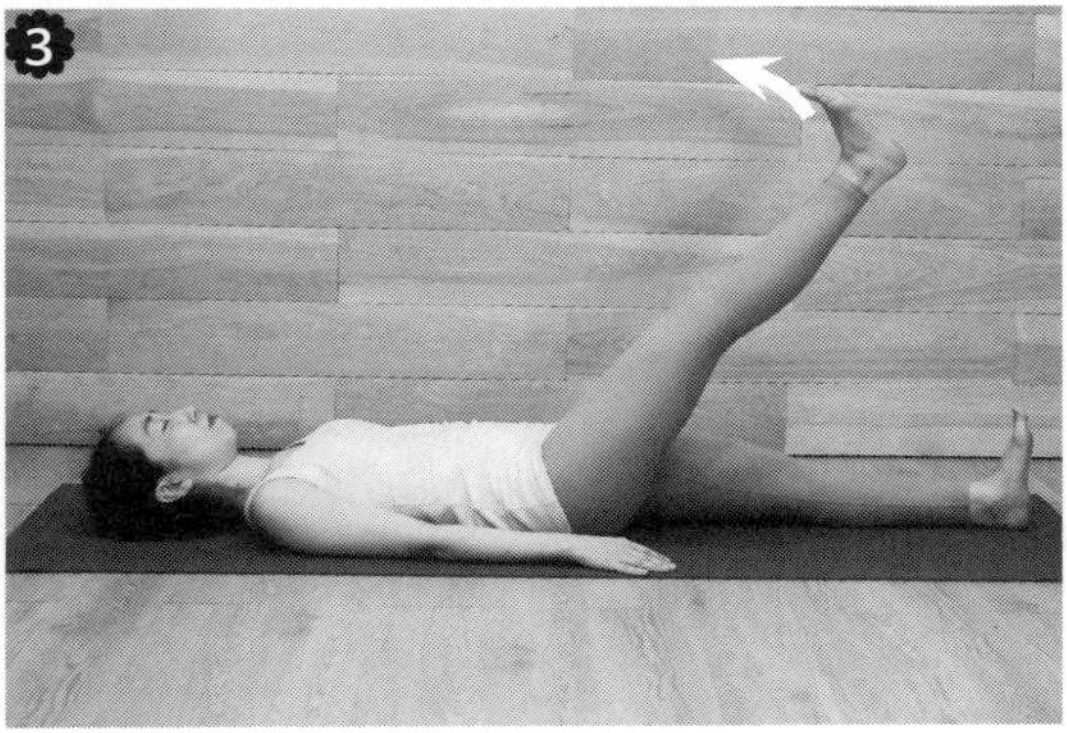

使っている筋肉、伸びている筋肉、呼吸、血流（特に足）などを感じよう。

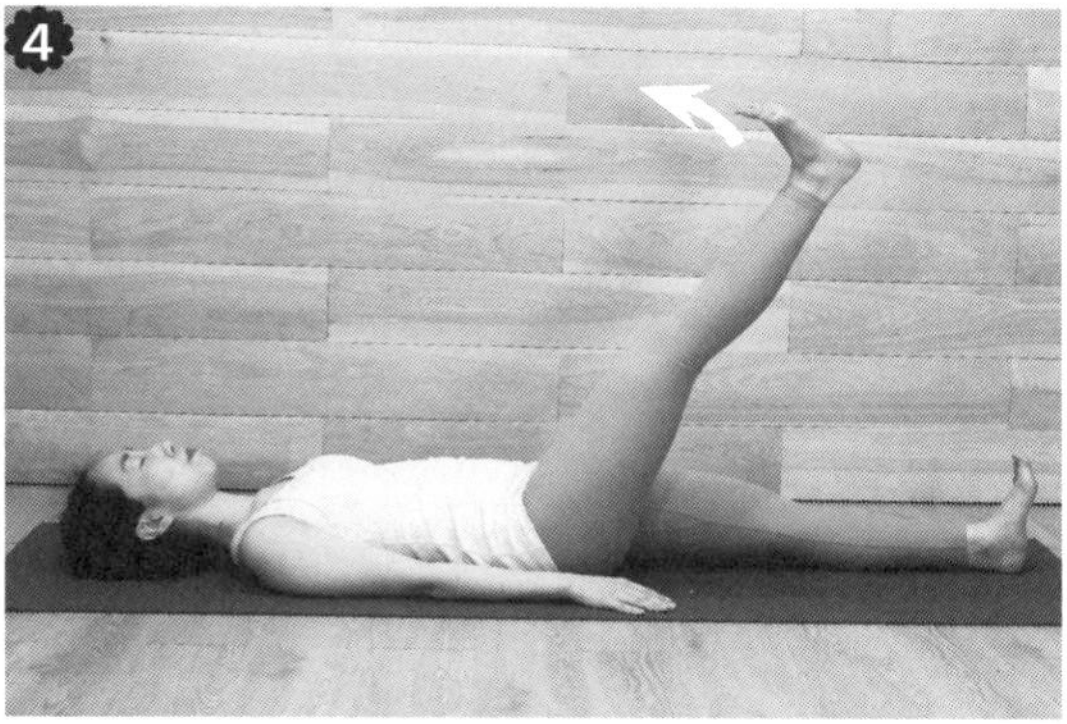

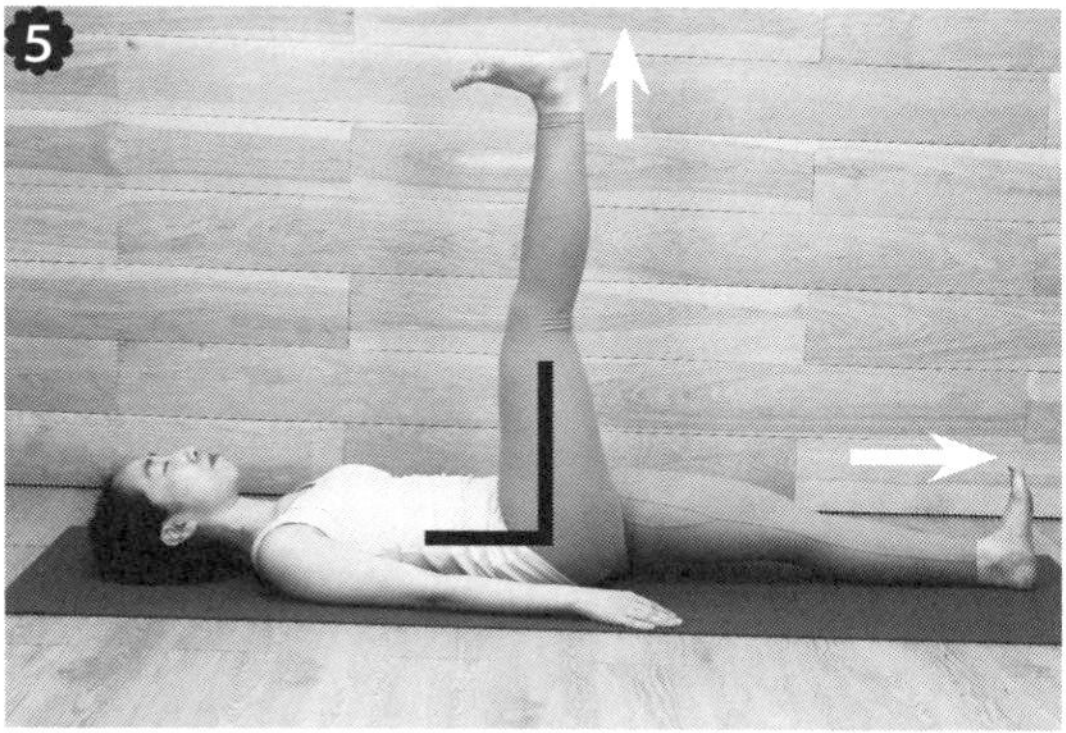

24 アドームカシュヴァーナーサナ（下向きの犬のポーズ）

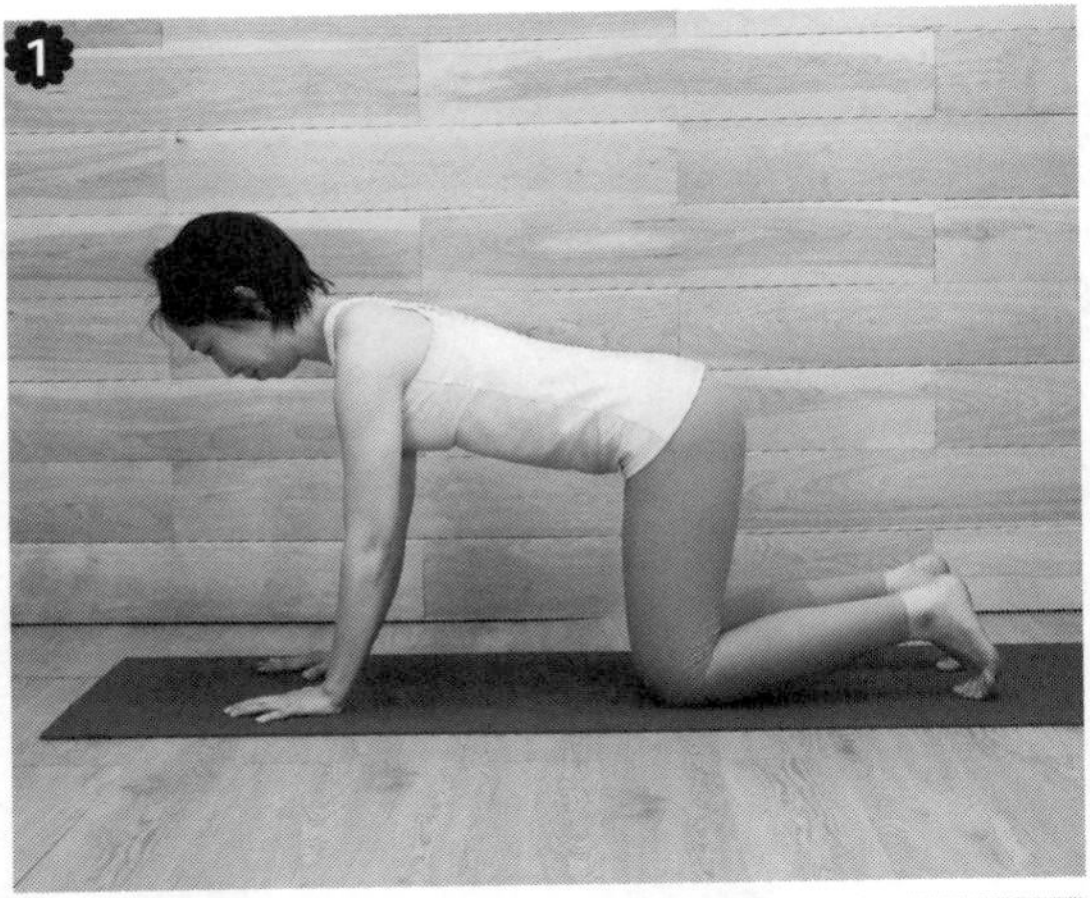

足のつま先を立てた四つ這いになる。

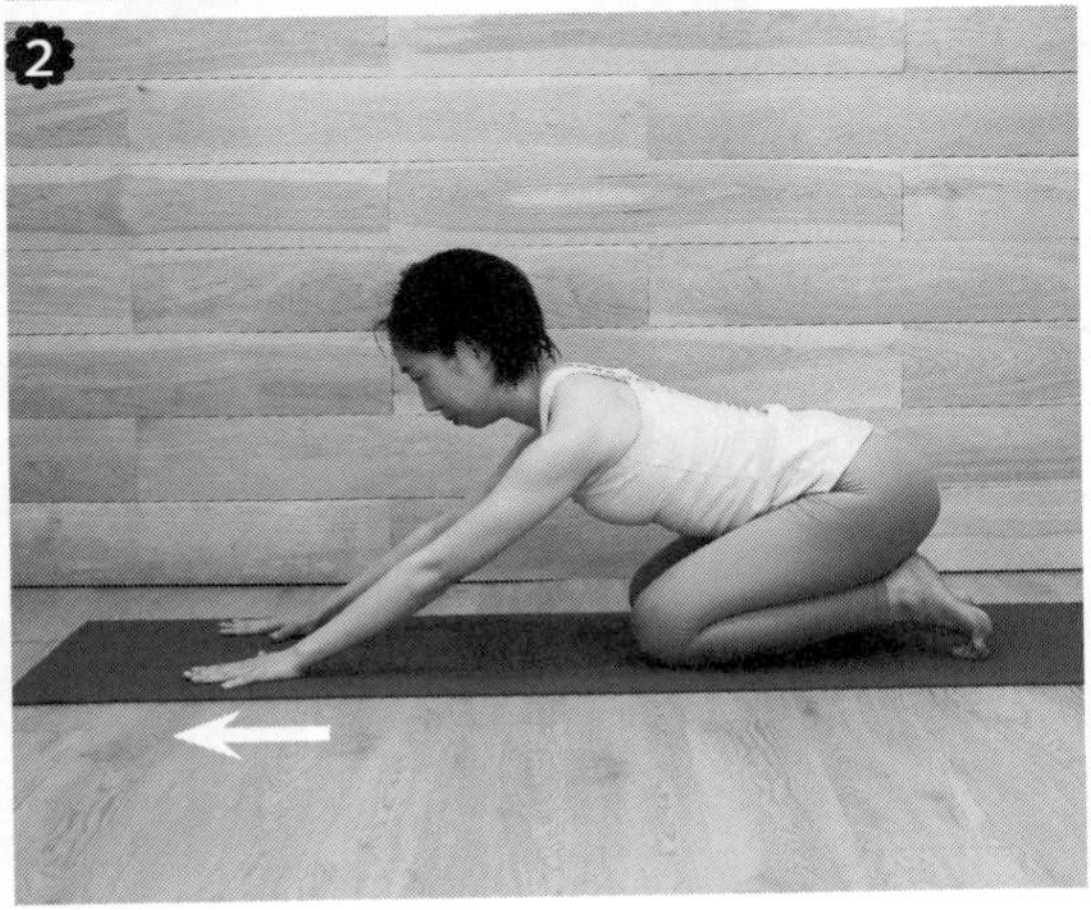

手で床を押してお尻を後ろに引いて踵に近づける。

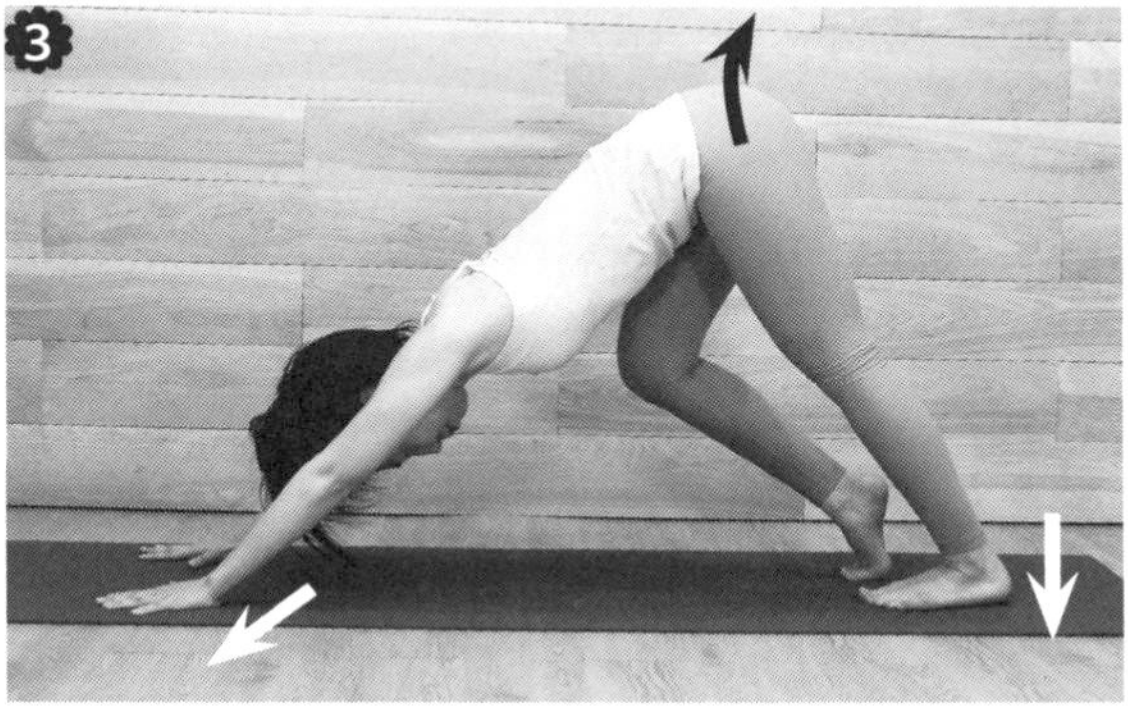

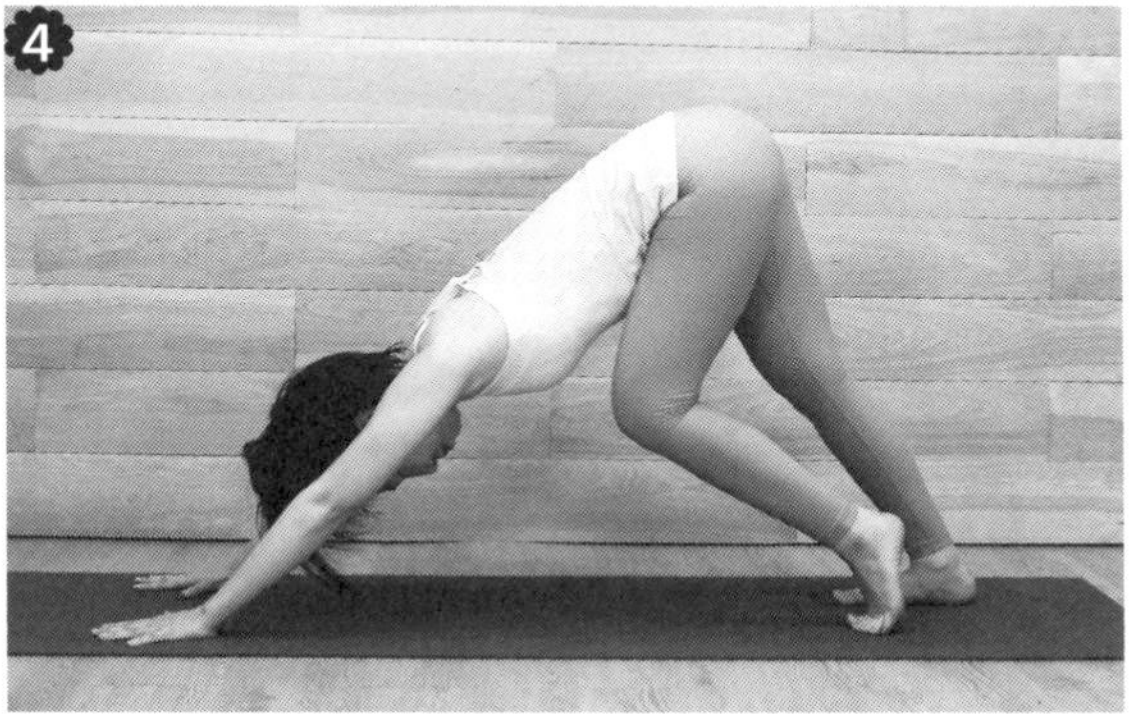

ゆっくりとお尻を持ち上げて片足ずつ足踏みをしながら膝を伸ばす。（写真3〜4）

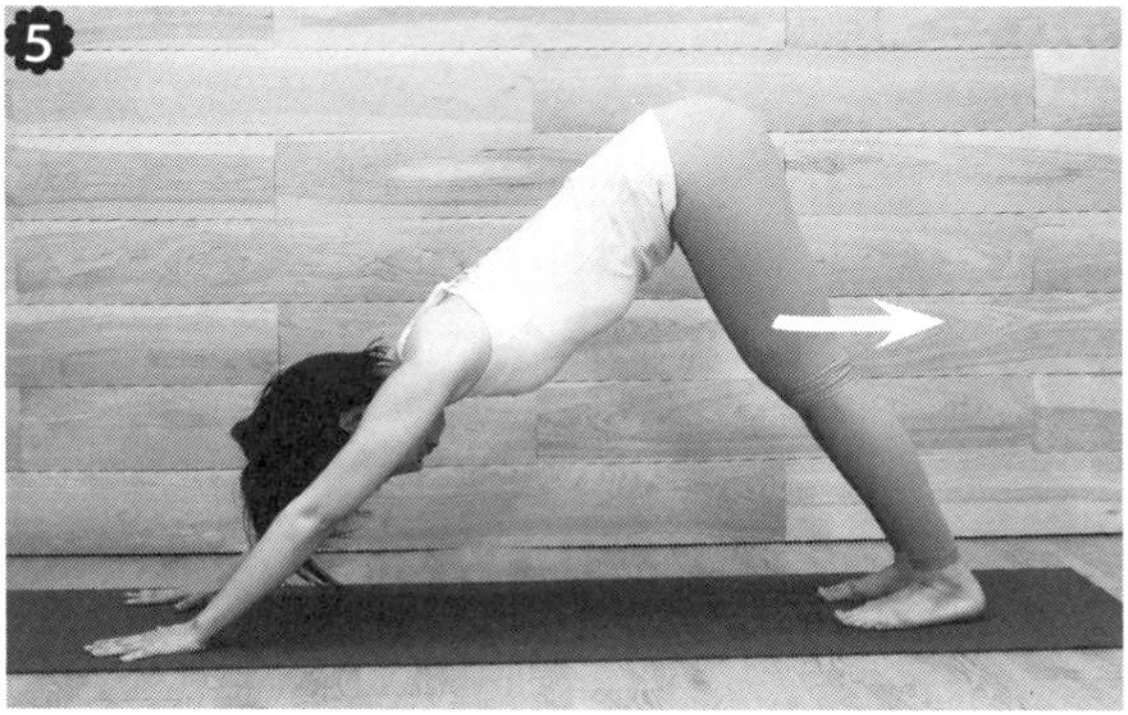

可能な範囲で両膝を伸ばして踵を床につく。首が疲れたら下げる。

床との力のつながり、伸びている筋肉、使っている筋肉、呼吸、血流の変化、内臓の感覚などを感じよう。

25 ゴームカーサナ（牛面のポーズ）

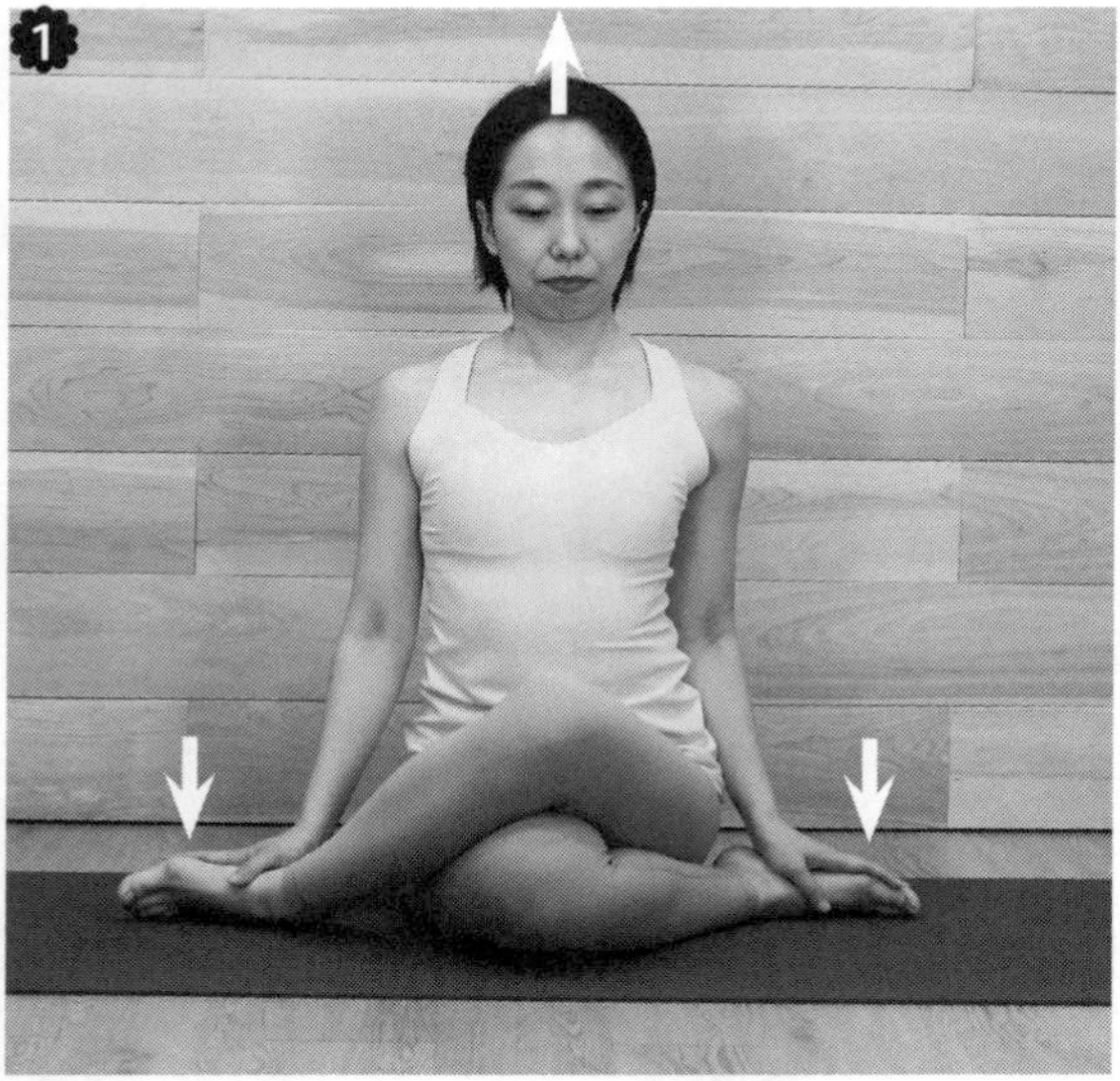

両足を組んで足を殿部の横に置く。

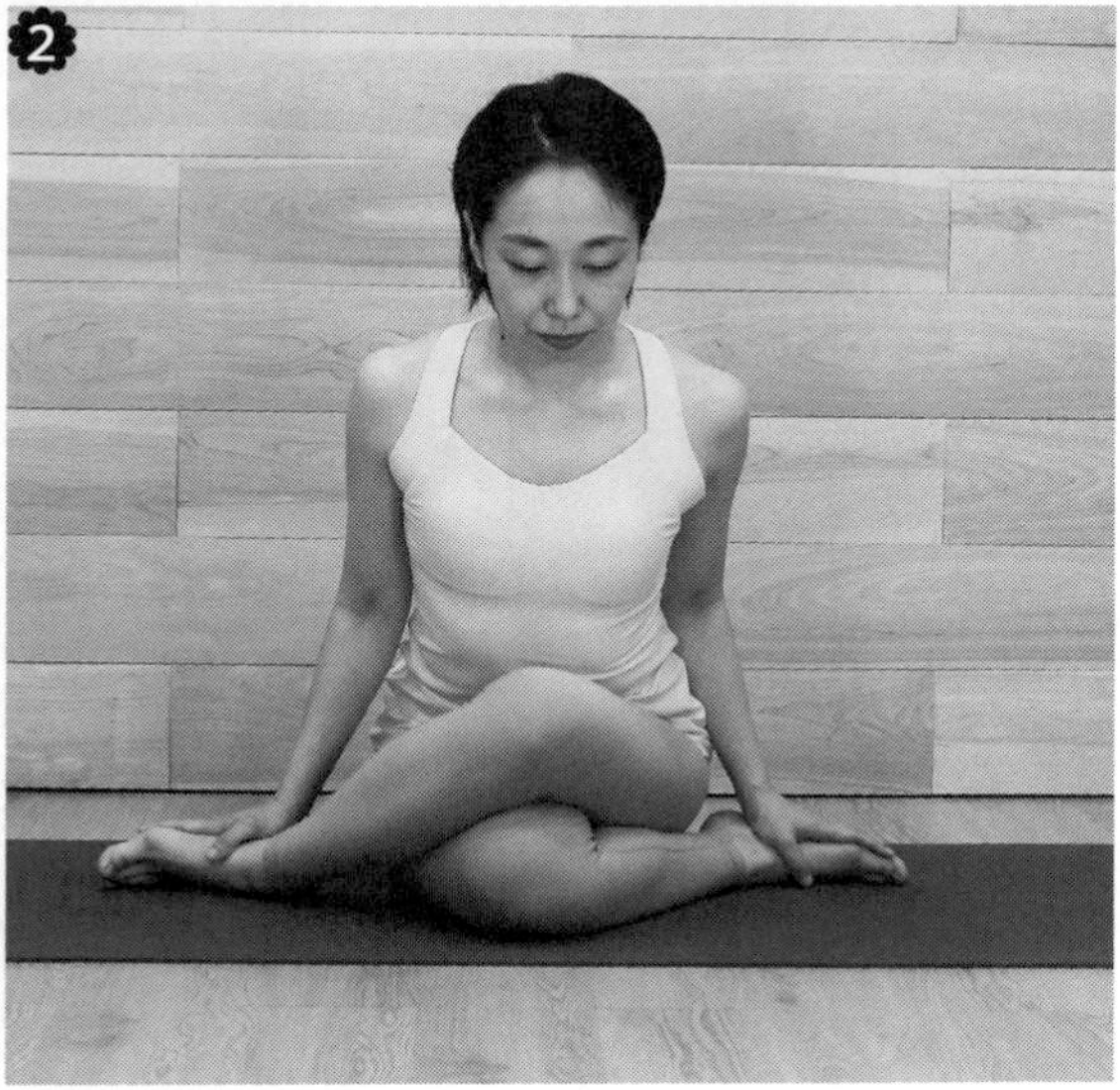

足裏を手で押して体を引き上げて、股関節から前屈する。

伸びている筋肉、呼吸、血流、内臓の感覚などを感じよう。

❸

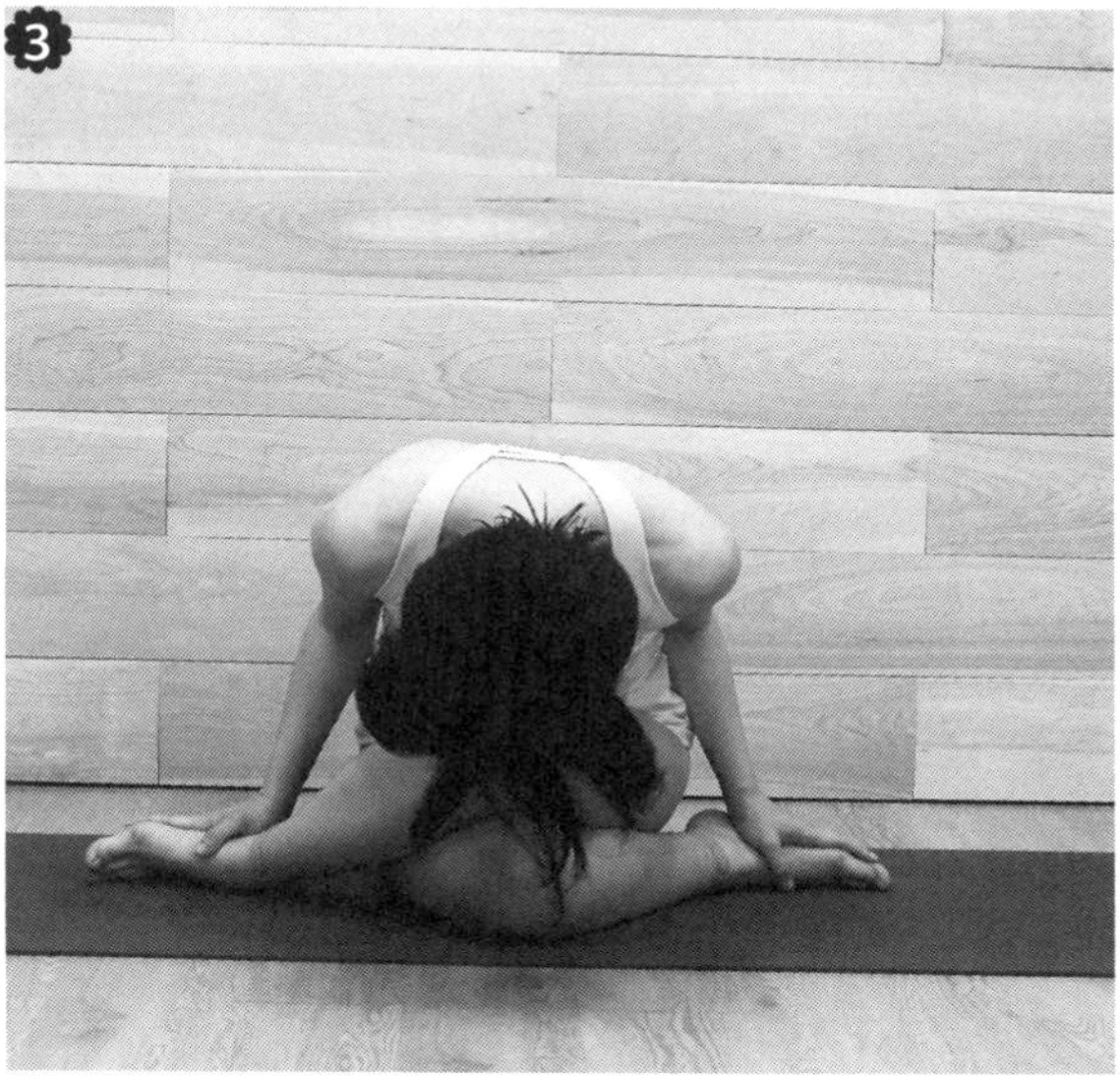

坐骨が浮かない程度の前屈の後、膝に額を近づけてさらに前屈する。

26　ジャーヌシールシャーサナ（膝と額をつけるポーズ）

両足を伸ばした長座位から片膝を曲げて足裏を反対の内腿に当てる。

伸ばした足の膝を曲げて脛に額を近づけて前屈する。（写真2〜4）

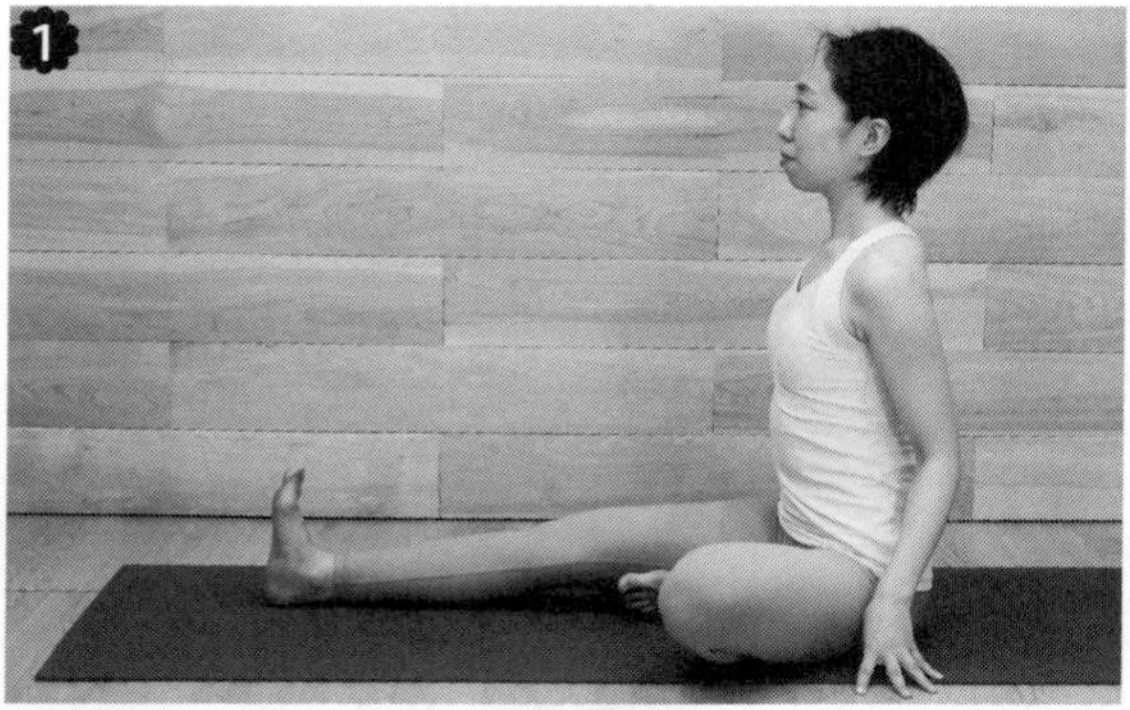

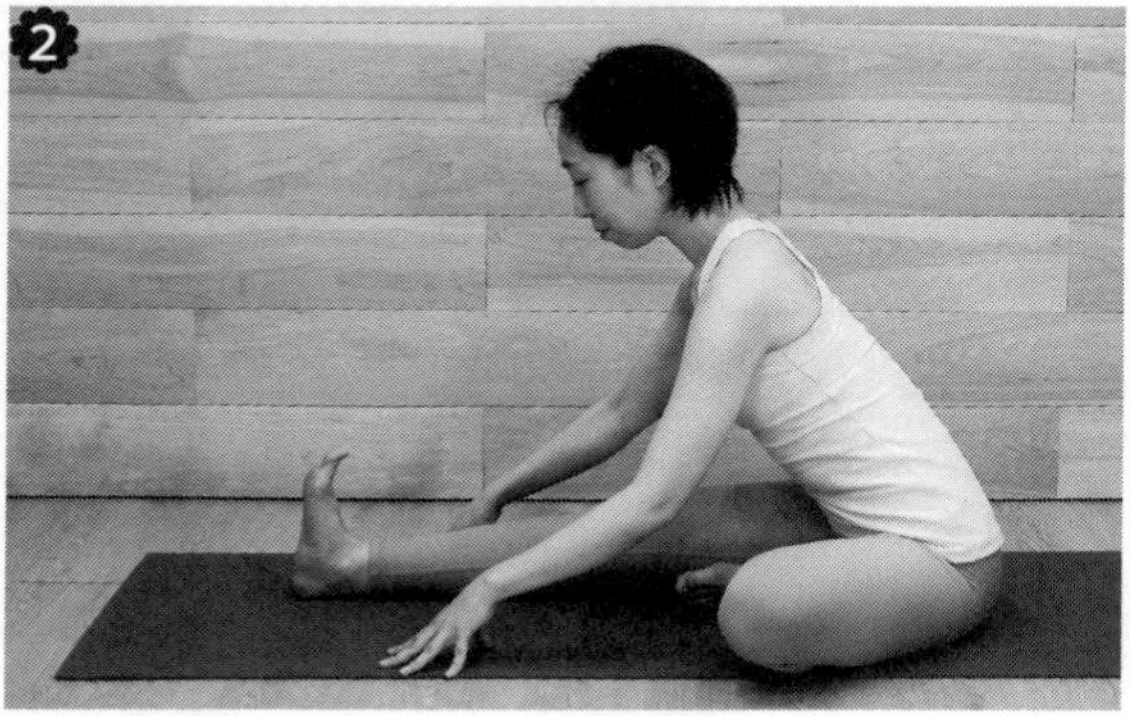

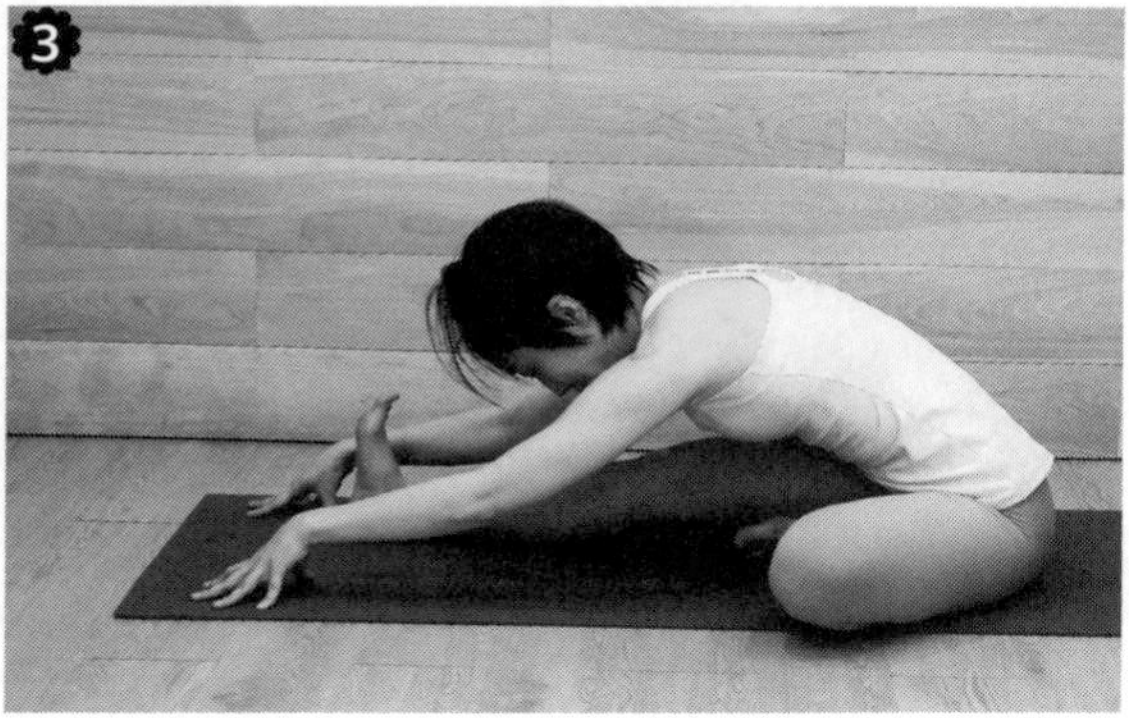

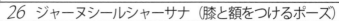

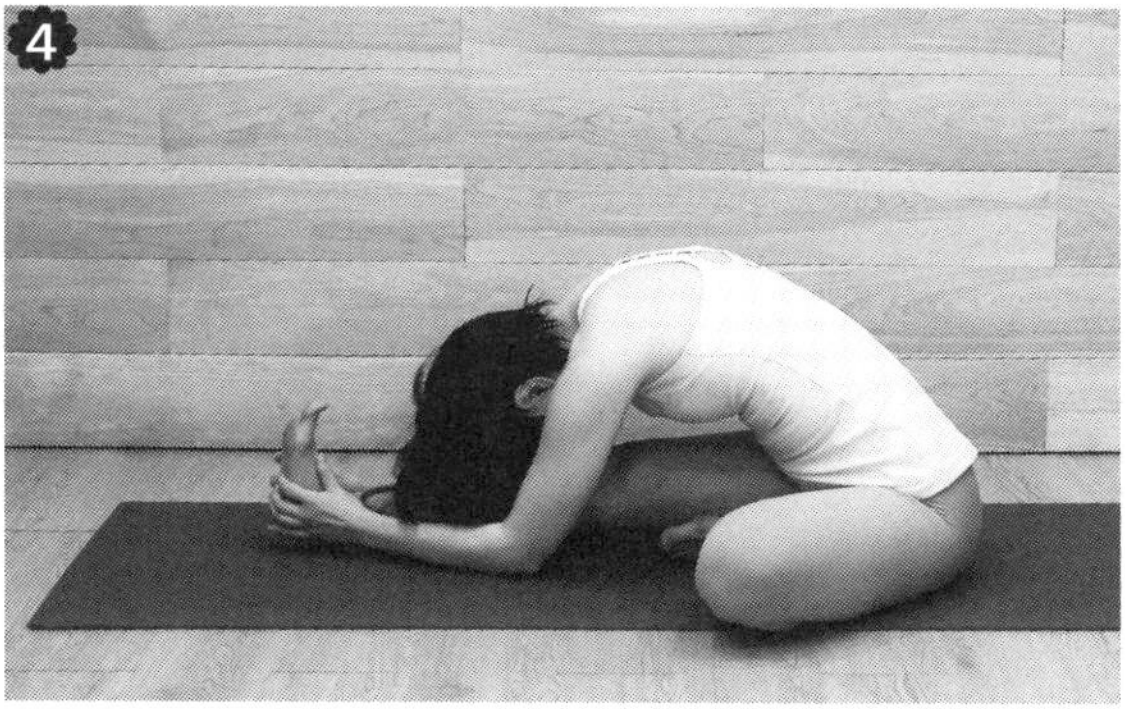

可能な範囲で膝を伸ばす。

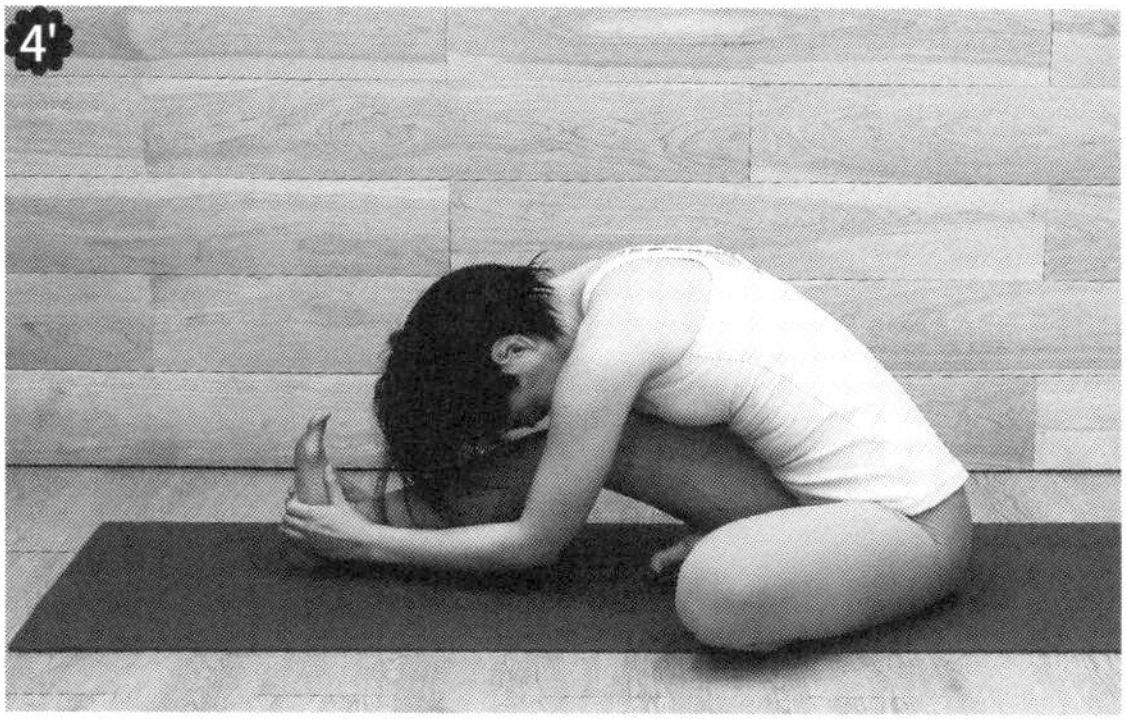

太もも裏がきつい場合は、膝を曲げて膝と額を近づける。

使っている筋肉、伸びている筋肉（特に膝裏）、呼吸、血流、内臓の感覚などを感じよう。

27 ウパヴィシュタコーナーサナ（開脚前屈のポーズ）

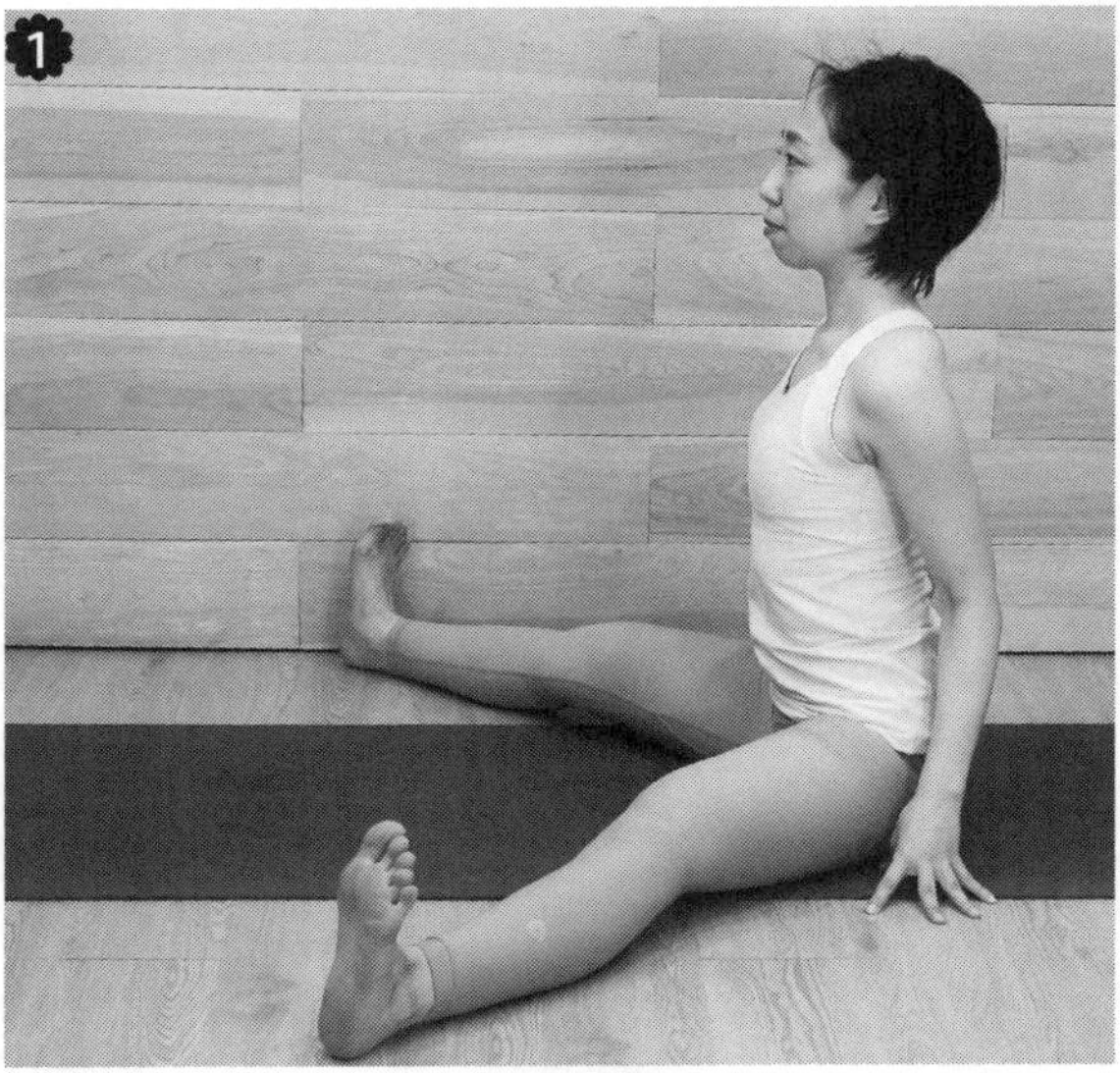

1 長座位から足を90度に広げる。

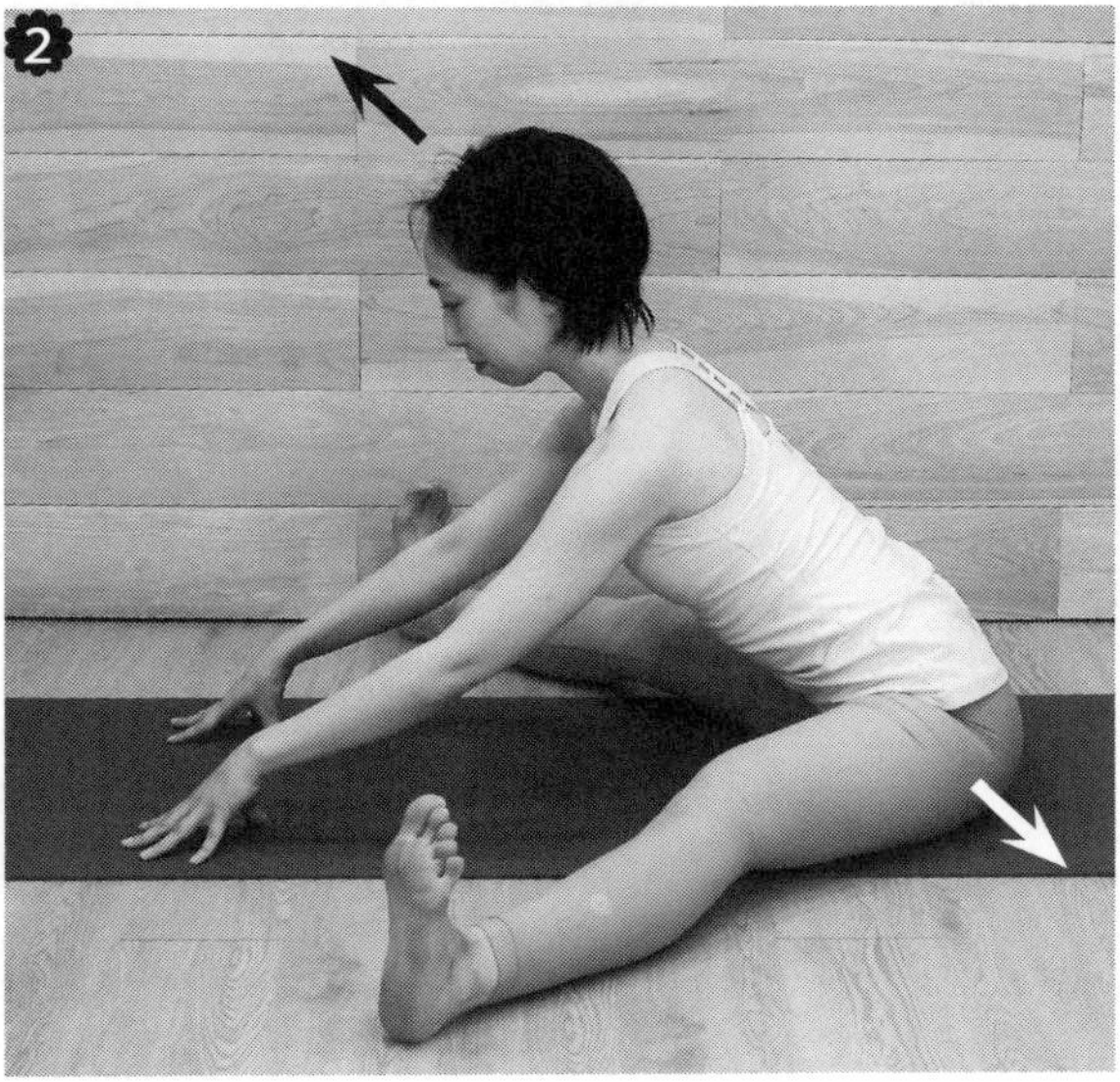

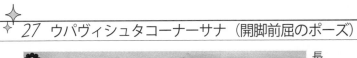

2 手を床について徐々に前屈する。

伸びている筋肉（特に膝裏と内腿）、使っている筋肉、血流、呼吸などを感じよう。

可能な範囲で額とお腹を床に近づける。

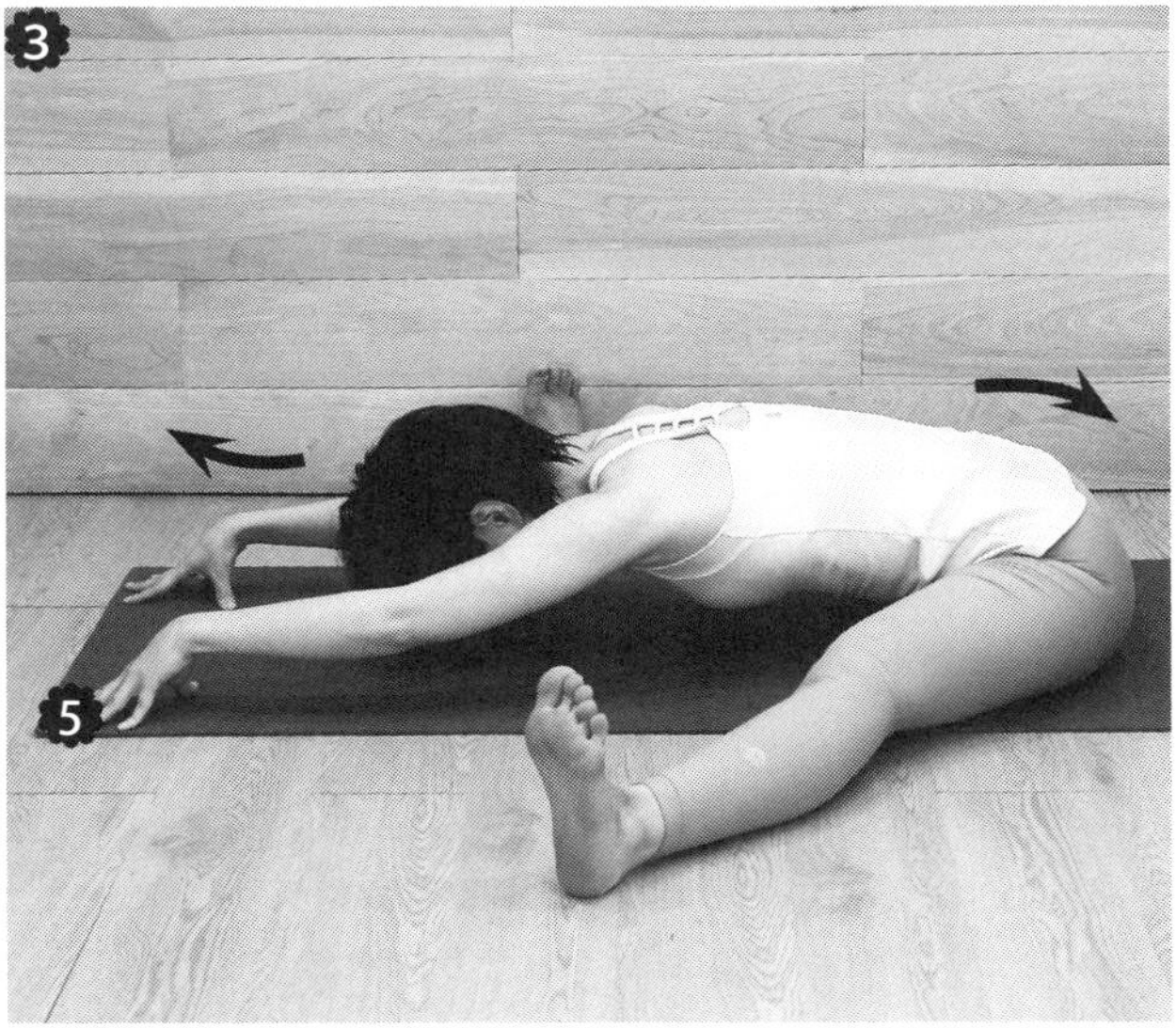

28 パスチモッターナーサナ（背中を伸ばすポーズ）

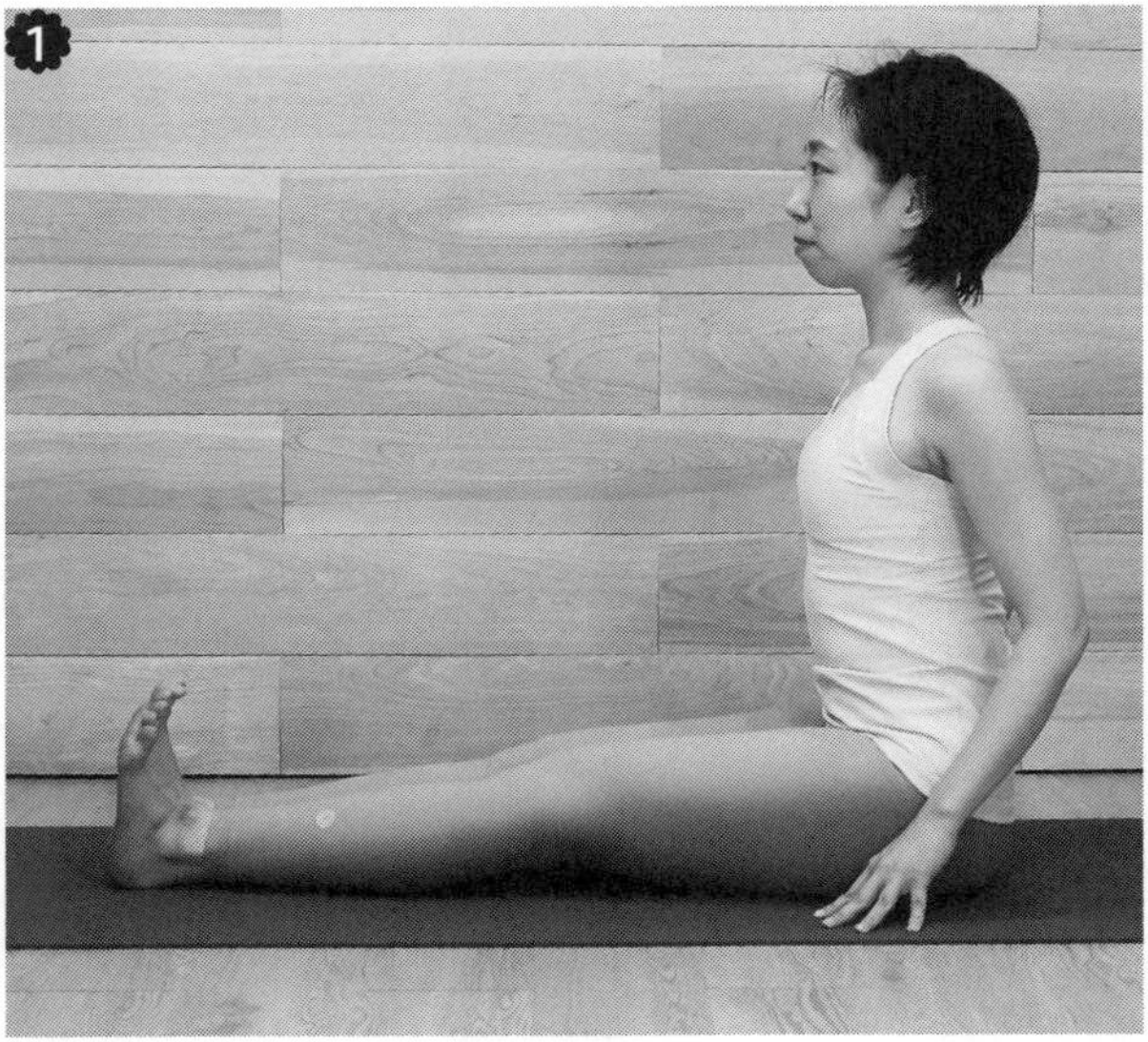

長座位になる。

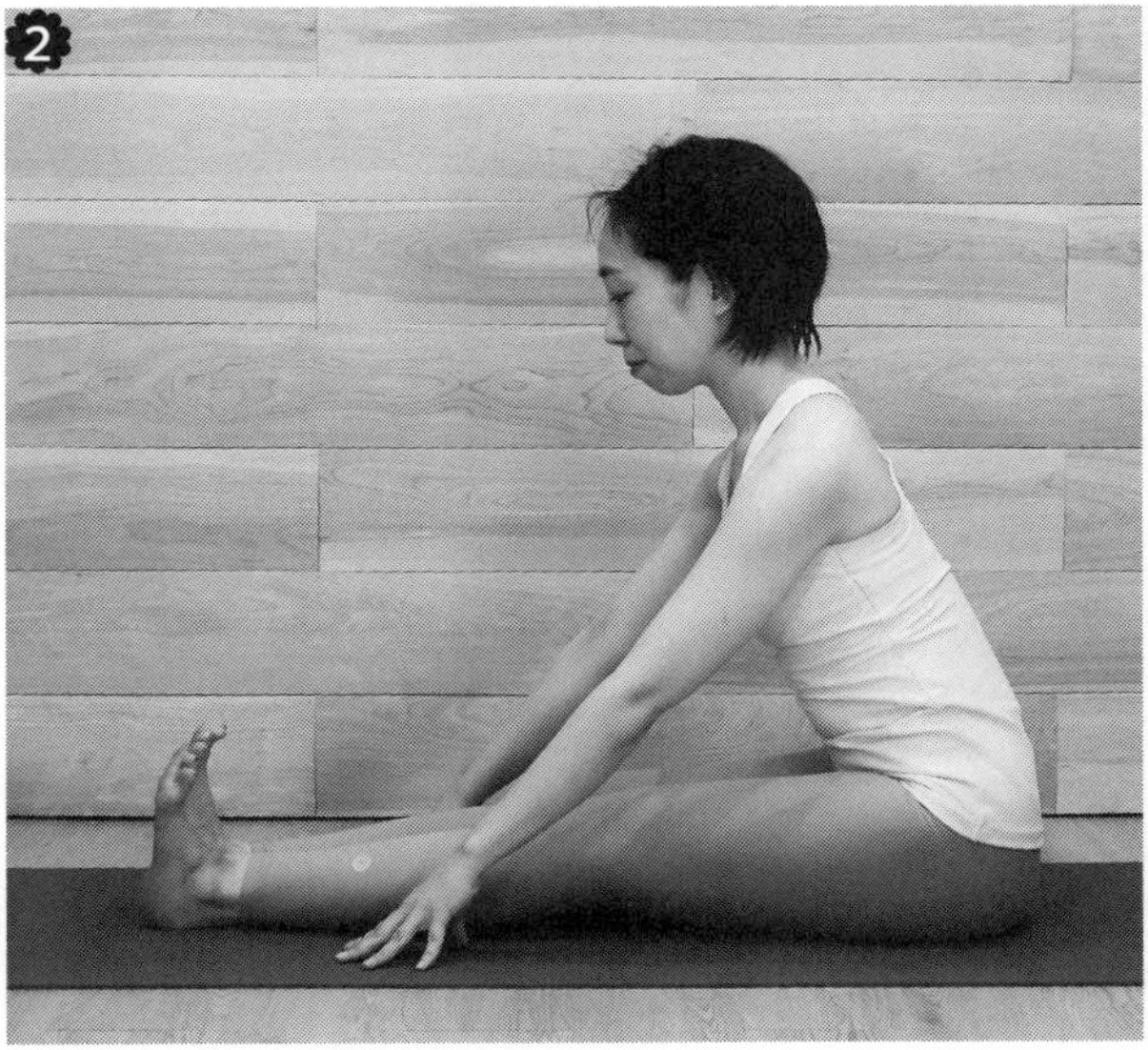

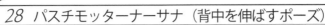

手を徐々に前に歩かせながら前屈し、膝に額を近づける。（写真2～3）

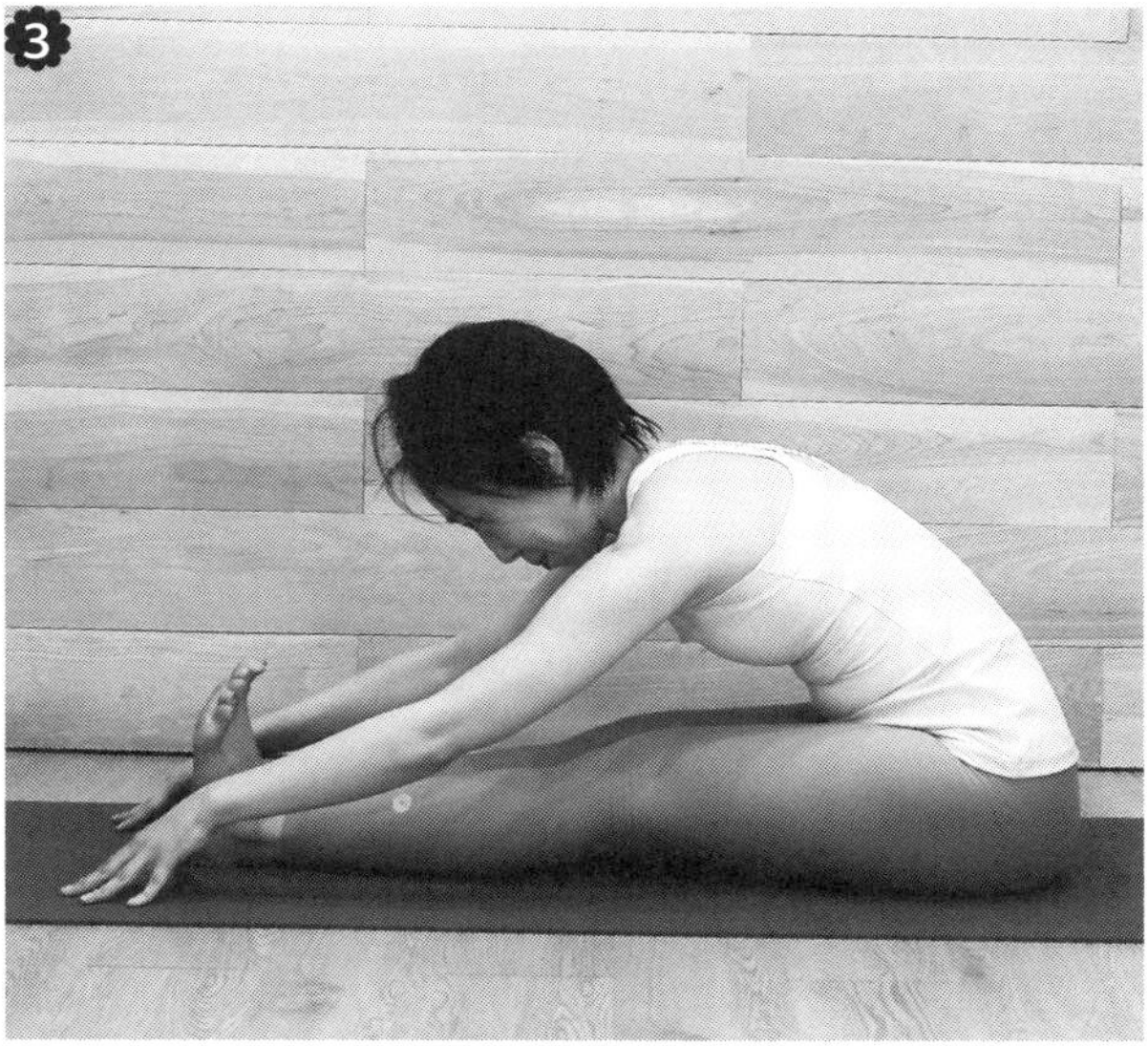

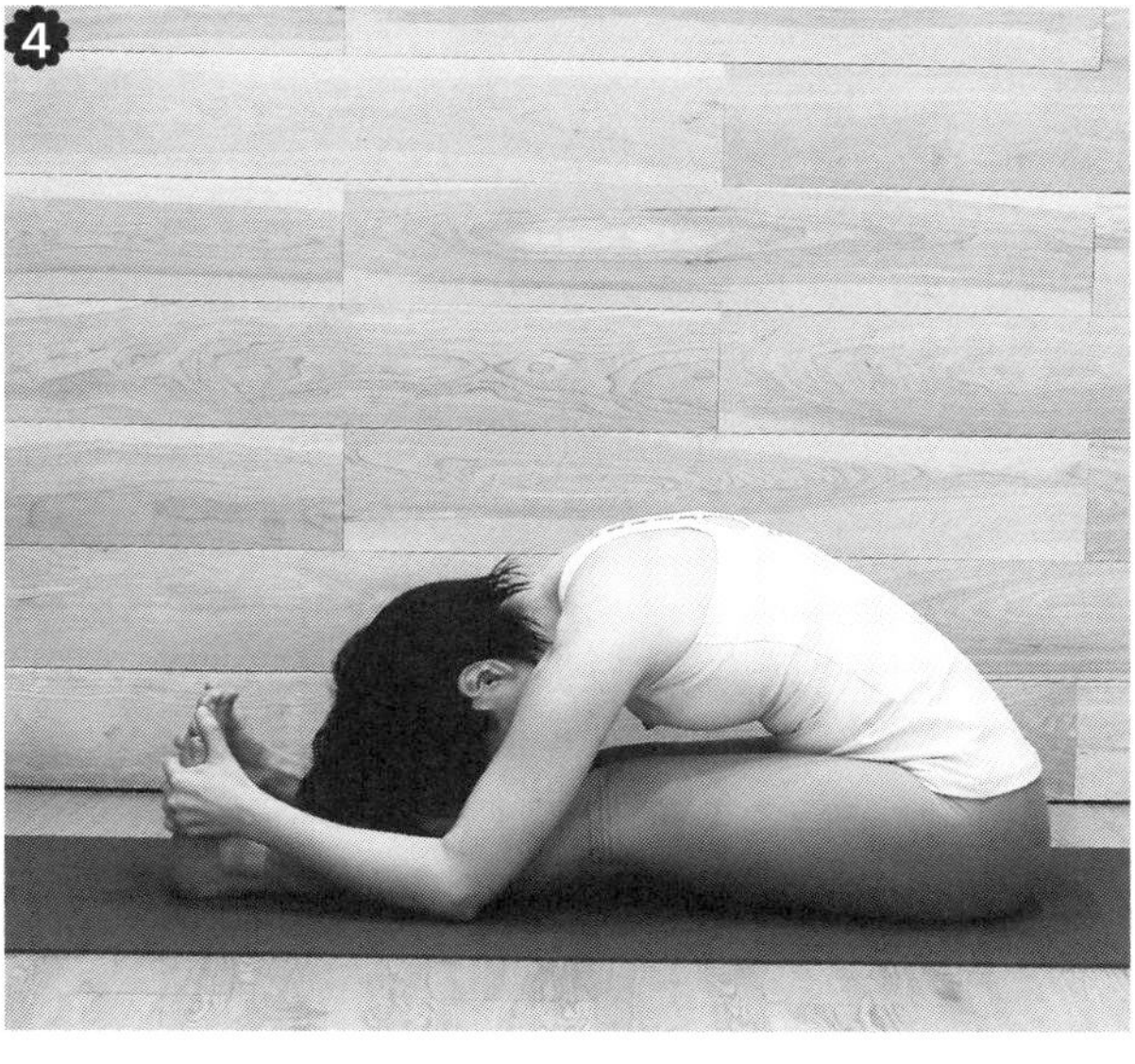

足首を掴んで軽く引っ張りながら肩を引き下げ更に深める。

伸びている筋肉（特に膝裏と背中）、使っている筋肉、呼吸、血流、内臓の感覚などを感じよう。

29 バッダコーナーサナ（合蹠のポーズ）

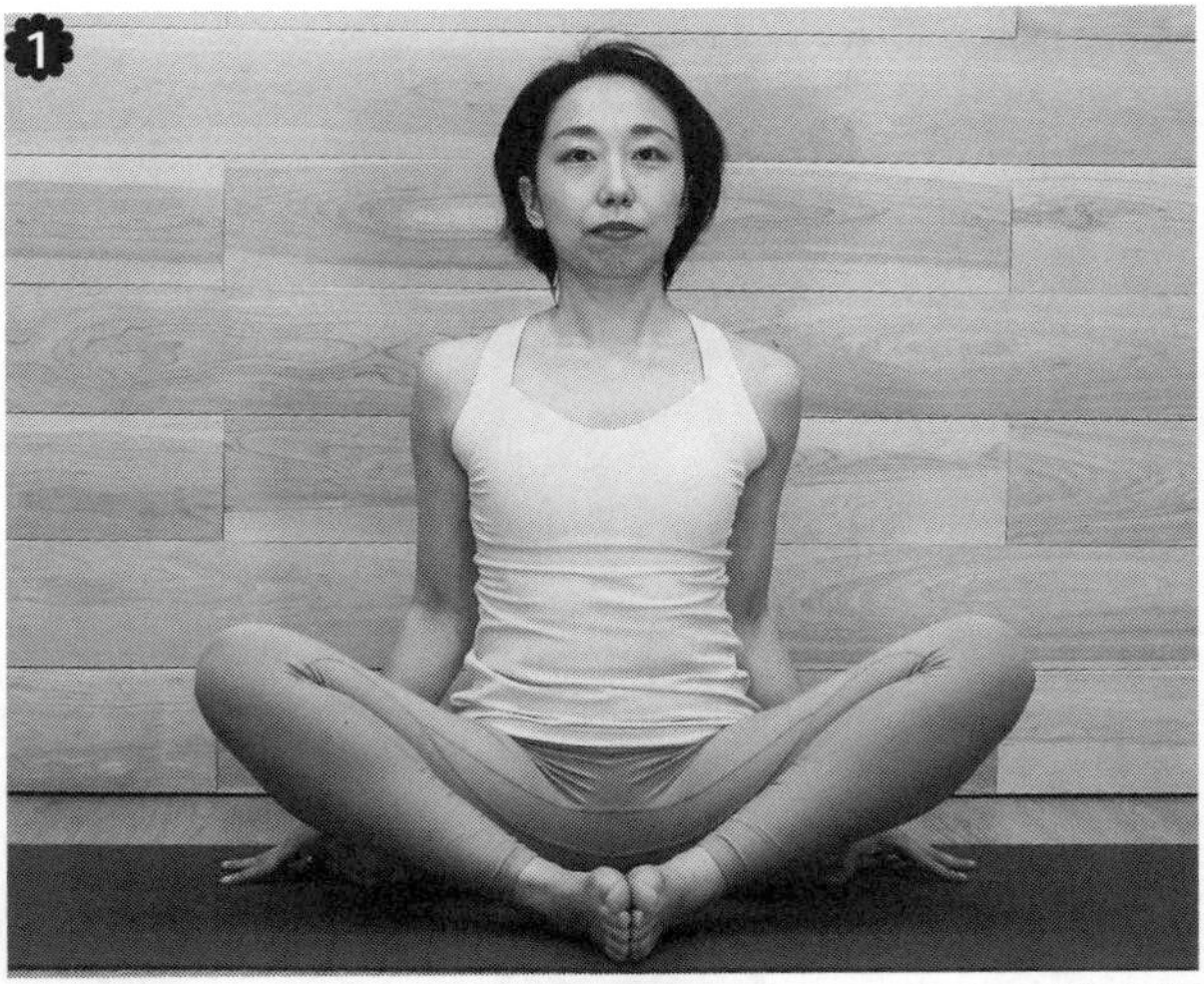

足裏を合わせた座位を取る。

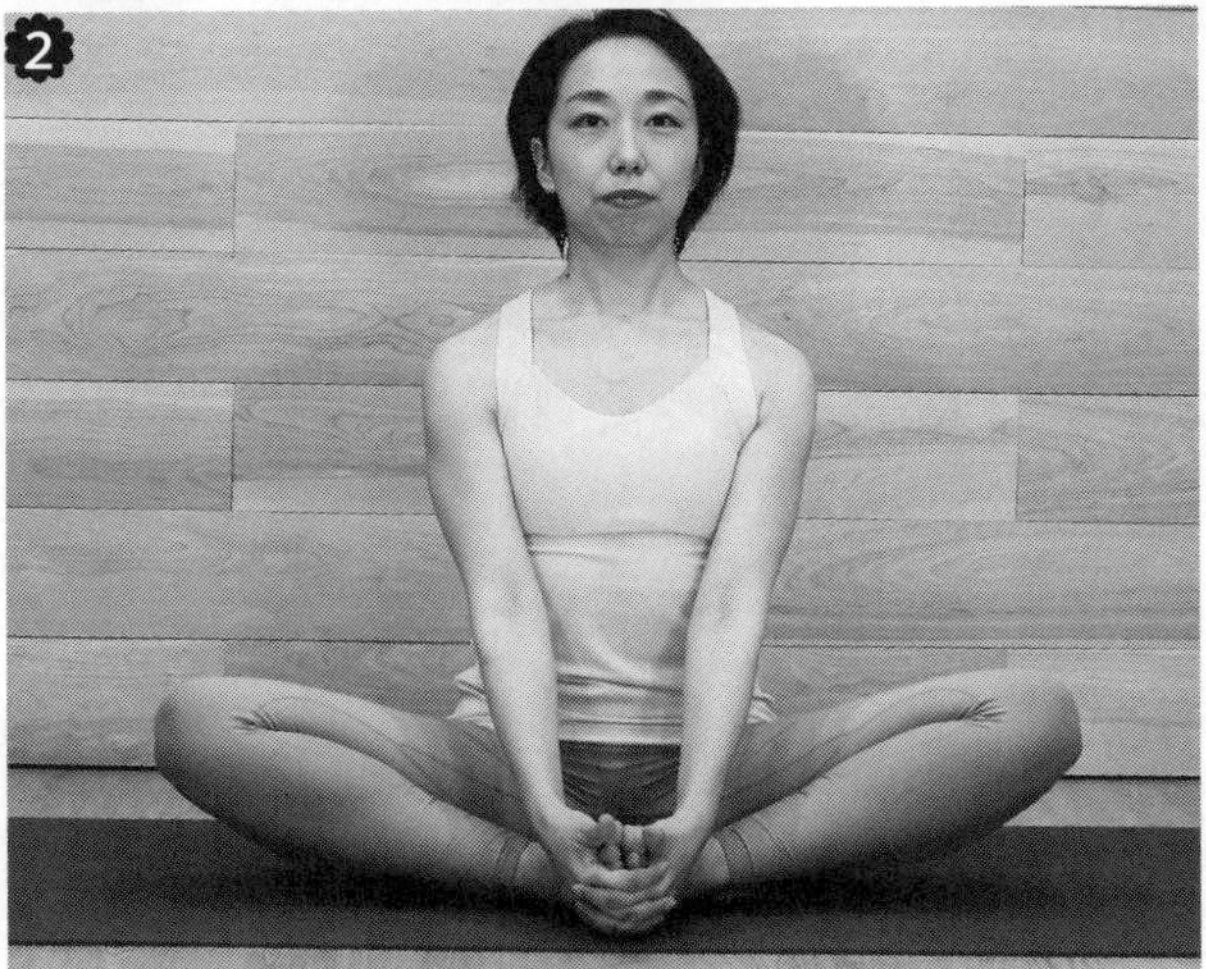

足を手で包み込んで把持し、一度背筋を伸ばす。

お腹を足裏に近づけるように股関節から前屈する。（写真3～4）

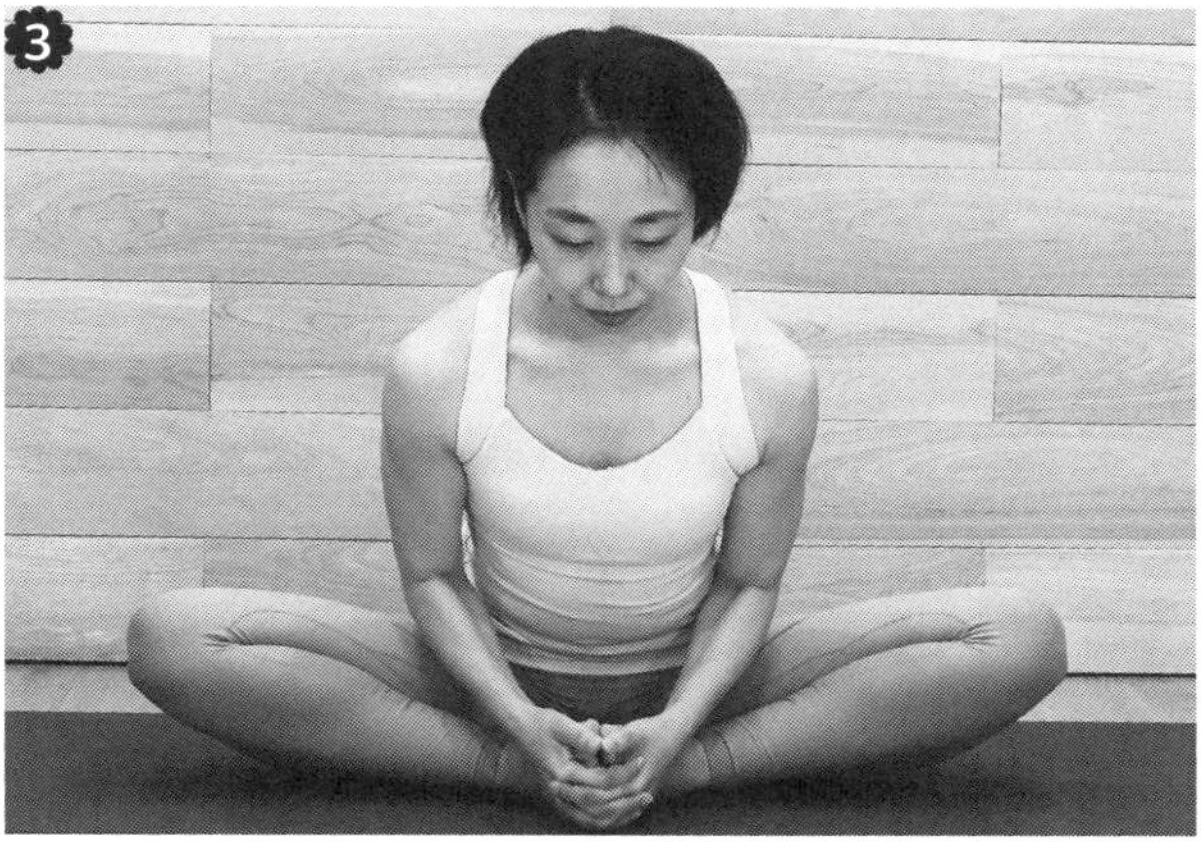

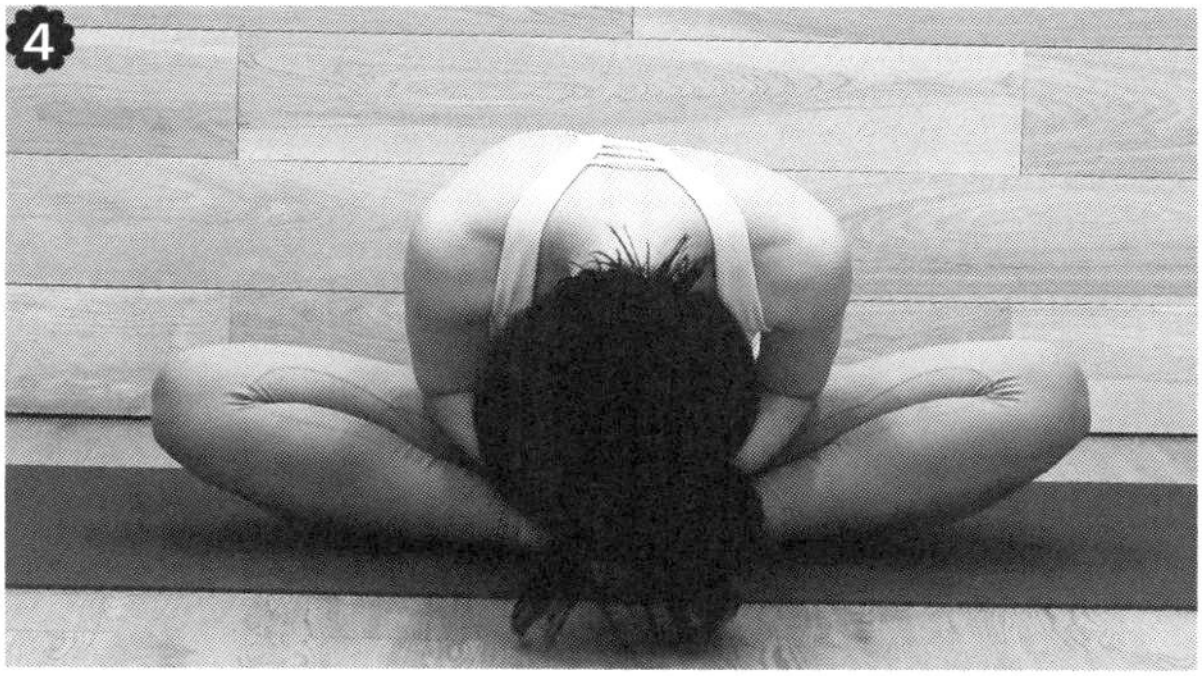

坐骨が離れない程度前屈したら、額を床に近づけてさらに前屈する。

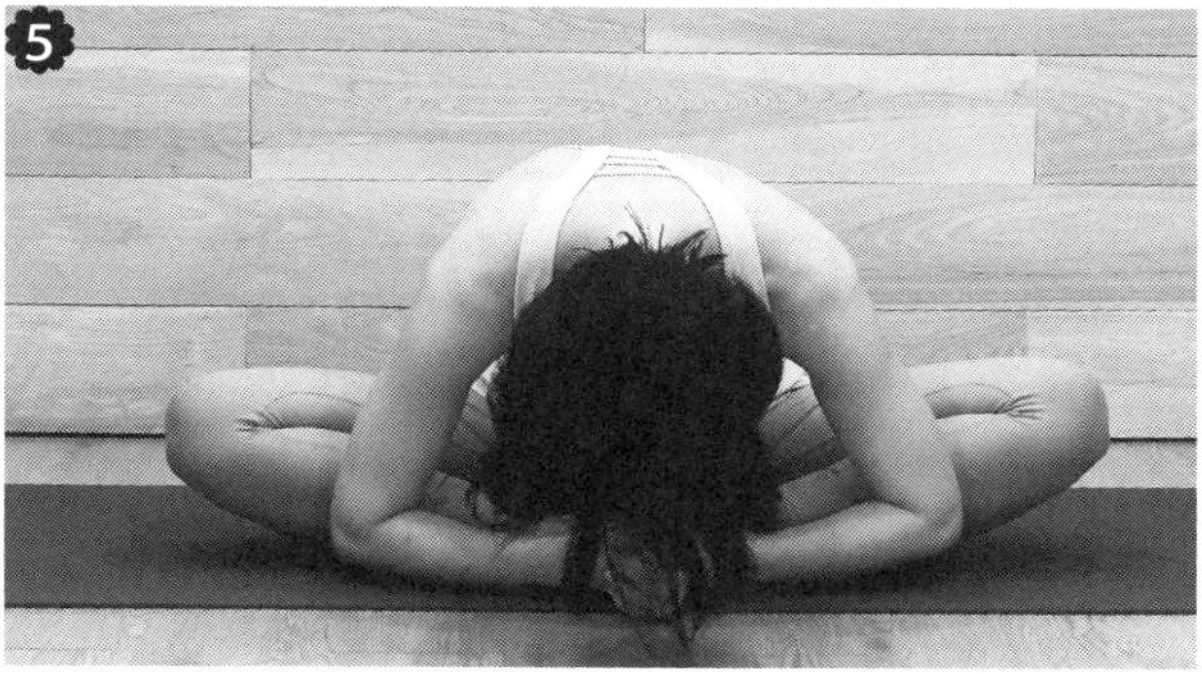

伸びている筋肉、使っている筋肉、呼吸、血流、内臓の感覚などを感じよう。

30　マーラーサナ（花輪のポーズ）

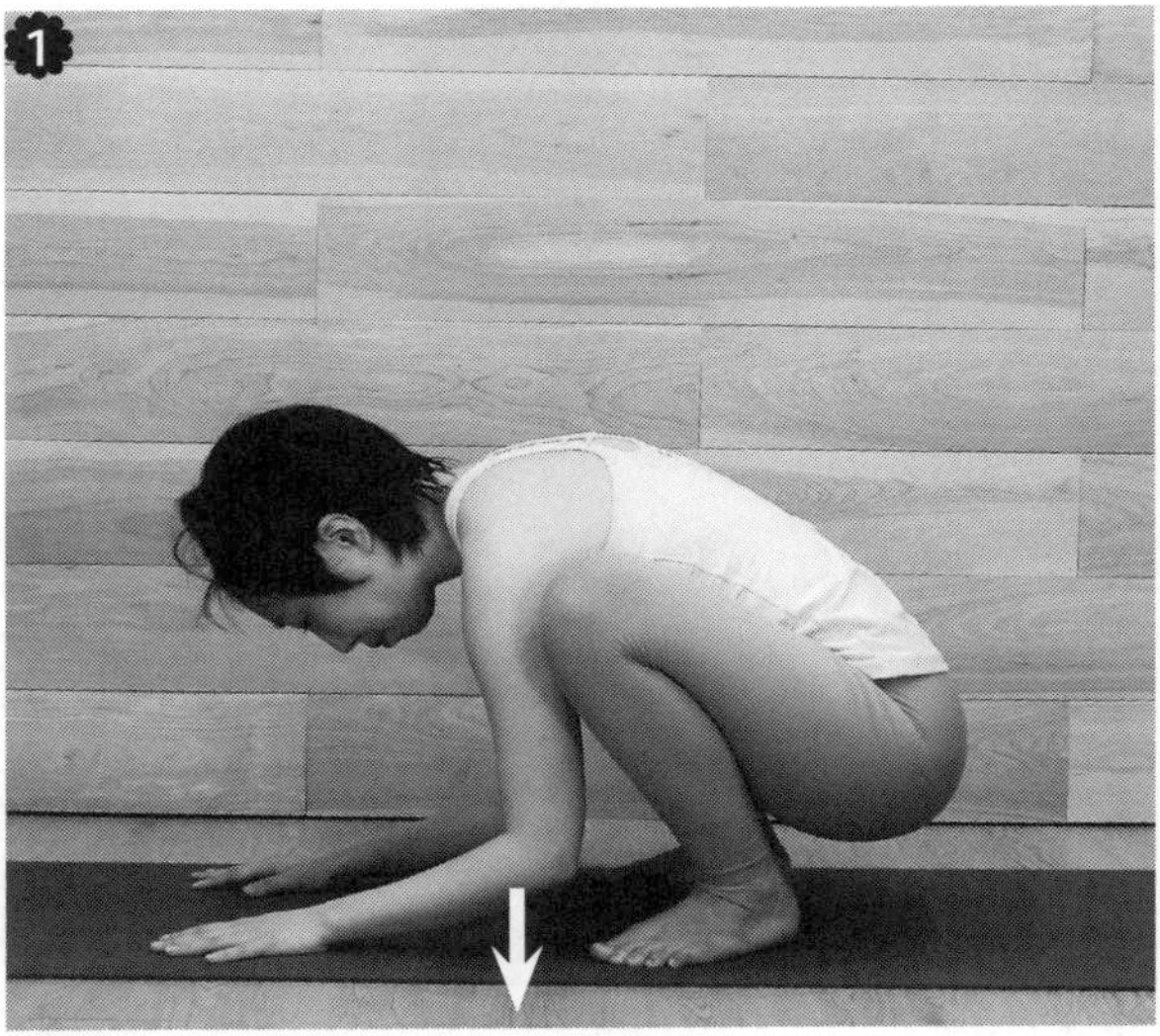

足を肩幅に開いた状態で腰を落とす。

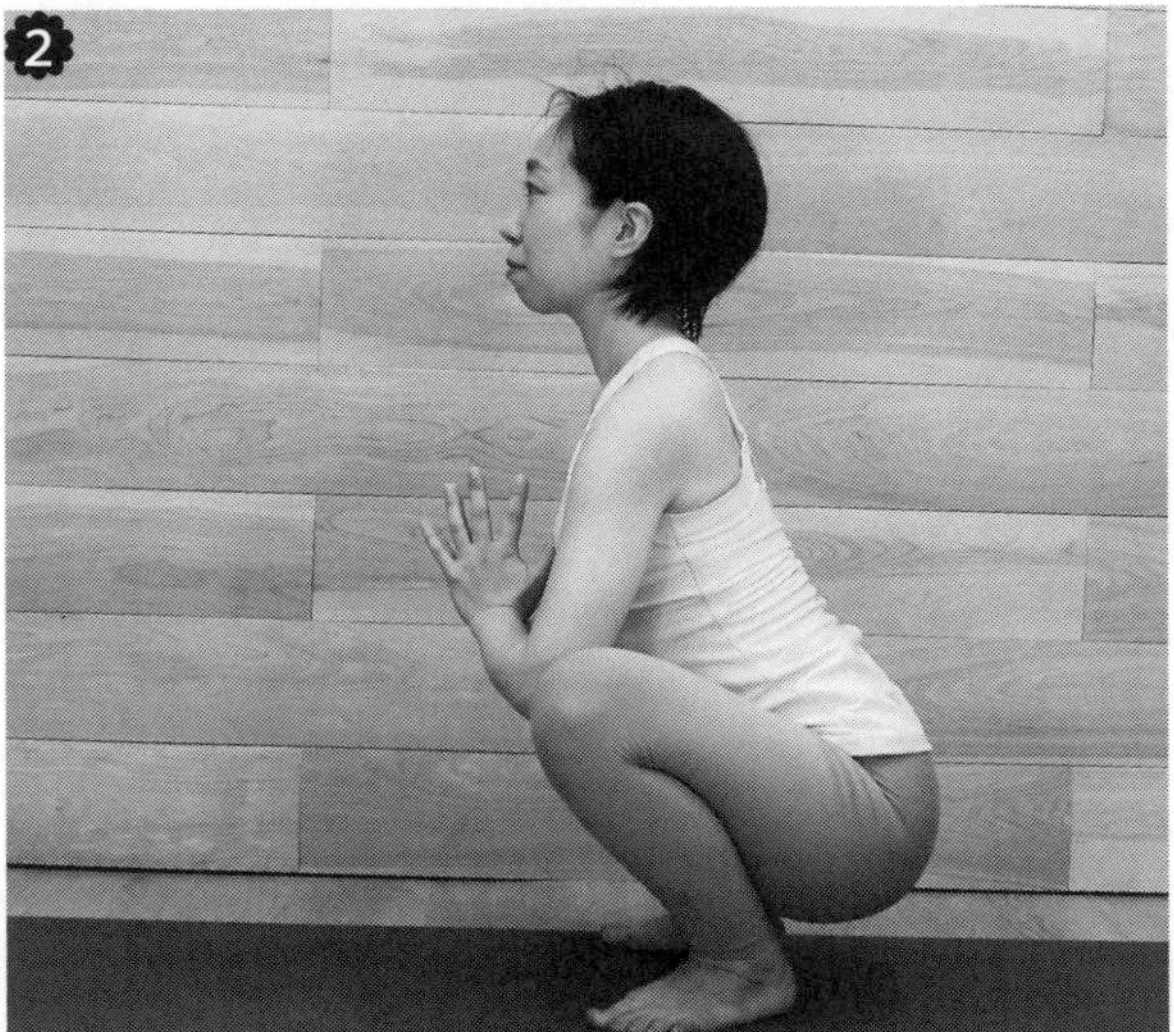

両手を合掌して膝の内側に当てる。

伸びている筋肉（特に内腿）、使っている筋肉、平衡感覚、足圧の位置、呼吸などを感じよう。

片手を天井に伸ばして視線も上げる。

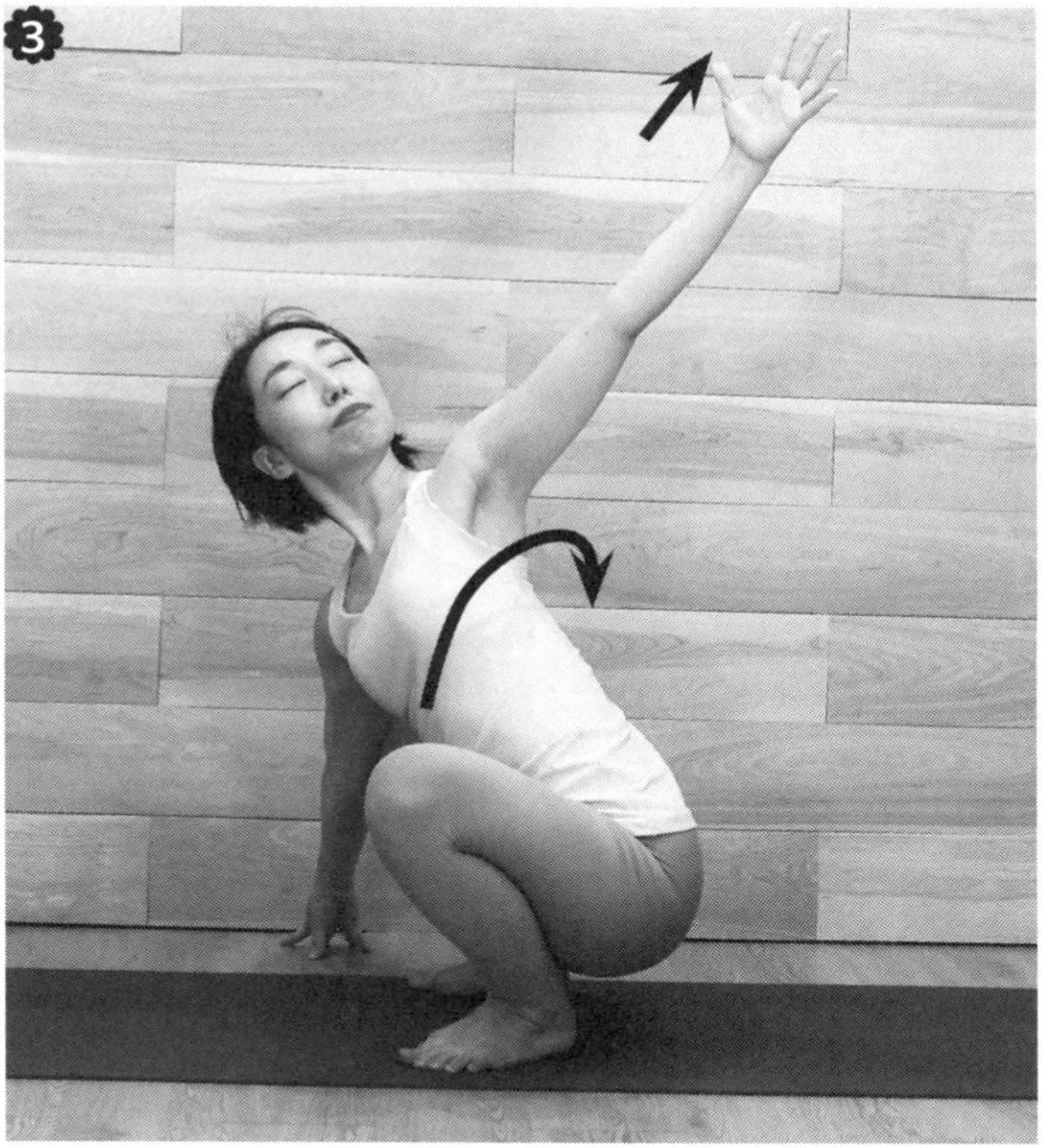

入浴と感性

日本にはたくさんの温泉があります。火山国、地震大国だからこその副次的恩恵ともいえます。実は、私たちにとって当たり前の「入浴」は世界的に見るとすごいマイノリティな行為です。まず水が豊富ということが特別です。日本は山が多く、水が豊富です。想像に難くないと思いますが、砂漠があるような国で毎日多量な水を必要とする入浴をすると思いますか。また、そもそも温泉が世界の常識ではありませんので、温泉文化がありません。日本でも一般の方が入浴するようになったのは温泉文化の影響です。昔は、武将達が戦の傷を癒すために入るような限られた活用しかありませんでした。それが、宿場町の共同浴場という形で庶民に広がり、また近代化に合わせて、自宅に浴槽が設置され今の日本の習慣になっていったのです。

さて入浴という行為は、温泉にせよ自宅でのお風呂にせよ特別な環境です。まずは全裸という特別な状態であり、それによって身体中の感覚器官に対して温度や水の水圧、そして波や水流による触覚刺激が加わります。否応なしに「感じる」という環境です。強制的に感じさせられる状況と言ってもいいでしょう。泉温は大抵快適な41度前後で調整されていますが、草津温泉のように時に50度近い高温で刺激的な所もあります。感性を刺激する環境として、入浴ほど優れた環境

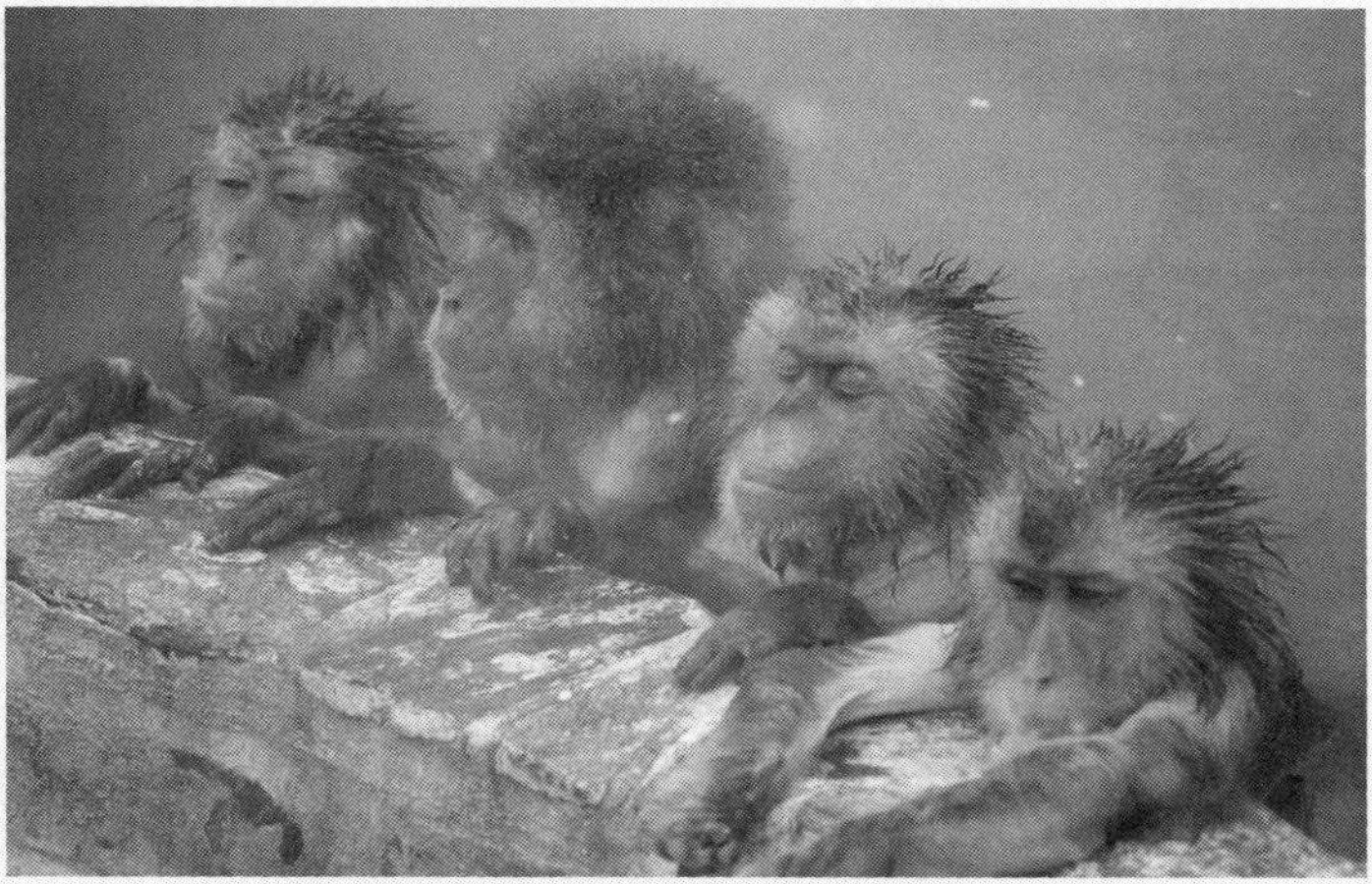

なないでしょう。
インドの研修中に、アーユルヴェーダ医師からおすすめの健康法を教えてもらいました。その先生は、毎朝1時間ほどオイルを体に塗る「オイレーション」をして、その時間に自分の身体と心を一致させているそうです。また瞑想によって神と自分を一致させ、常に繋がりを感じ安定した状態で仕事に向かっているとのことでした。さすがインドの高い精神性だと思いました。しかし、オイルを全身に塗りたくるという習慣を日本の日常の中で取り入れるかと考えると、さすがに難しいなと感じました。そこでふと閃いたのが、入浴です。
インドではシャワーが基本です。聖地の周辺に温泉の共同浴場があることは稀にありますが、日本のようには一般化されていません。乾季がありますし、水は貴重ですので一般の家でもシャワーです。その点、日本ではほぼ毎日多くの人が入浴しています。その入浴をオイレーションのように、自分の身体と心をつなげる霊性的な行為に昇華すれば、十分いただいた助言を実行できるなと考えました。

入浴のポイントは、身体を洗う時です。石鹸を泡立て身体を洗いますが、この時に丁寧に洗うのです。烏の行水ではなく、指一本一本を感じながら、背中も丁寧に洗います。汚れをとるだけでなく、マッサージのようにして体の状態を観察します。また、入浴中も、お湯の揺らぎを感じます。浮力も感じられます。温度だけでなく腕が浮力によって浮き上がる様子や、筋肉が解れていく感覚も感じられます。そして可能であれば、浴槽の端でもいいですし、安定して座れるところでプチ瞑想をします。ヨガのマントラに「アーウーンー（オーム）」という一番シンプルで、一番本質的だとされているものがあります。それを浴室で唱えるのもいいでしょう。とても神聖な環境と状況になります。我々の心は、このような神聖さを体験すると強くなります。安心するというか、自分を超えた存在に支えられているような感覚です。これは様々な宗教のもとになっていると考えられます。最近では、スピリチュアルケアやレジリエンス、グリーフケアなどのキーワードと共に、苦しみを癒すために霊性が大切だということが報告されています。

入浴という日本ならではの生活習慣に、心身を繋げる意識を持って、感性を高めてみませんか。

コラム6

自律神経とヨガ

ヨガには自律神経を整える働きがあると言われています。自律神経は、主に内臓の働きを無意識で一定の状態に維持する「恒常性（ホメオスタシス）」という機能を司っています。寝ている時も心臓や呼吸、内臓は動いています。外が暑くなれば汗をかき熱を放散し、寒くなれば抹消血管を収縮させて熱の放散を防ぎます。自律神経のうち交感神経は「闘争または逃走」という戦闘状態を作り出し、副交感神経は「休憩または消化」という回復状態を作ります。安全な状態がデフォルトですから、副交感神経が基本です。危険な状況になると交感神経が一時的に高まります。運動は交感神経で、じっとしてゴロゴロしていれば副交感神経です。

交感神経は胸髄と一部の腰髄から出て、副交感神経は脳幹と仙髄から出ます。多くの臓器はこの二つの二重支配を受けています。汗腺や立毛筋など一部の器官は交感神経支配のみというところもあります。交感神経と副交感神経は中枢から抹消へ情報を伝える遠心性神経ですが、末梢から中枢へ情報を伝える求心性神経もあり、そちらは「内臓求心性神経」と呼ばれています。ちなみに、副交感神経の脳幹から出る神経は脳神経で、第Ⅲ脳神経の動眼神経、第Ⅶ脳神経の顔面神

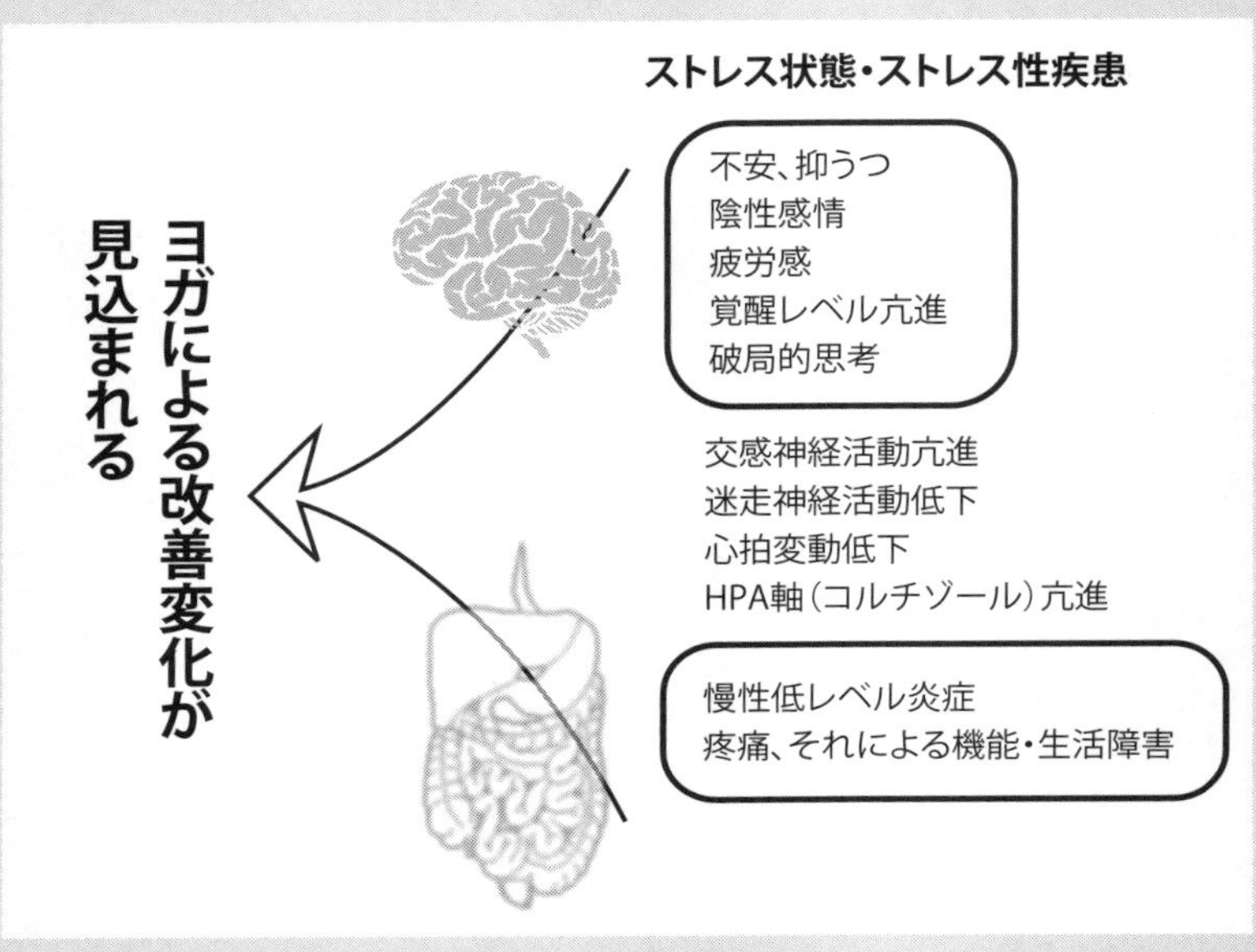

経、第Ⅸ脳神経の舌咽神経、第Ⅹ脳神経の迷走神経からなります。

現代社会は人間関係や空想世界の執着によって様々なストレスに苦しんでいます。ストレス下に置かれると、交感神経が優位になり、長期化すると体に様々な障害を起こします。ヨガは体の緊張をとる方法を身につけますので、交感神経が興奮している状況から副交感神経を優位にすることができます。これによって症状の緩和が期待できます。ヨガの効果については、「統合医療情報サイト」でまとまったものを確認することができます。

・統合医療情報サイト「ヨガ」https://www.ejim.ncgg.go.jp/doc/doc_e03.html

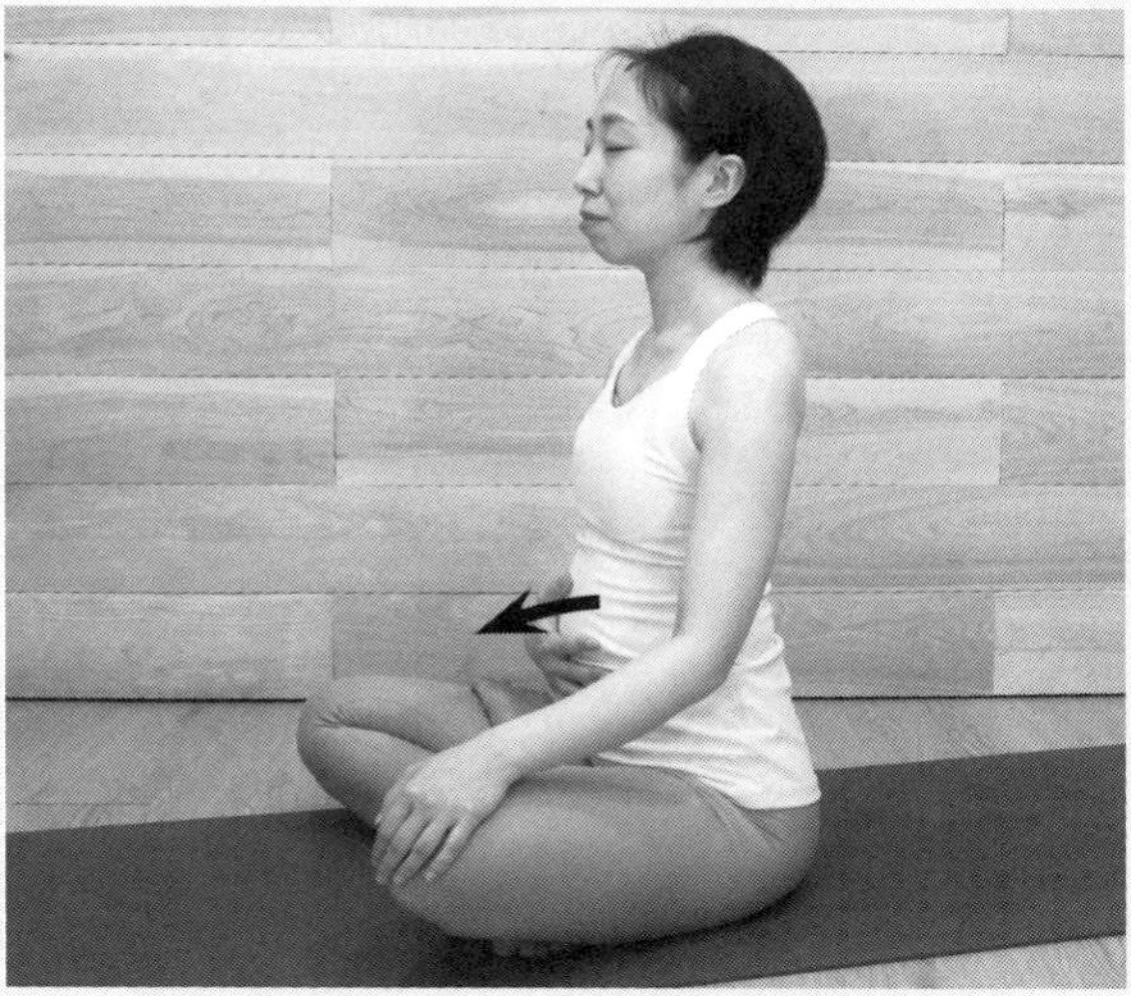

ヨガの自律神経に対する刺激方法をいくつかご紹介します。

◉アグニサーラ（調気法の準備）：お腹の緊張を取り交感神経の緊張状態を緩和する。

① 手をお腹に置く。
② 軽く息を吐いて止める。
③ 手を押し出すようにしてお腹を出す。
④ 脱力する（お腹が少し戻る）。
⑤ 腹筋を縮めてお腹を薄くする。
⑥ 苦しくなる前に可能な範囲で③〜⑤を繰り返す。

●ヴィパリータカラーニ（192ページ参照）、ウッターナーサナ（114ページ参照）：頭部への血流を高め、頸動脈の圧受容器を刺激して、降圧する体の反応を引き出す。

●クンバカ（調気法のテクニック）：頻脈を止めるバルサルバ法と似ている方法で、胸腔内圧を上昇させ、静脈還流を減少、血圧を低下させ交感神経を一度亢進させ、その後の解除によって迷走神経を刺激する方法。そこに、肺の伸展受容器を刺激して、呼吸抑制を惹起させることで、呼吸を一度リセットする。

①一度息を吐き切る。
②次にできるだけ息を吸って息を10～20秒止める。
③止めている間にゆっくりと胸郭を締め付けて肺を圧迫する。※決して締めすぎや勢いで行わないこと。
④一気に脱力して圧力を抜く。
⑤しばらく呼吸したくなくなるため、そのまま安静にして吸いたくなるまで待つ。

第4章

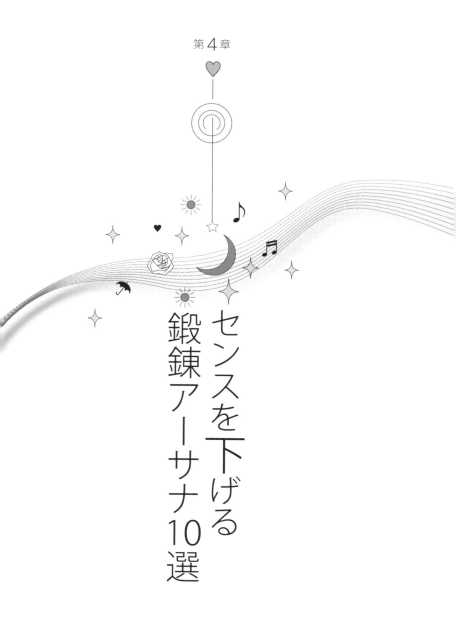

センスを下げる鍛錬アーサナ10選

前述したように、世の中には感覚が敏感すぎる方もいます。自分の心拍がいつも気になってしまう。痛みに敏感で痛いところに注意が行きすぎるために日常生活で疲弊してしまう。些細な変化に気づいてしまい、人間関係が円滑に進まない。様々な悩みを持たれている方がいます。その方々にとっては、感性を上げることよりも下げるというか、閾値を上げて敏感な感度を少し鈍感にする必要があります。そのためには、ヨガのやや強めのポーズを取ることで、感覚の馴化や鈍麻を狙います。

基本的な注意点は、健康アーサナとほぼ同じですが、一つ変わる部分として、視覚に関して閉眼は必須ではなく、場合によっては開眼で行います。感性を下げるためには、意識をあまり内側に向け過ぎないことも必要です。敢えて気を逸らすかの如く、外部感覚に意識を向けましょう。体がきつい時には周りの風景や音に意識を向けたり、少し体を揺すったりして気を紛らすといいでしょう。

また、今回は快適というよりは少し頑張る必要はあります。もちろん気分が悪くなるほどの我慢はご法度です。無理をすれば当然身体は壊れます。敏感になりすぎる部分に関して、その感覚を少し遠くに追いやるような、少し離れたところで自分を観察する感じで行います。頭が窮屈になっていっぱいいっぱいにならないように。頭を常に落ち着かせてクールな状態を保ちましょう。

これらのポーズは強度が強いために保持する時間は10〜30秒を目安としましょう。可能であれば1分と長くしても構いません。

これから紹介するアーサナは体への負荷が強いものですので、ポーズをとった後は、健康アーサナ30選で紹介したリラックスポーズを取るようにし、十分な休憩を行いましょう。

1 ウトゥカターサナ（椅子のポーズ）

両足を揃えて立ち、両手を肩の高さまでゆっくり持ち上げる。

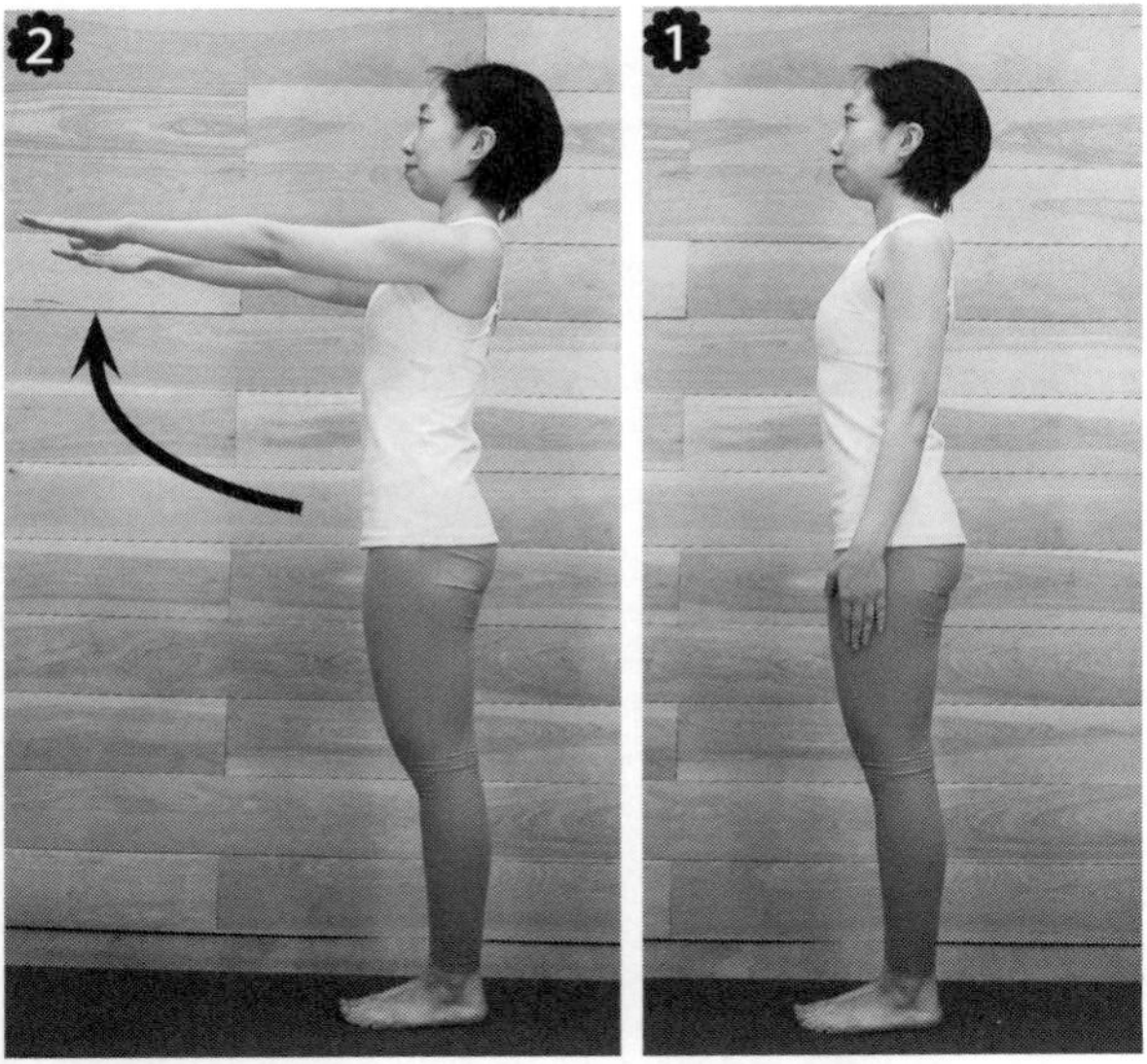

踵を上げてフルスクワットをする。

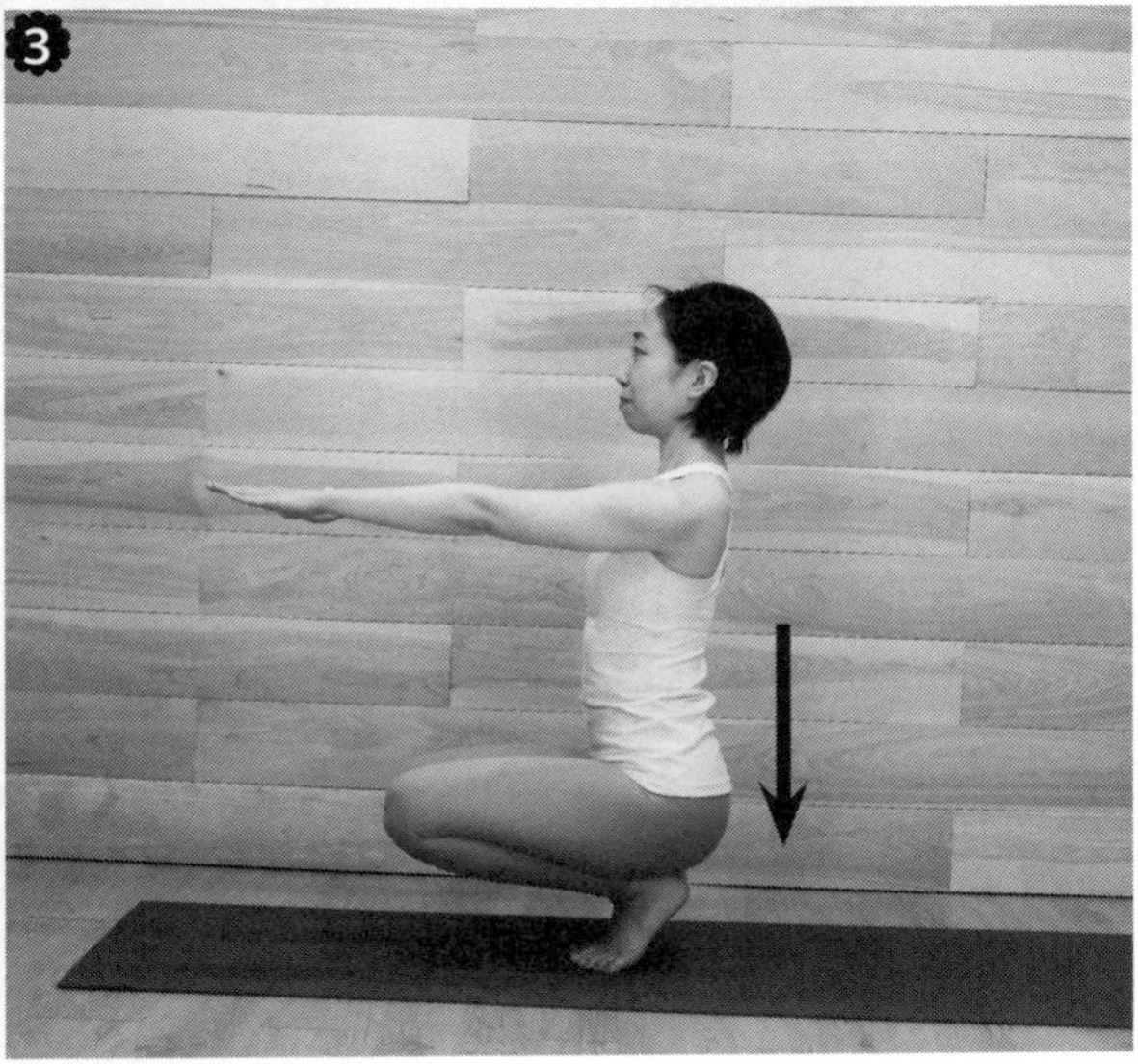

使っている筋肉への負荷、平衡感覚、呼吸などを感じながら頭をクールにし続けよう。

膝を少し伸ばして中腰で保持する。（写真４～５）

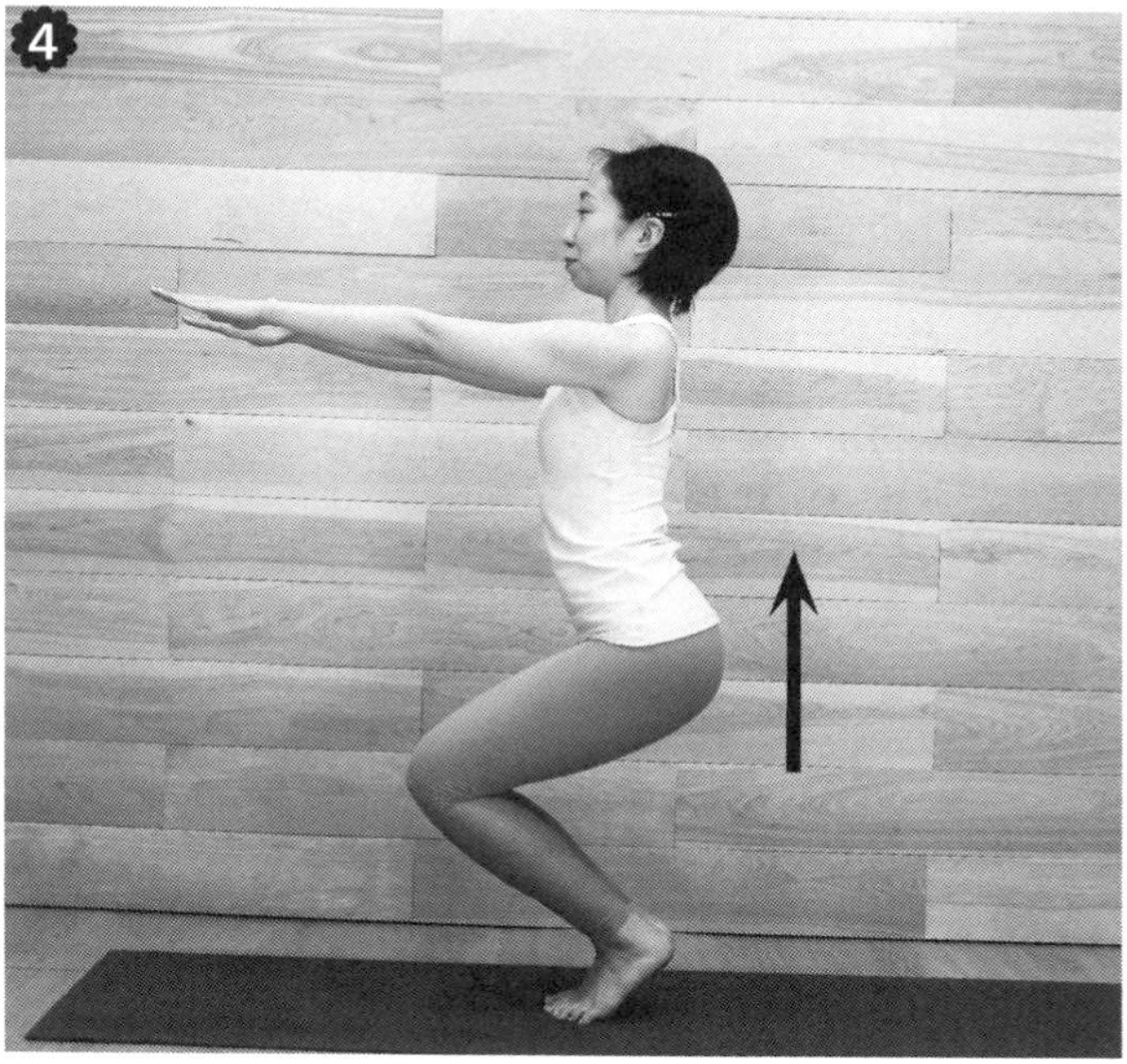

お尻の高さが低いほどキツく、高いほど楽になる。自分にとってややキツい程度の高さを見つける。可能なら目を閉じる。

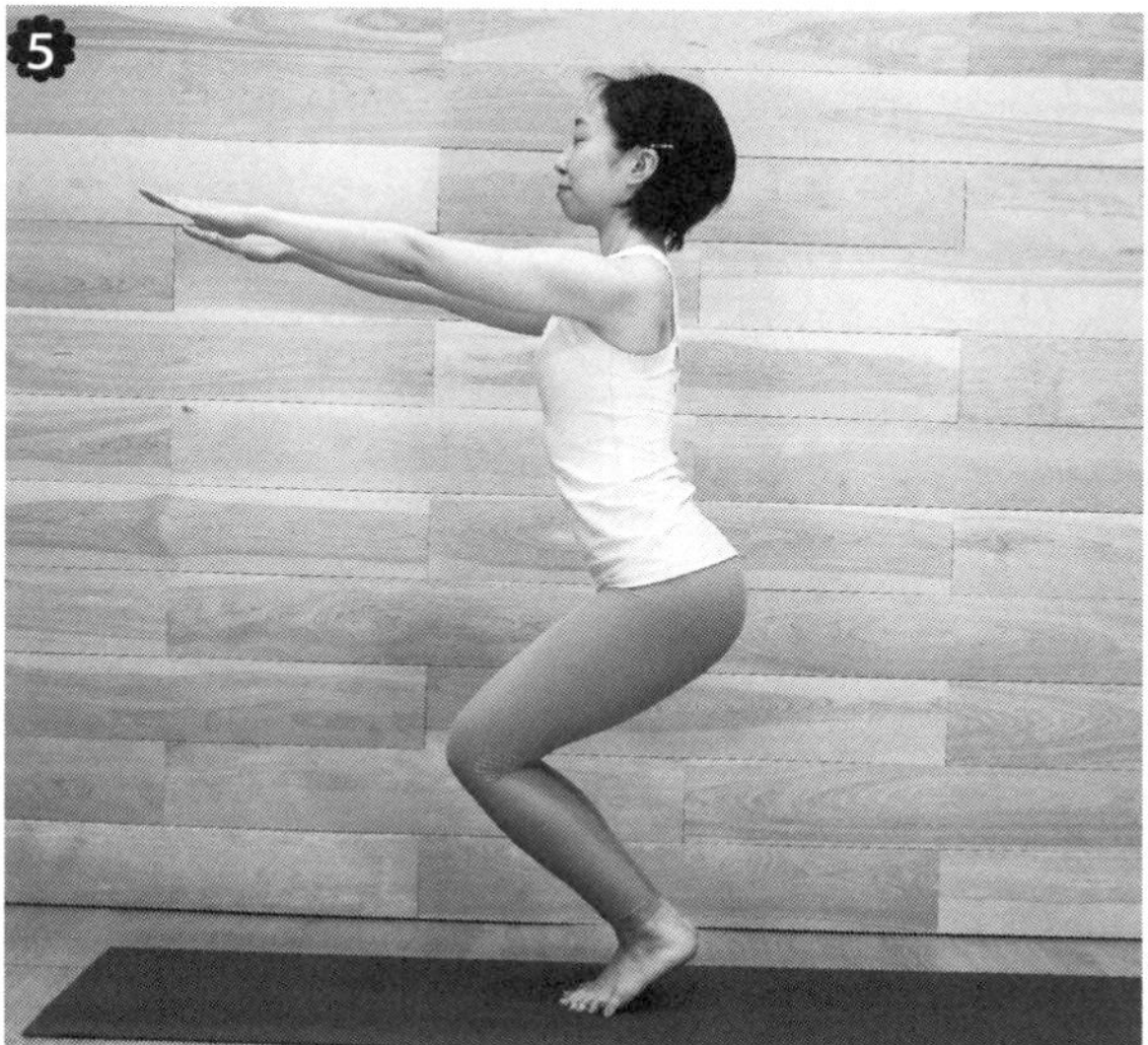

2 ウッティタハスタパーダングシュターサナ：前（足指を持ち強く伸ばしたポーズ）

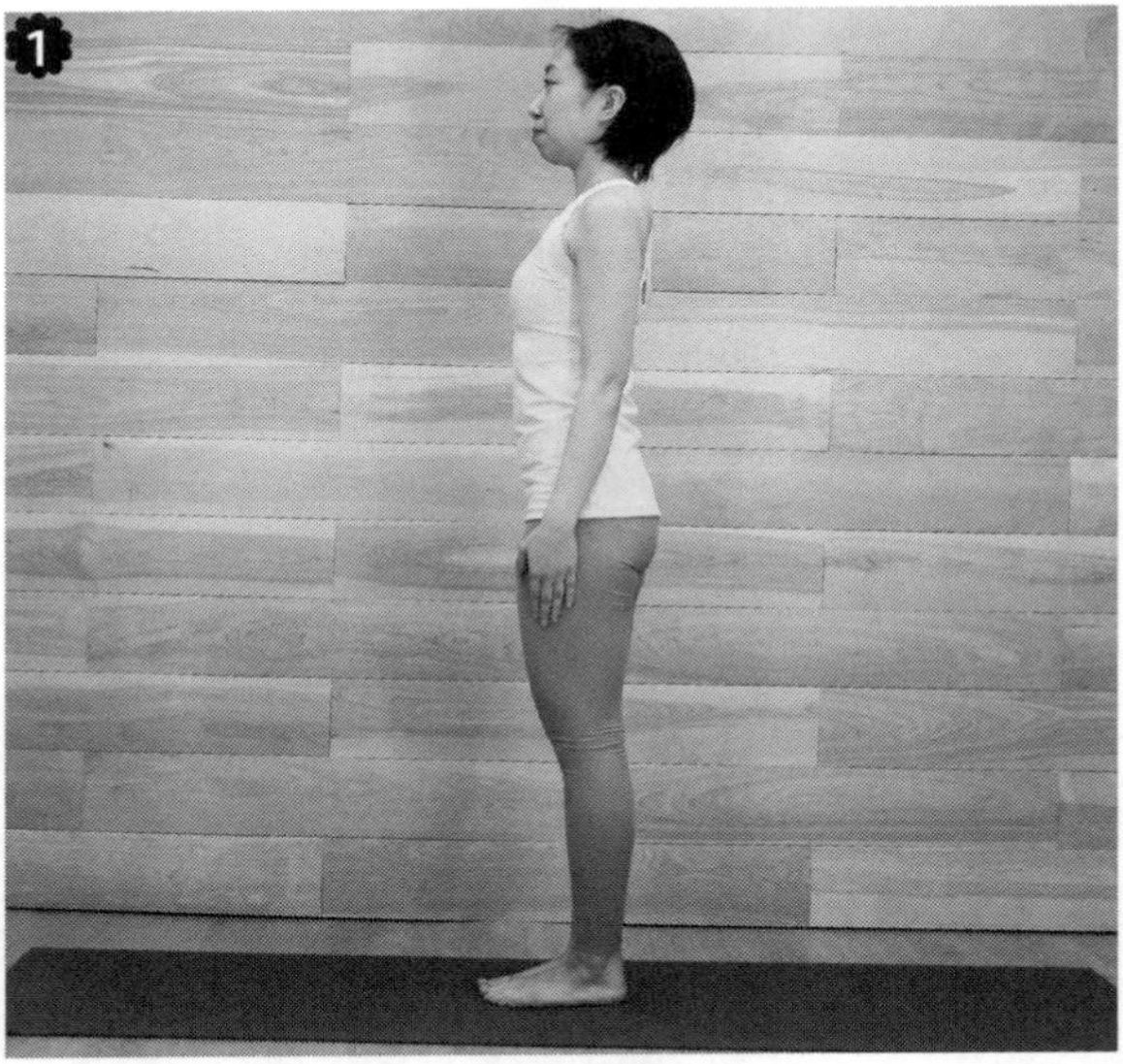

足を揃えて立ち、

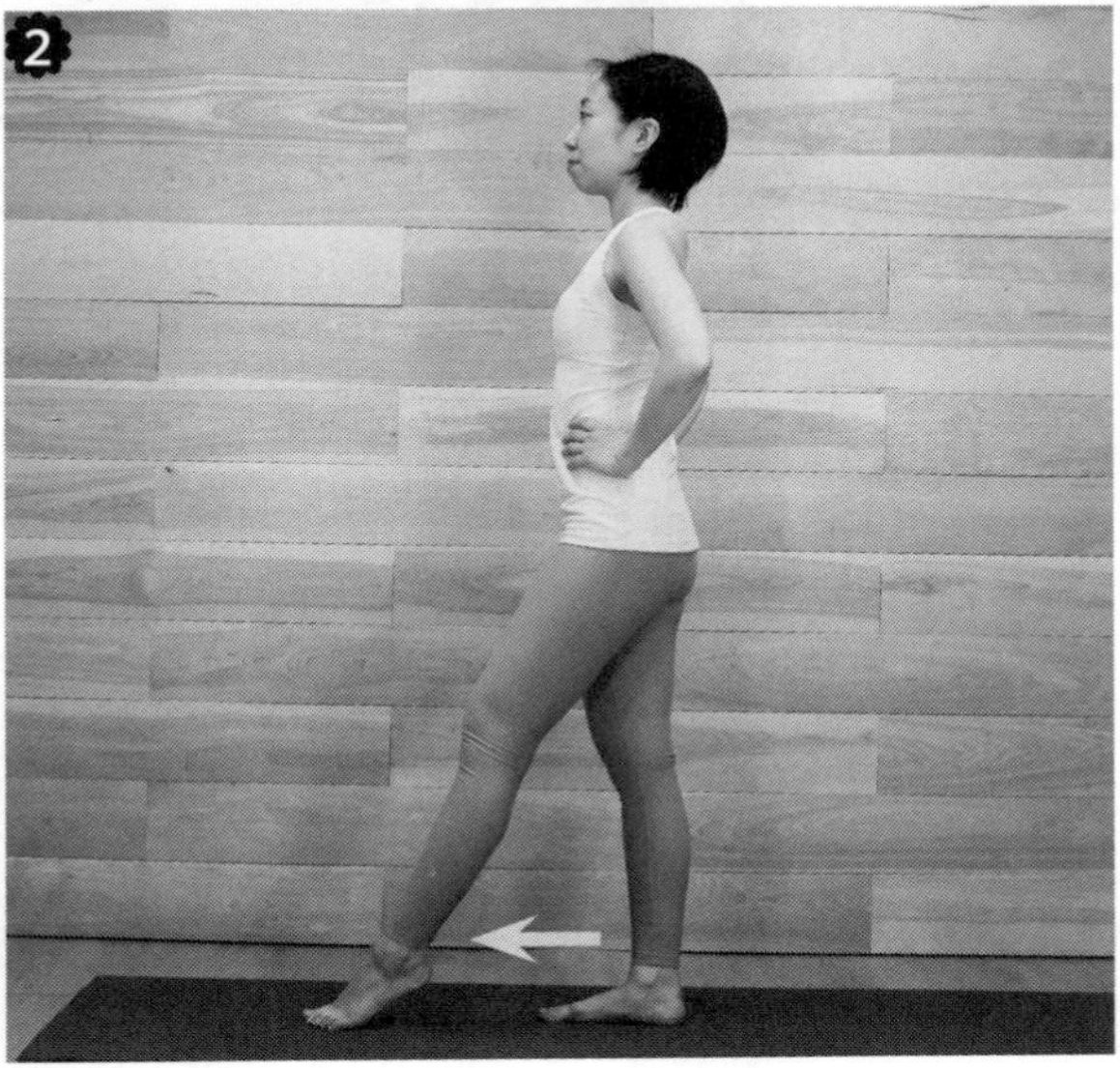

片足を前に出す。

使っている筋肉（特に太腿）、平衡感覚、足圧の位置、呼吸などを感じながら、頭をクールにし続けよう。

ゆっくりと片足を床と平行なところまで持ち上げる。

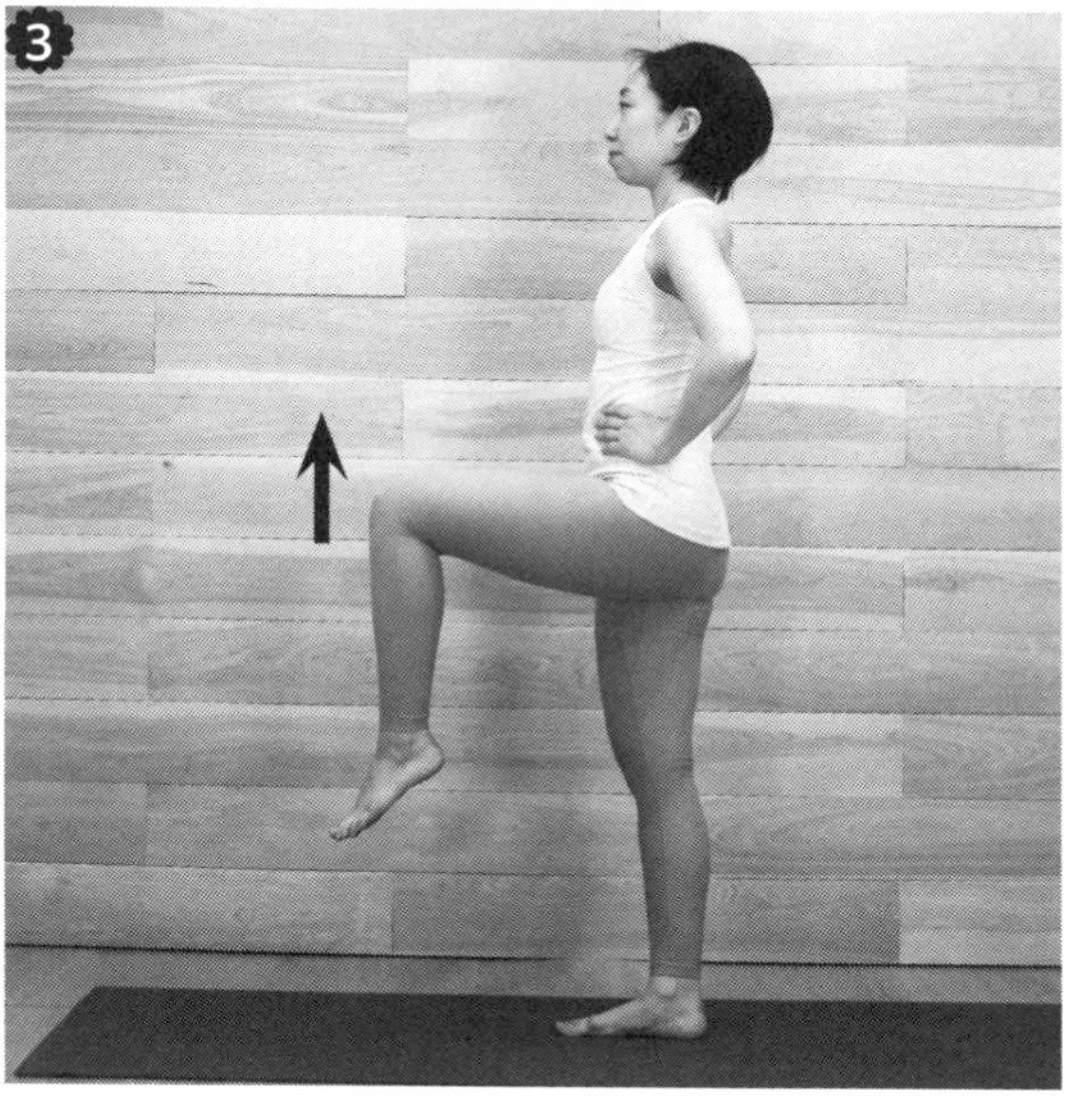

可能な範囲で膝を伸ばす。

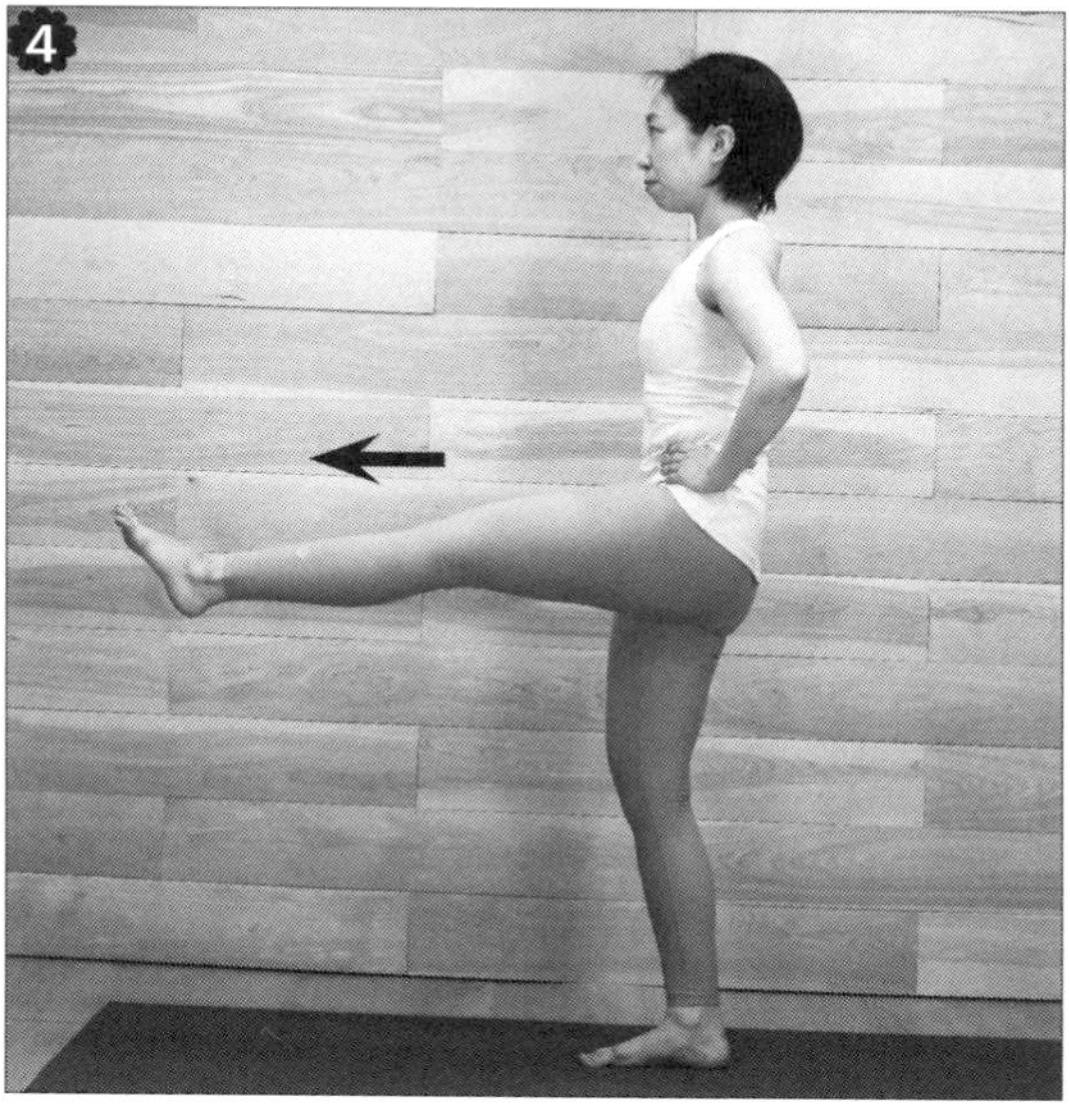

2 ウッティタハスタパーダングシュターサナ：横（足指を持ち強く伸ばしたポーズ）

足を揃えて立ち、片足を前に出しゆっくりと片足を床と平行なところまで持ち上げる。

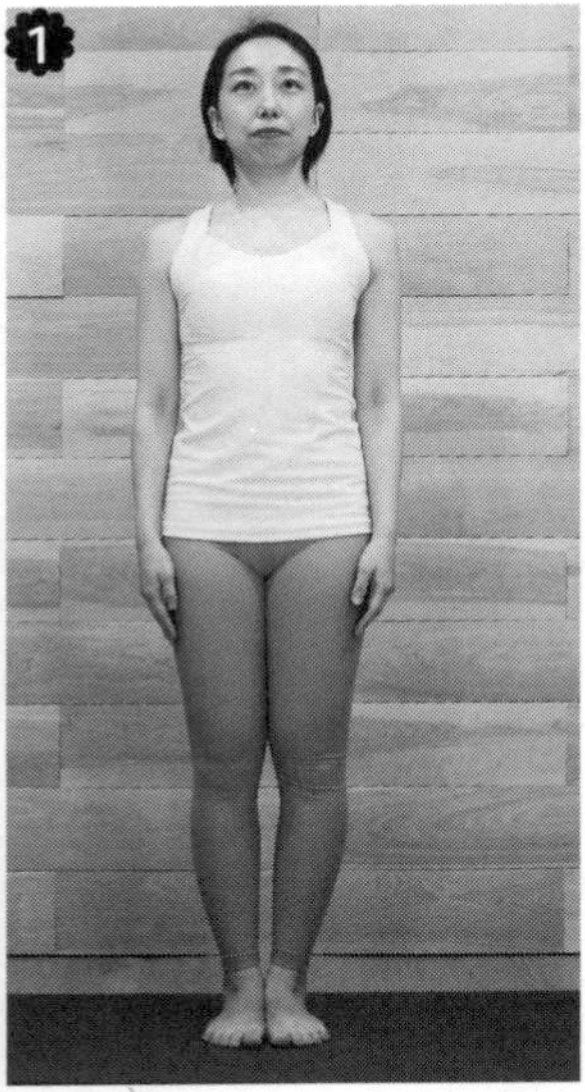

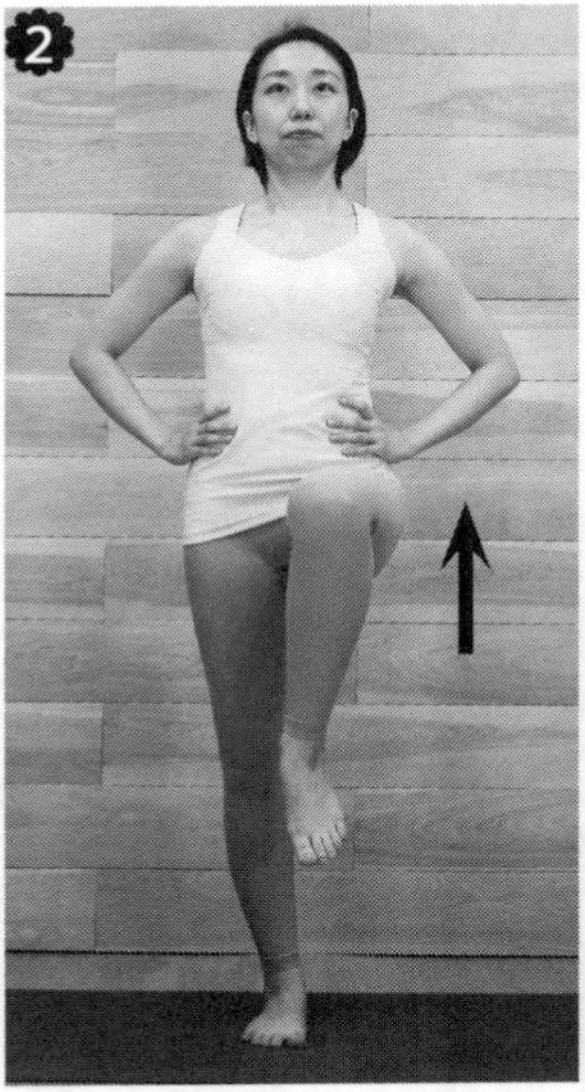

股関節から足を外に開き、手で脚の親指を掴む。

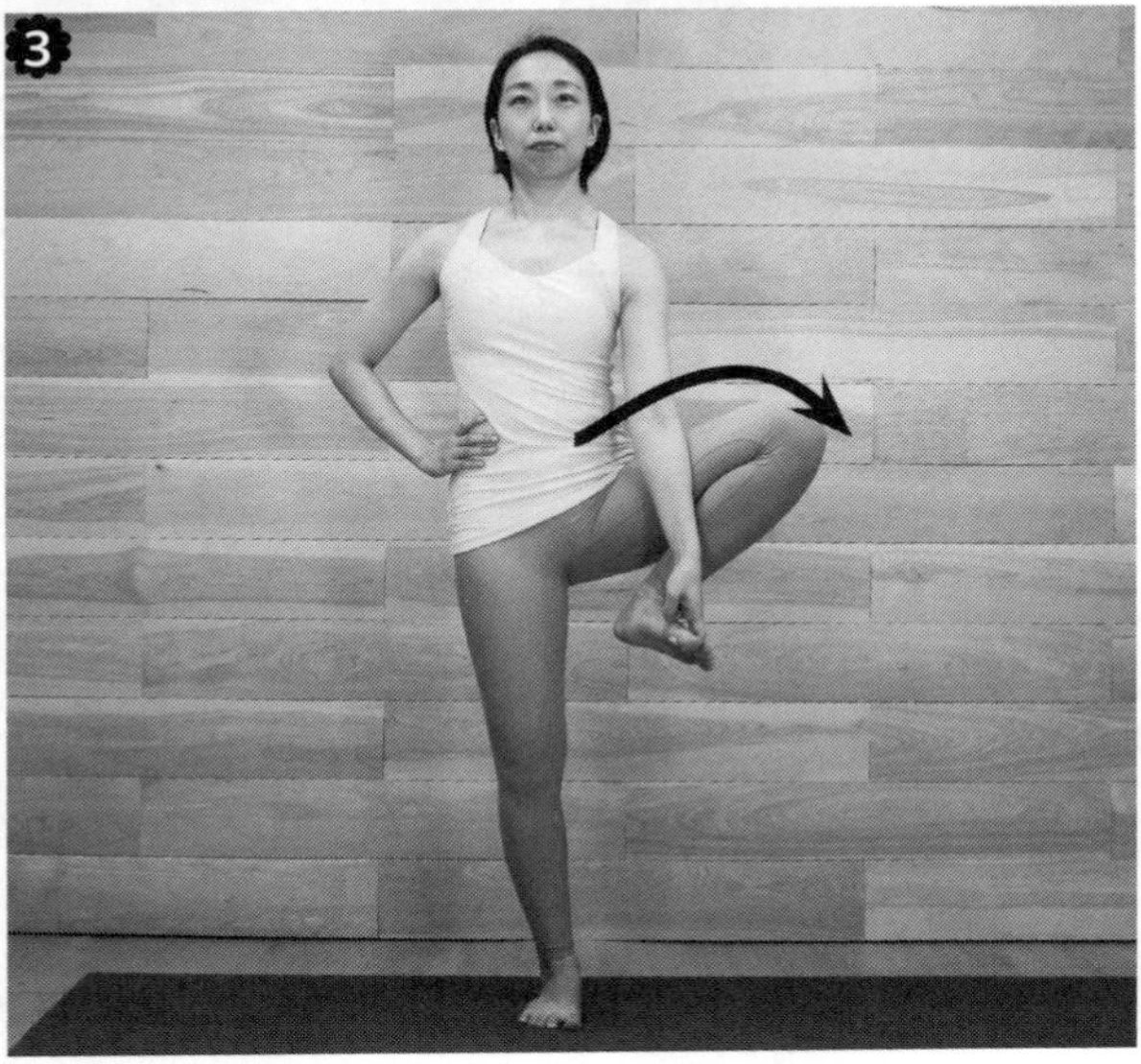

使っている筋肉（特に太腿）、平衡感覚、足圧の位置、呼吸などを感じながら、頭をクールにし続けよう。

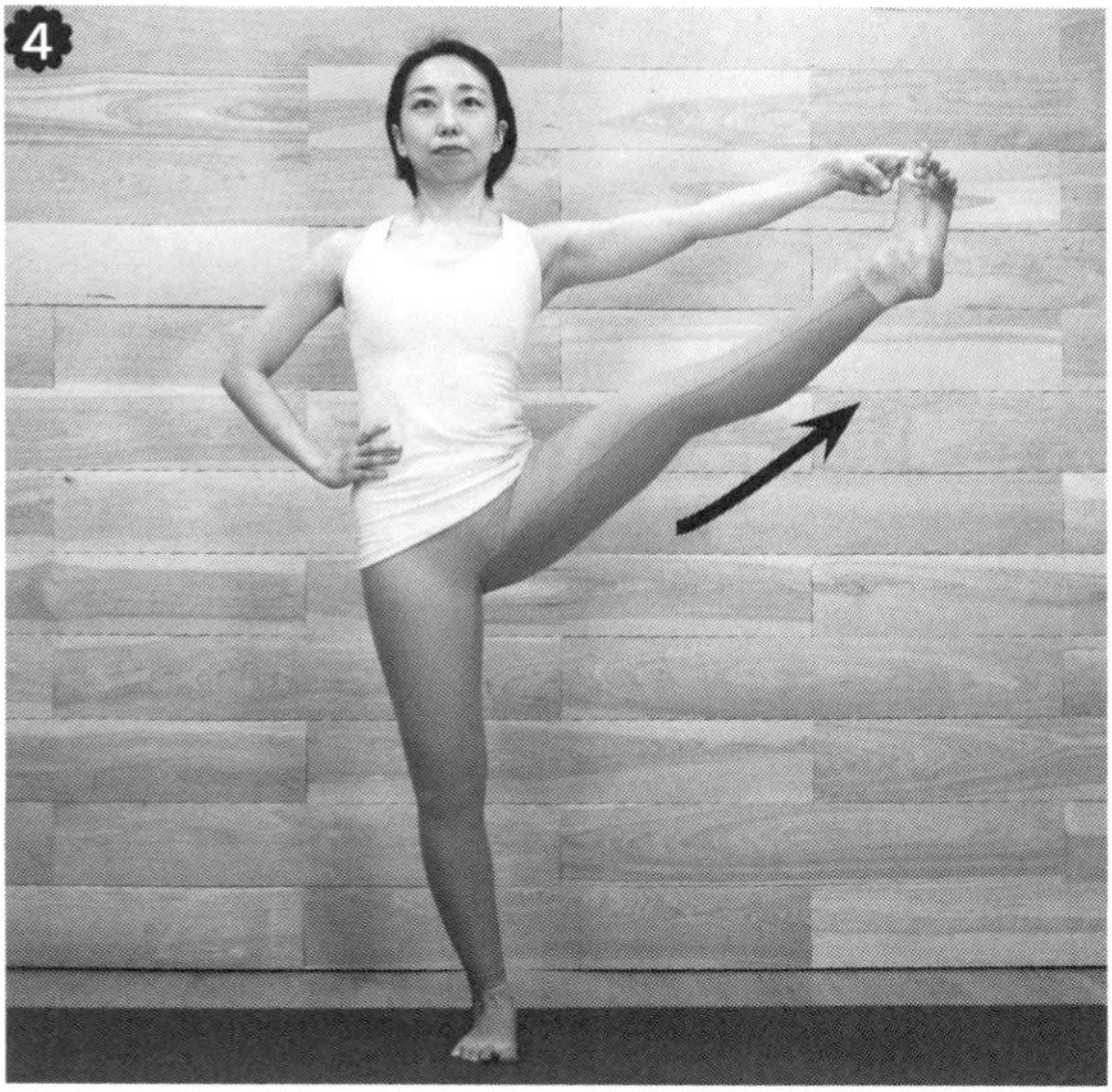

可能な範囲で膝を伸ばす。

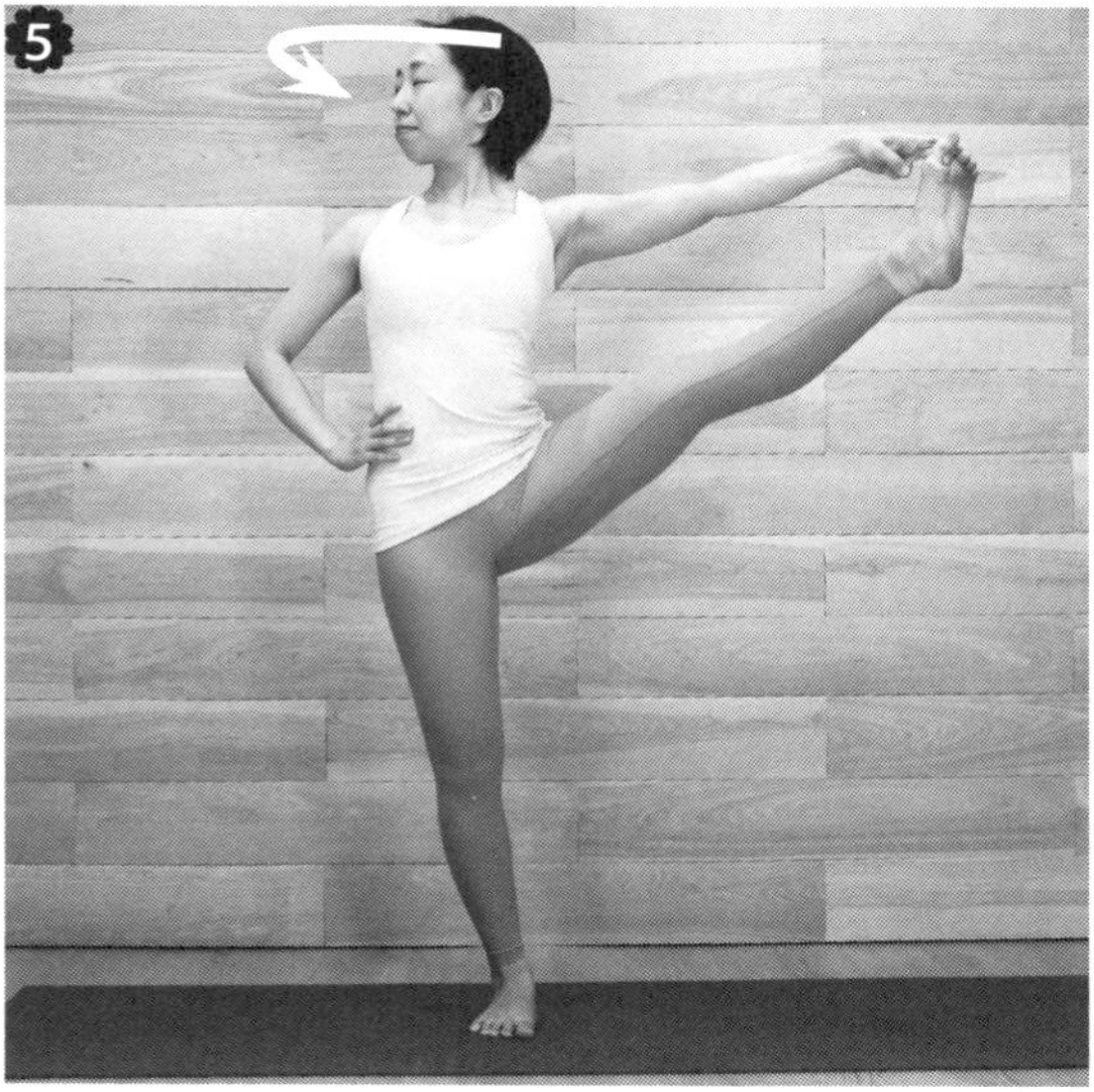

顔を、上げている脚とは逆に向ける。可能なら目を閉じてみる。

3 ナヴァーサナ（船のポーズ）

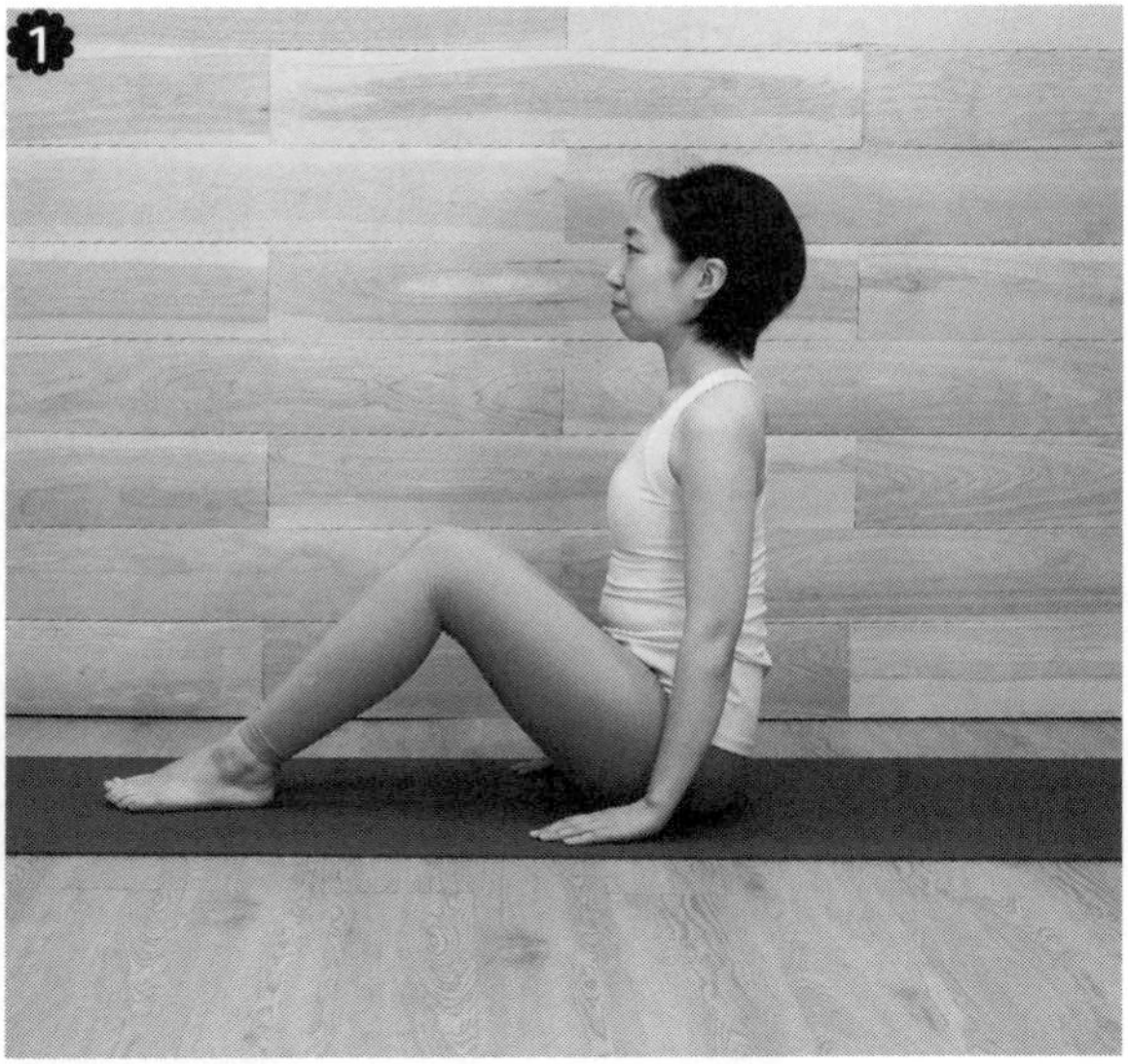

膝を立てて座る。

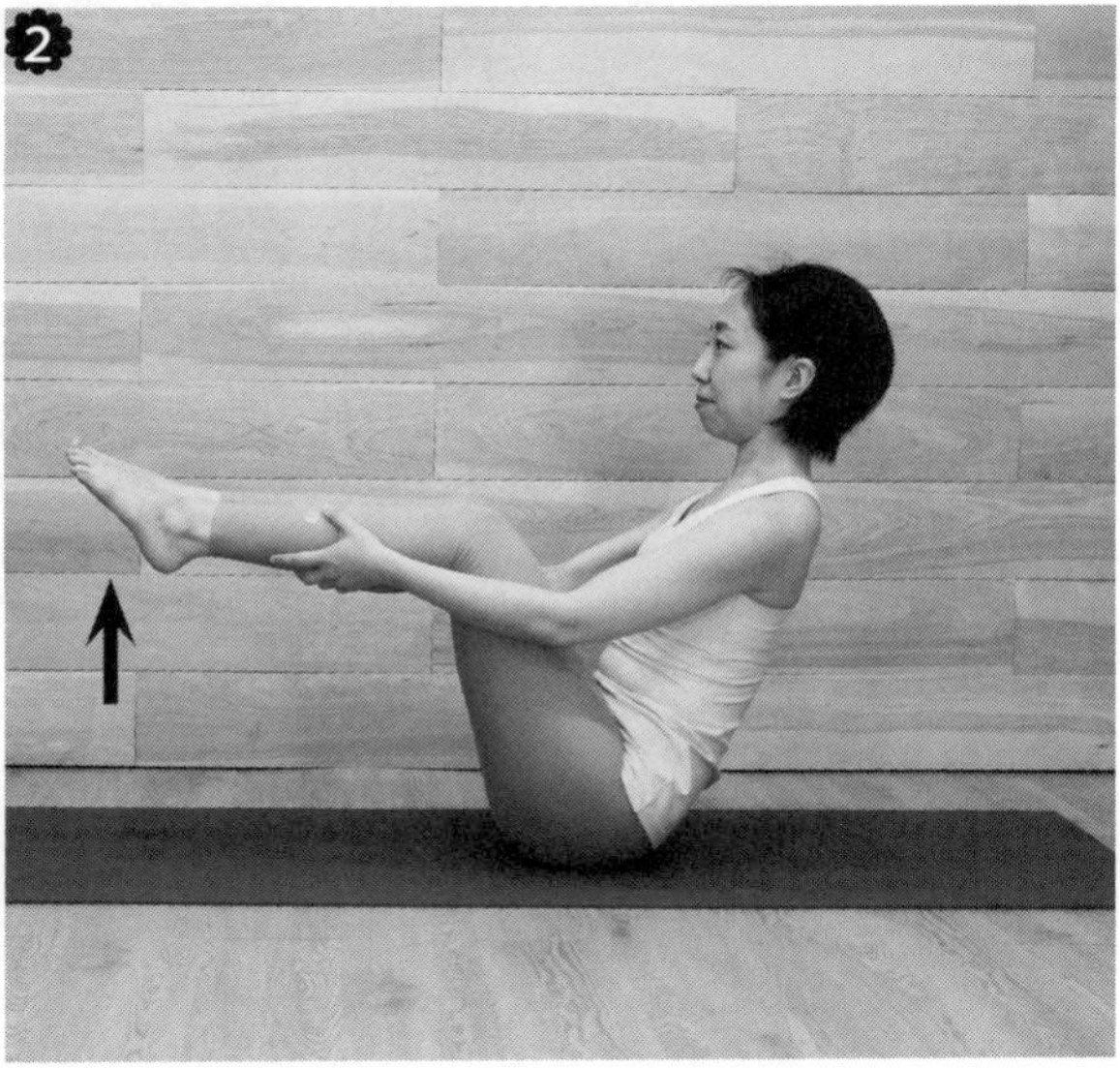

ゆっくりと足を床から浮かす。
ふくらはぎで脚を支える。

手を足から離して遠くに伸ばす。（写真3〜4）

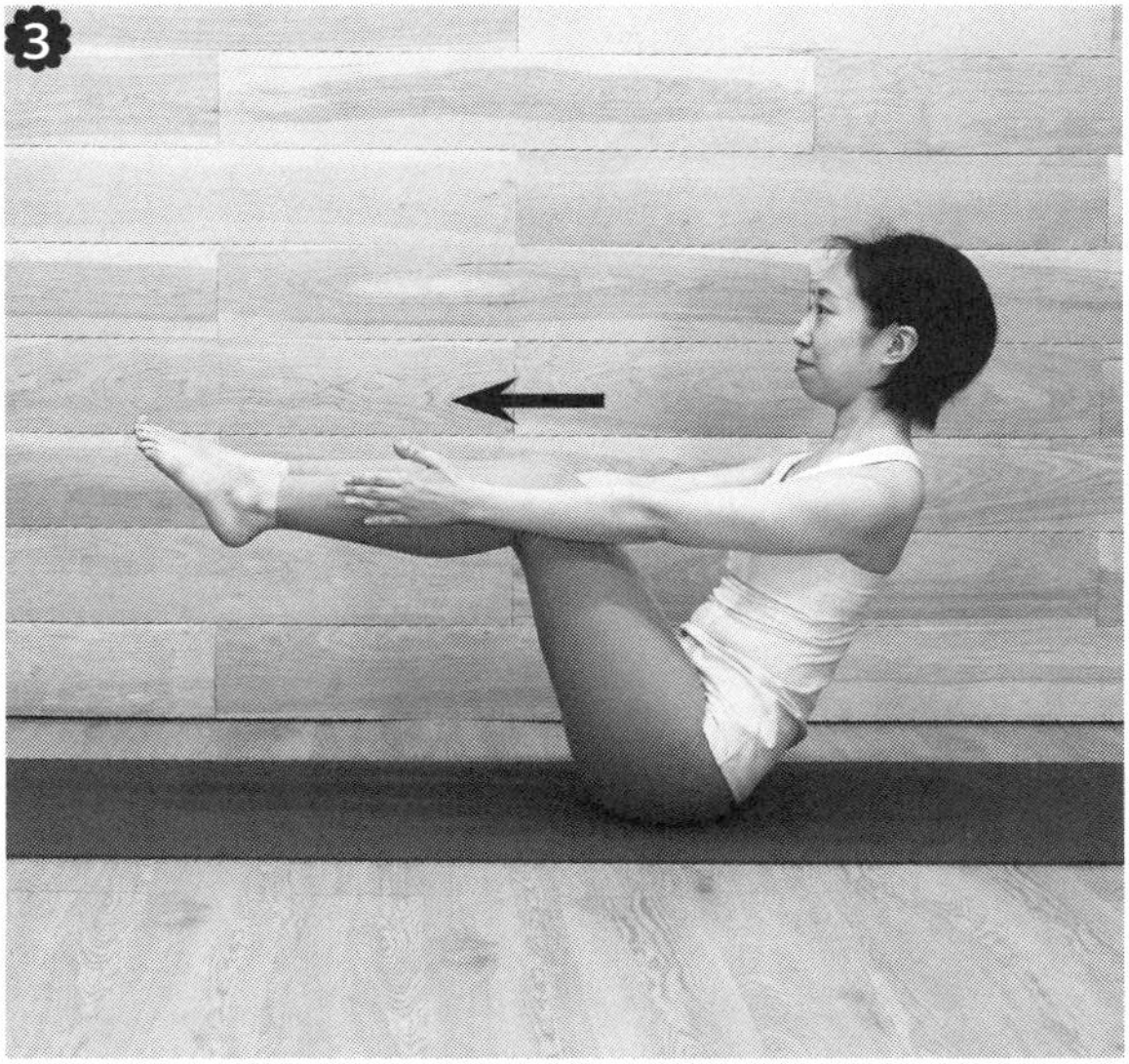

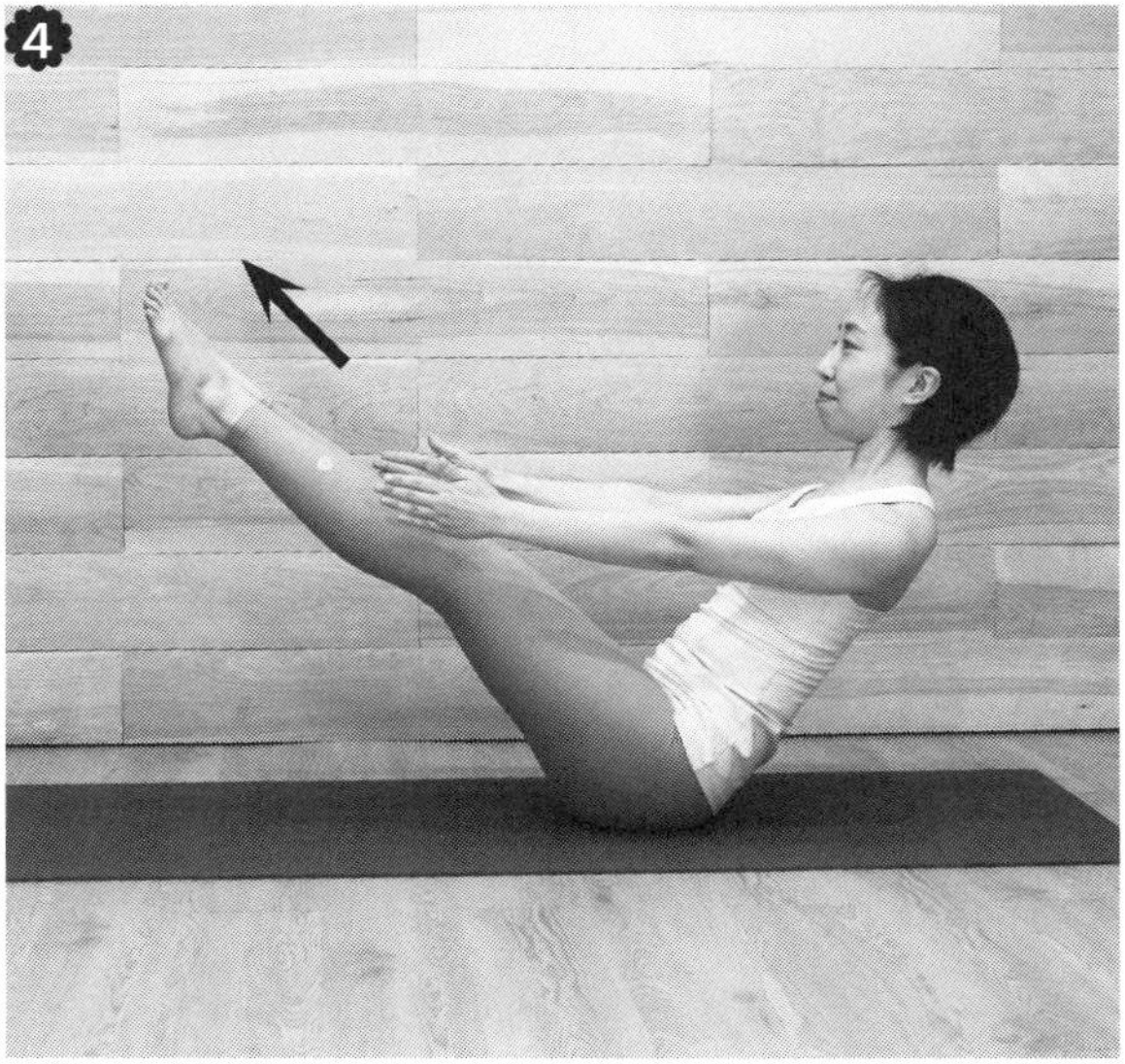

使っている筋肉（特に腹筋と太腿）、平衡感覚、お尻の圧の位置、呼吸などを感じながら、頭をクールにし続けよう。

4 パヴァナムクターサナ（ガス抜きのポーズ）

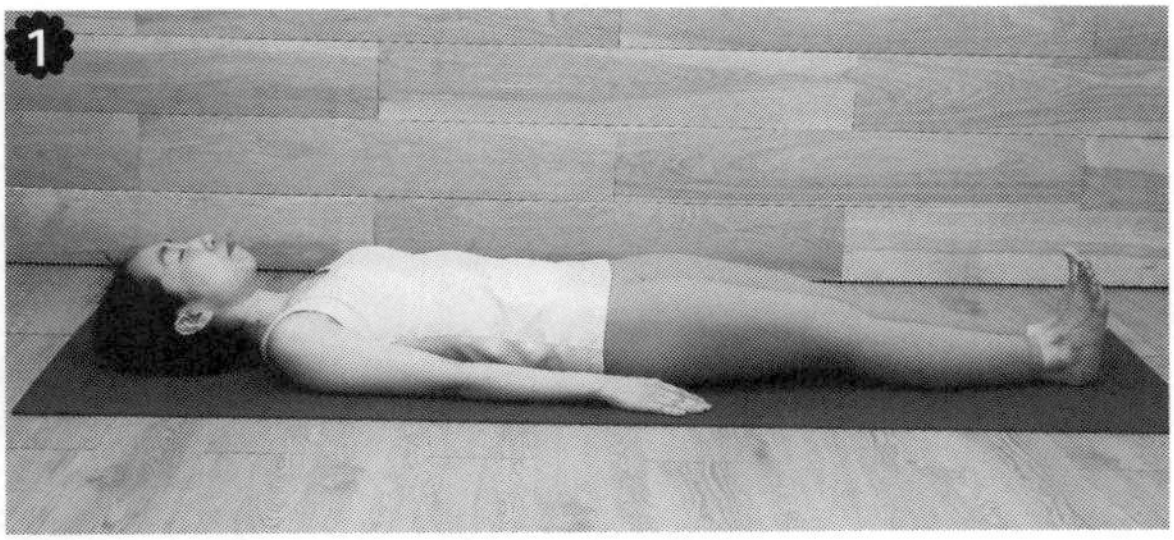

足を揃えて寝る。

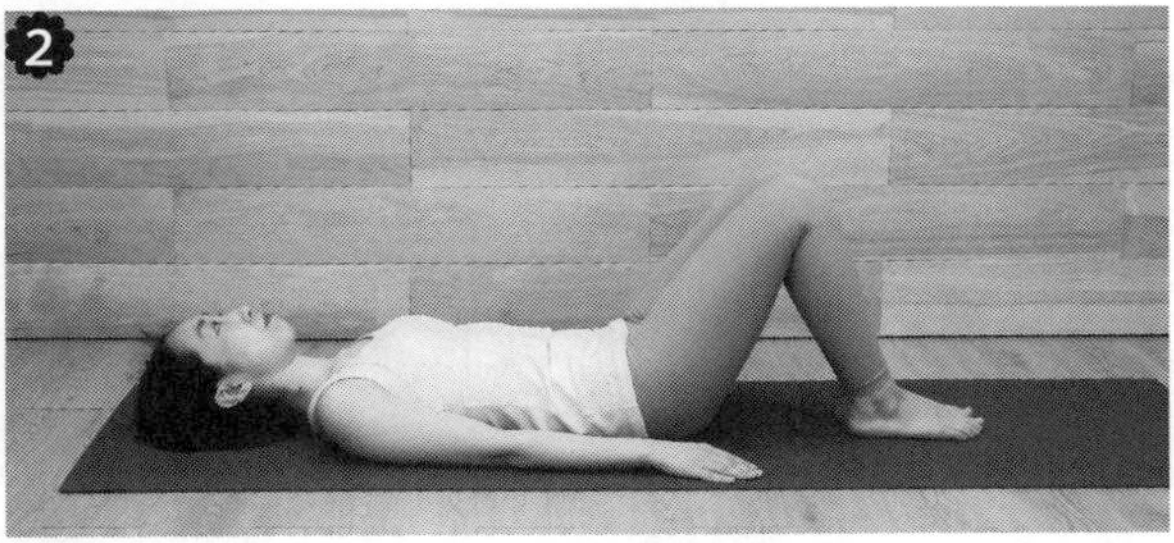

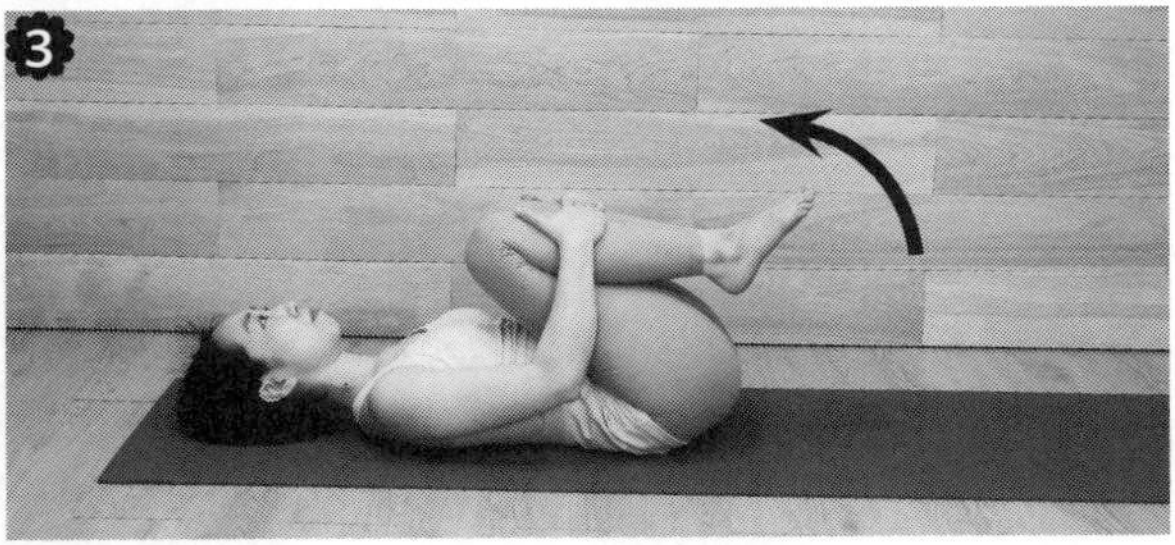

ゆっくりと足を床床から浮かして持ち上げ太腿とお腹を近づける。（写真2〜3）

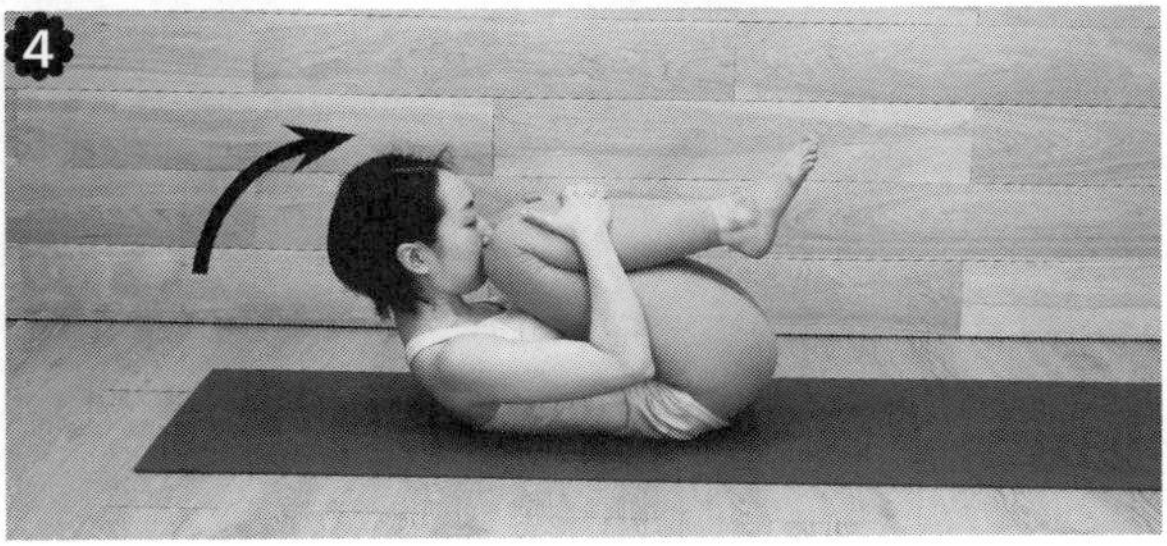

脛を掴んで足を引き寄せながら頭を浮かして膝と鼻を近づける。

片足のパヴァナムクターサナ

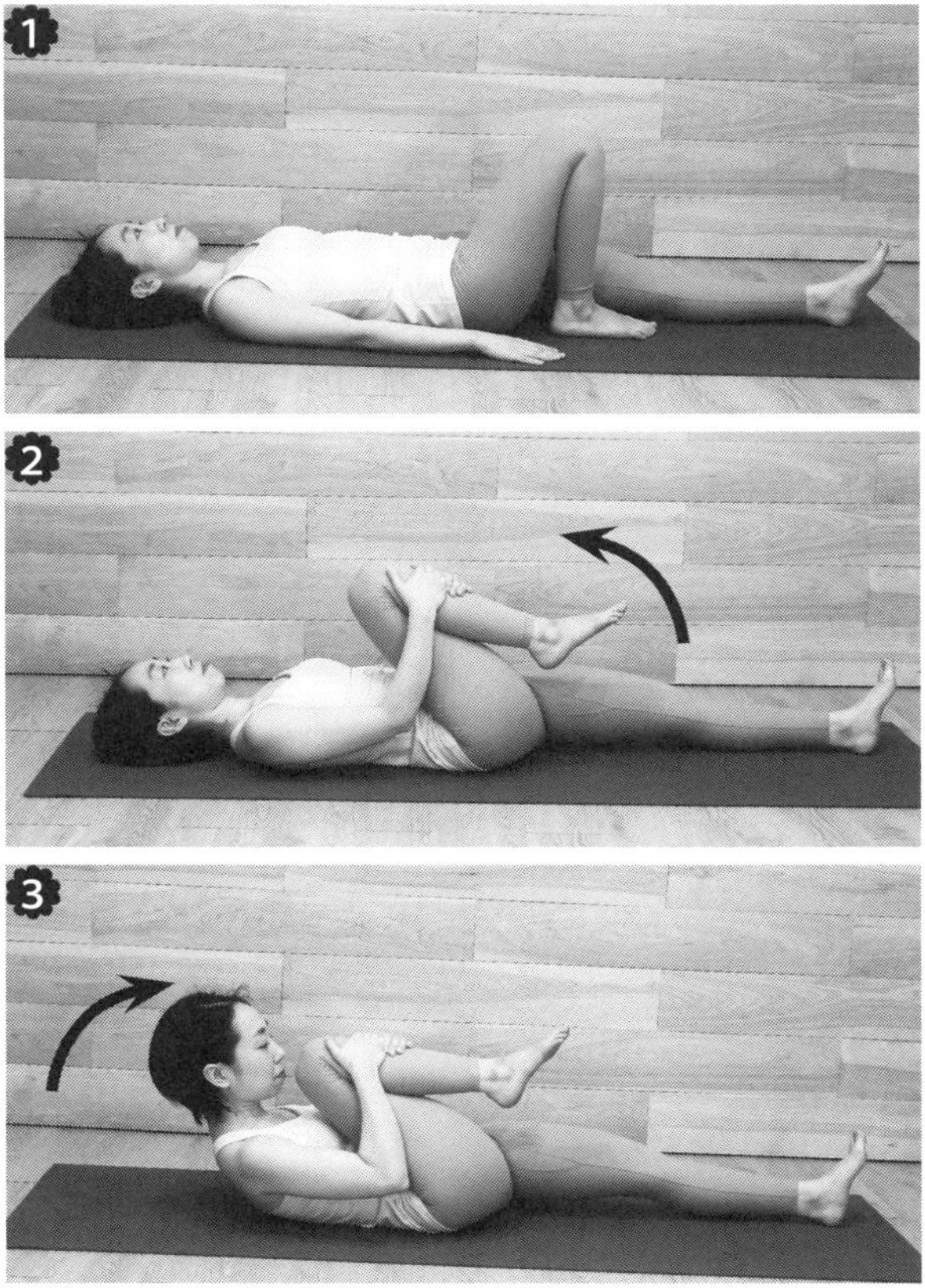

使っている筋肉（特に腹筋と首）、呼吸、内臓の感覚などを感じながら、頭をクールにし続けよう。

5 ダニューラーサナ（弓のポーズ）

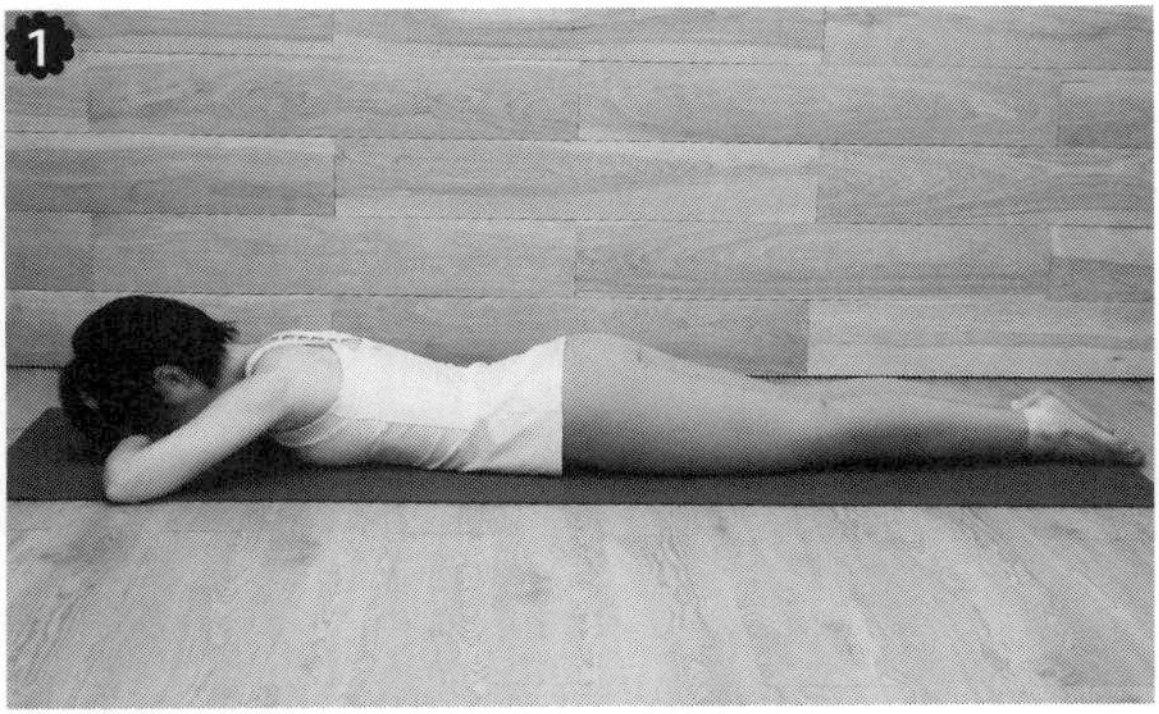

足を揃えてうつ伏せになる。

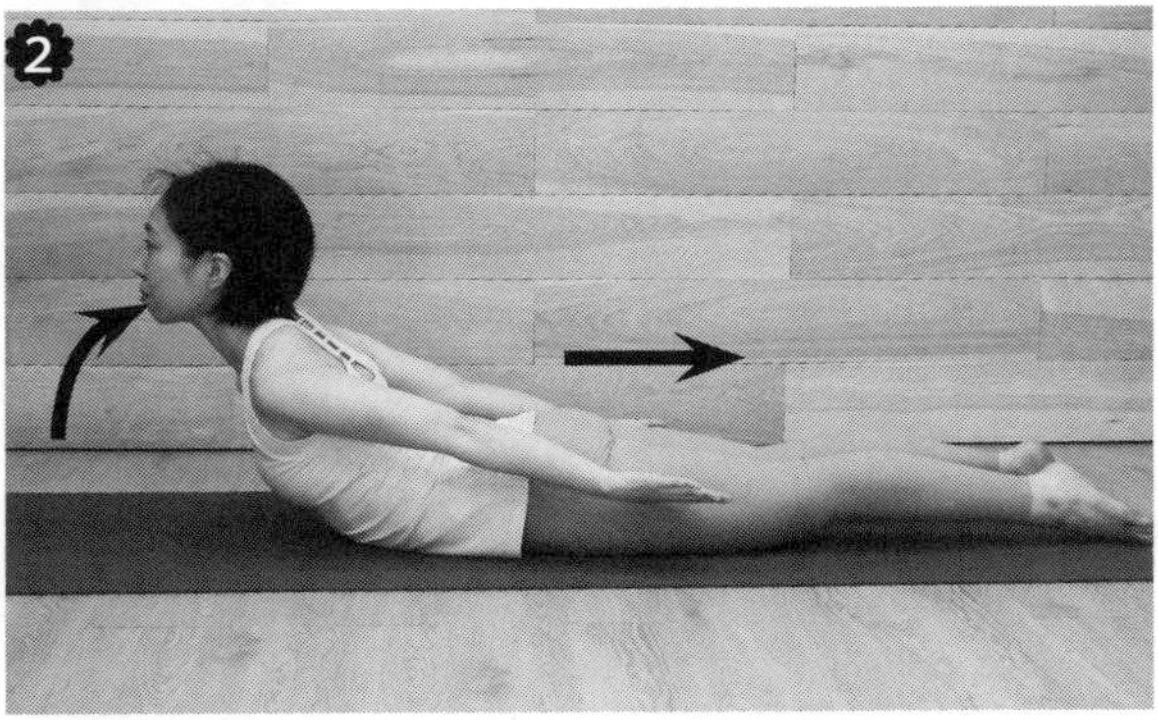

手を足の方に伸ばし、上半身を浮かす。

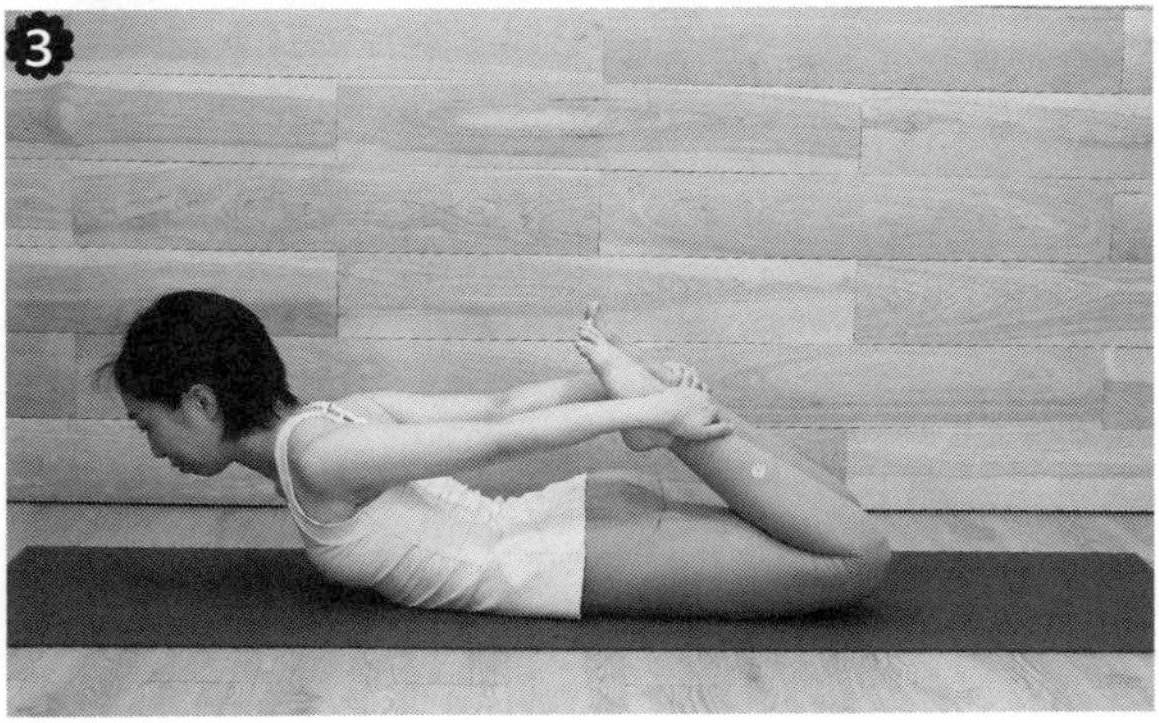

膝を曲げて足首をつかむ。

足首を掴み可能な範囲で膝を伸ばしながら上半身を更に持ち上げる。（写真4〜5）

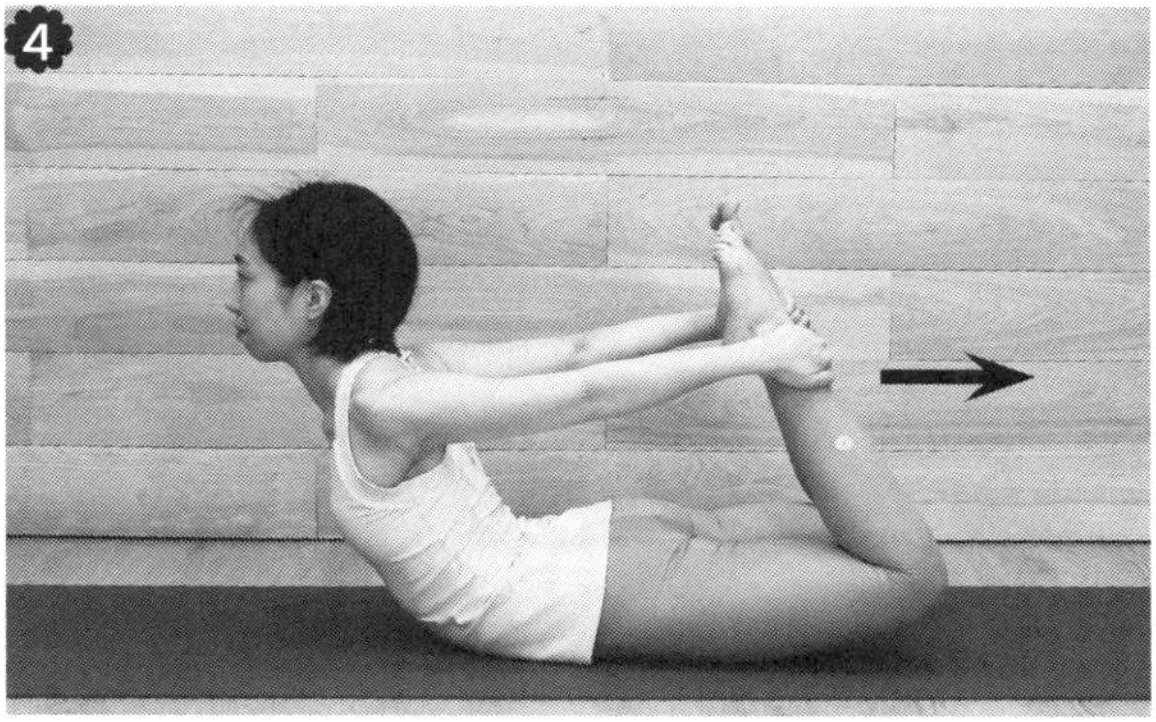

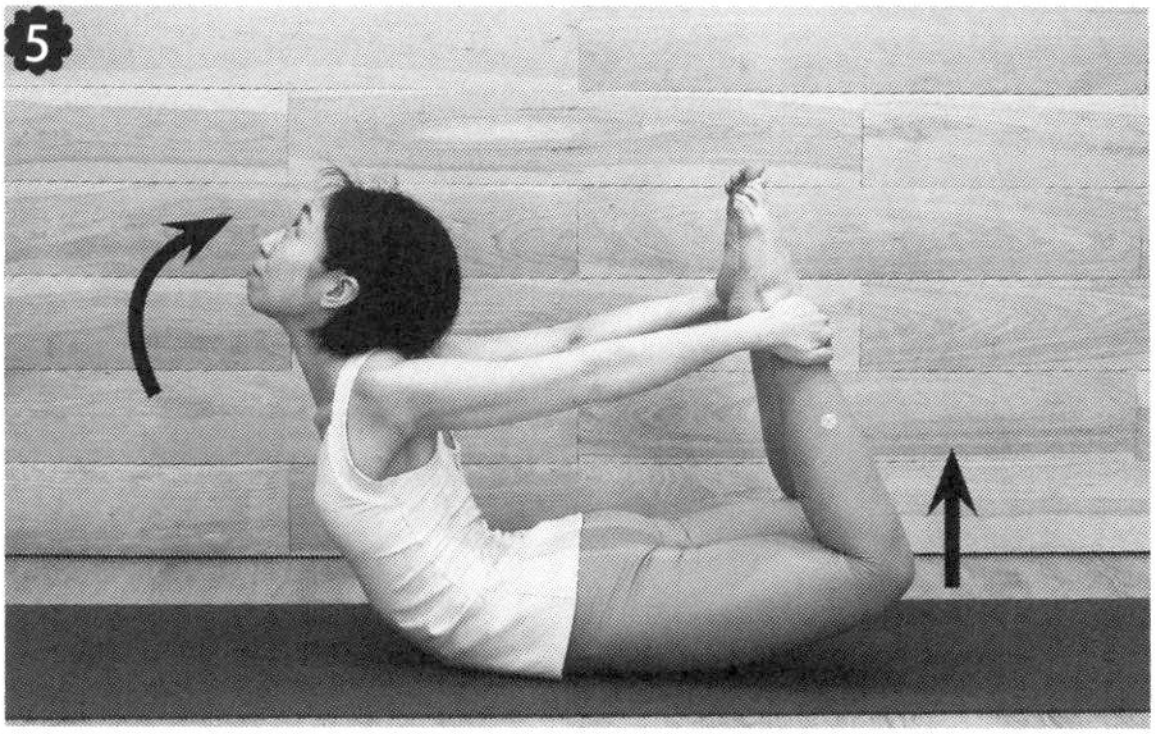

使っている筋肉（特に太腿）、平衡感覚、足圧の位置、呼吸などを感じながら、頭をクールにし続けよう。

6 ヴィーラバッドラーサナIII（戦士のポーズ3）

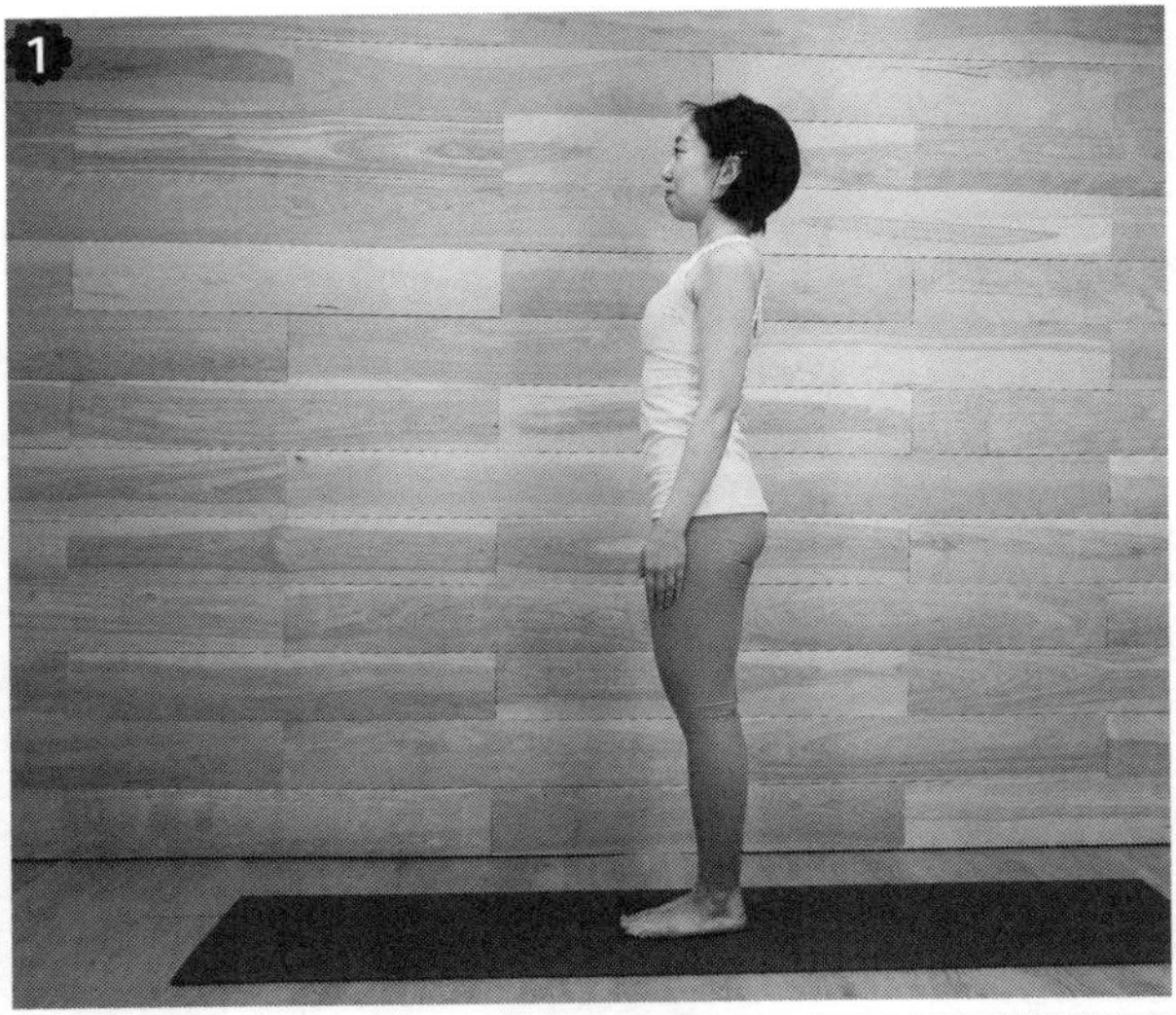

足を揃えて立つ。

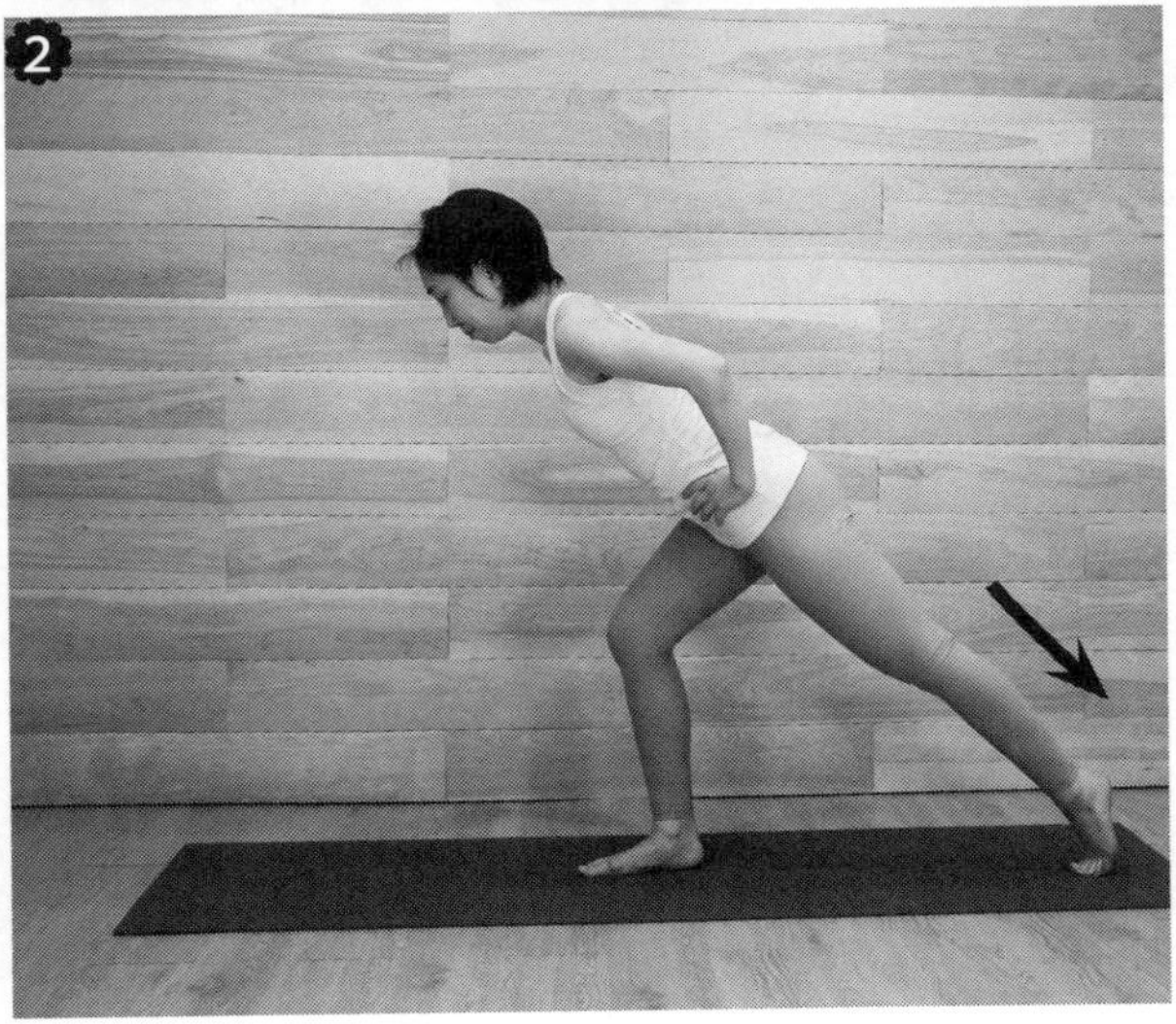

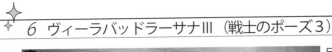

片足を後ろに引いて体を前傾させる。

使っている筋肉（特に背筋）、平衡感覚、足圧の位置、呼吸などを感じながら、頭をクールにし続けよう。

体と後足が床と平行になるところまでゆっくりと前傾を強める。

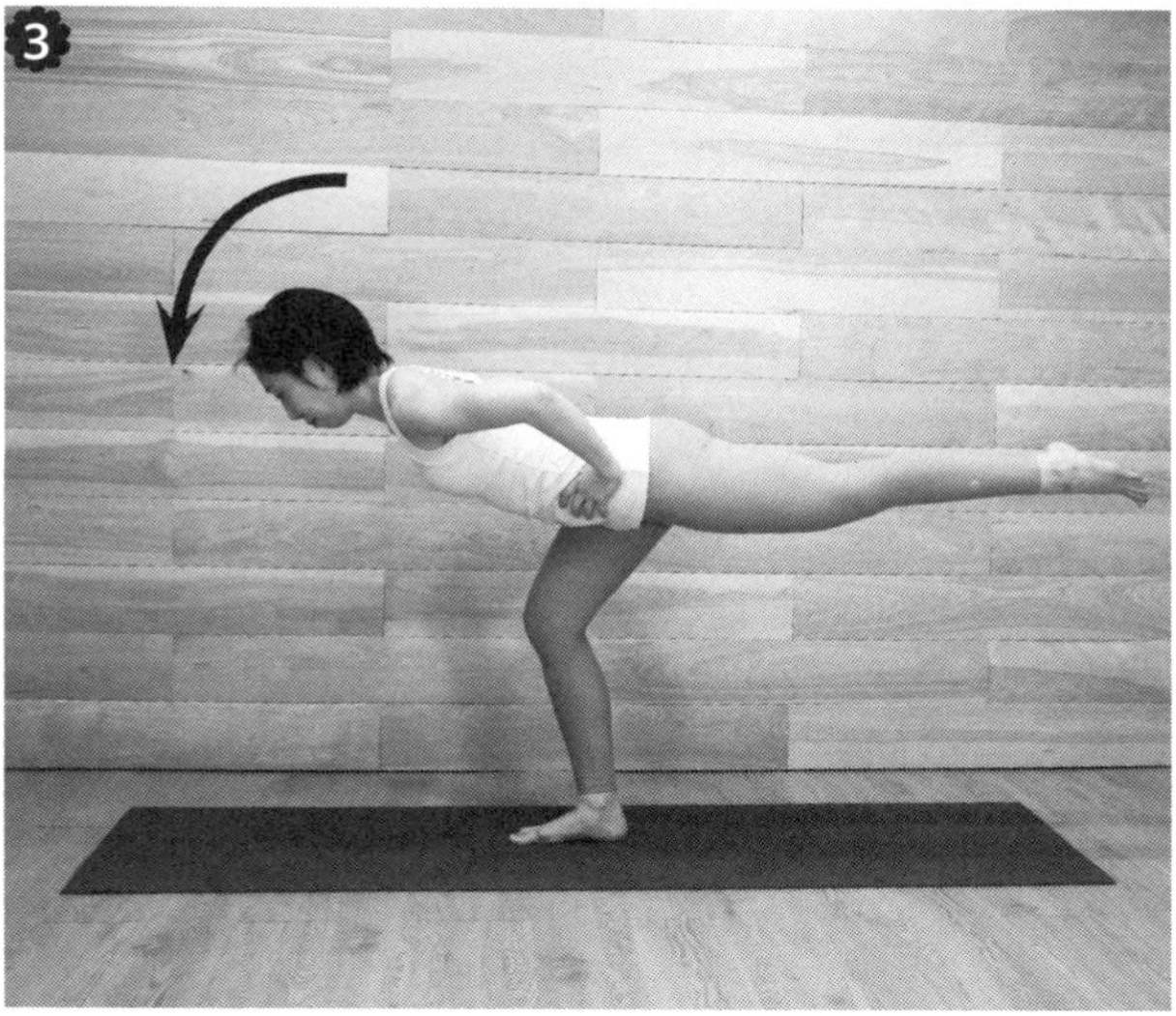

可能な範囲で合掌して手を伸ばす。

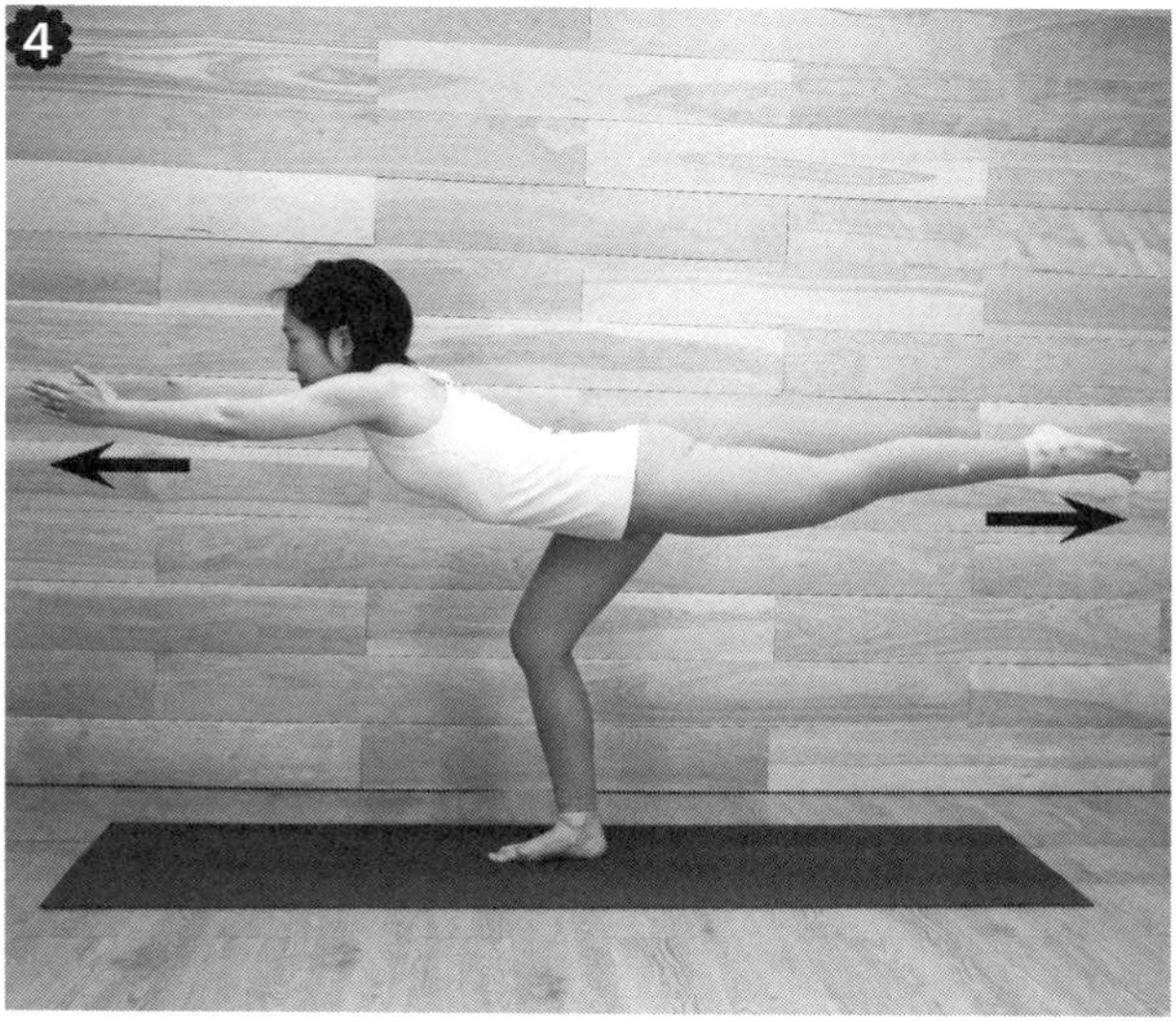

7 パリブリッタウトゥカターサナ（ねじった椅子のポーズ）

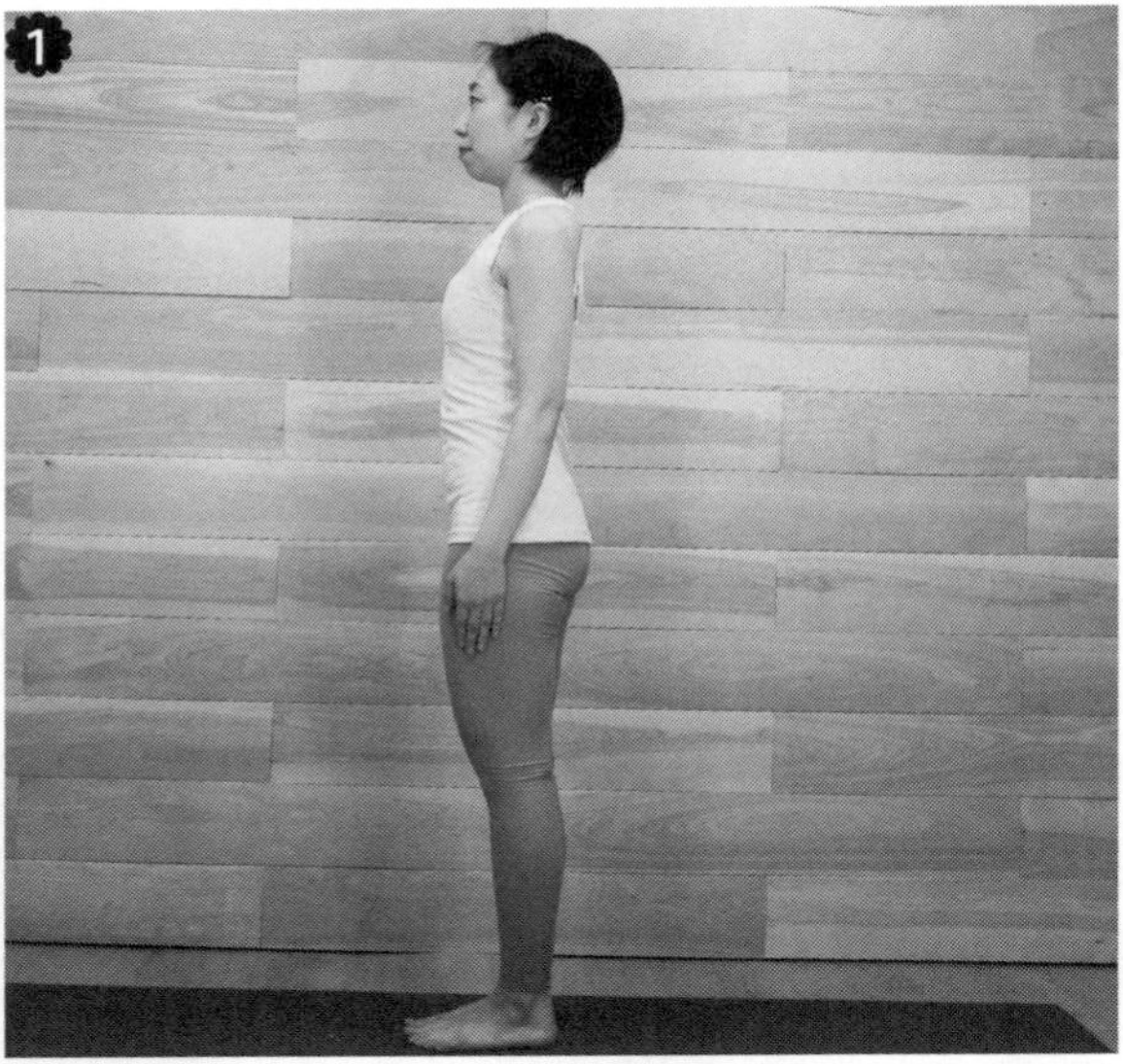

足を揃えて立つ。

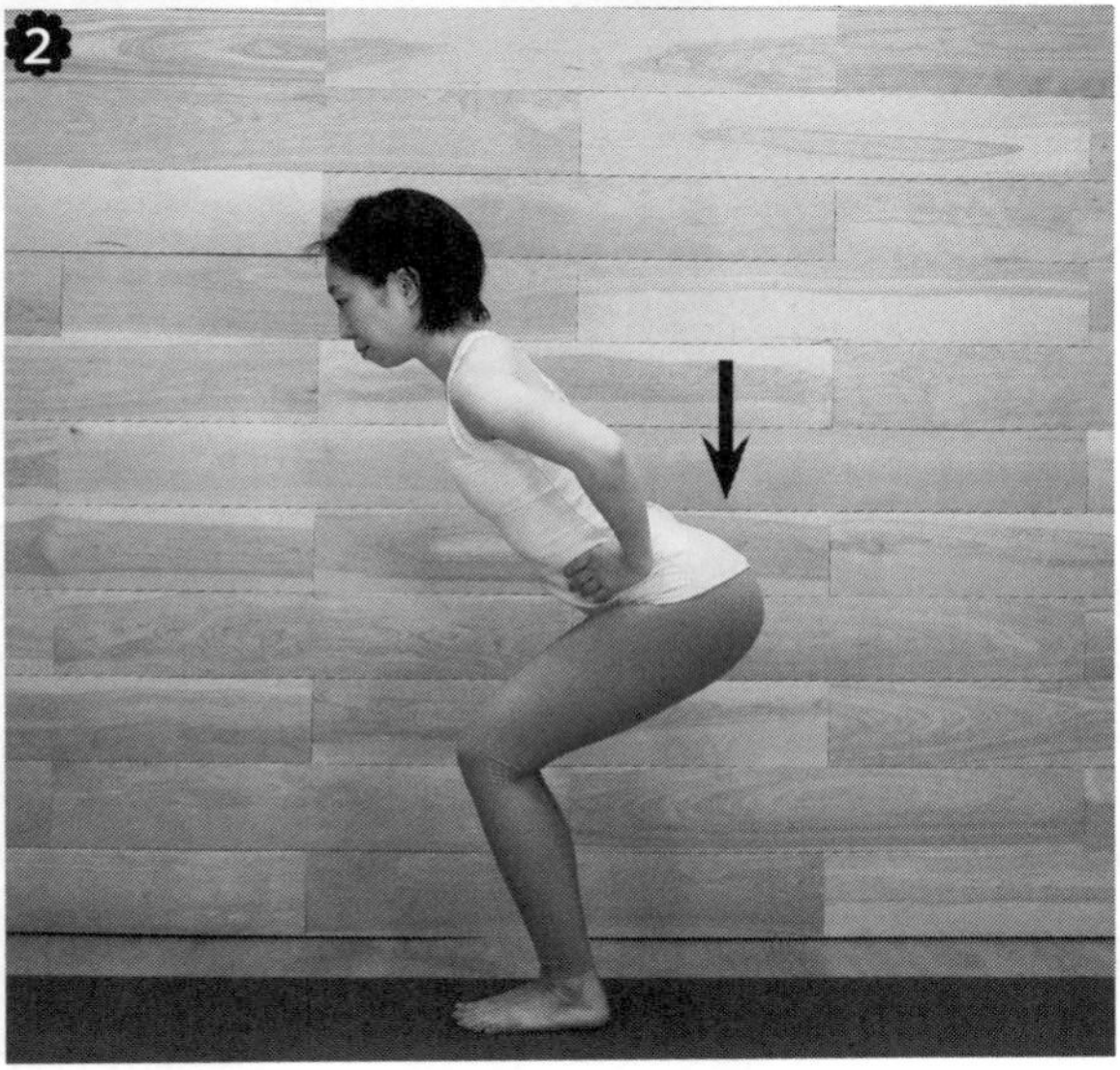

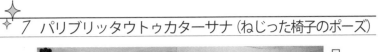

お尻を引きながらスクワットする。

使っている筋肉（特に腹筋＋背筋）、平衡感覚、足圧の位置、呼吸、内臓の感覚などを感じながら、頭をクールにし続けよう。

上半身を捻って膝の外側に反対側の肘を当てる。

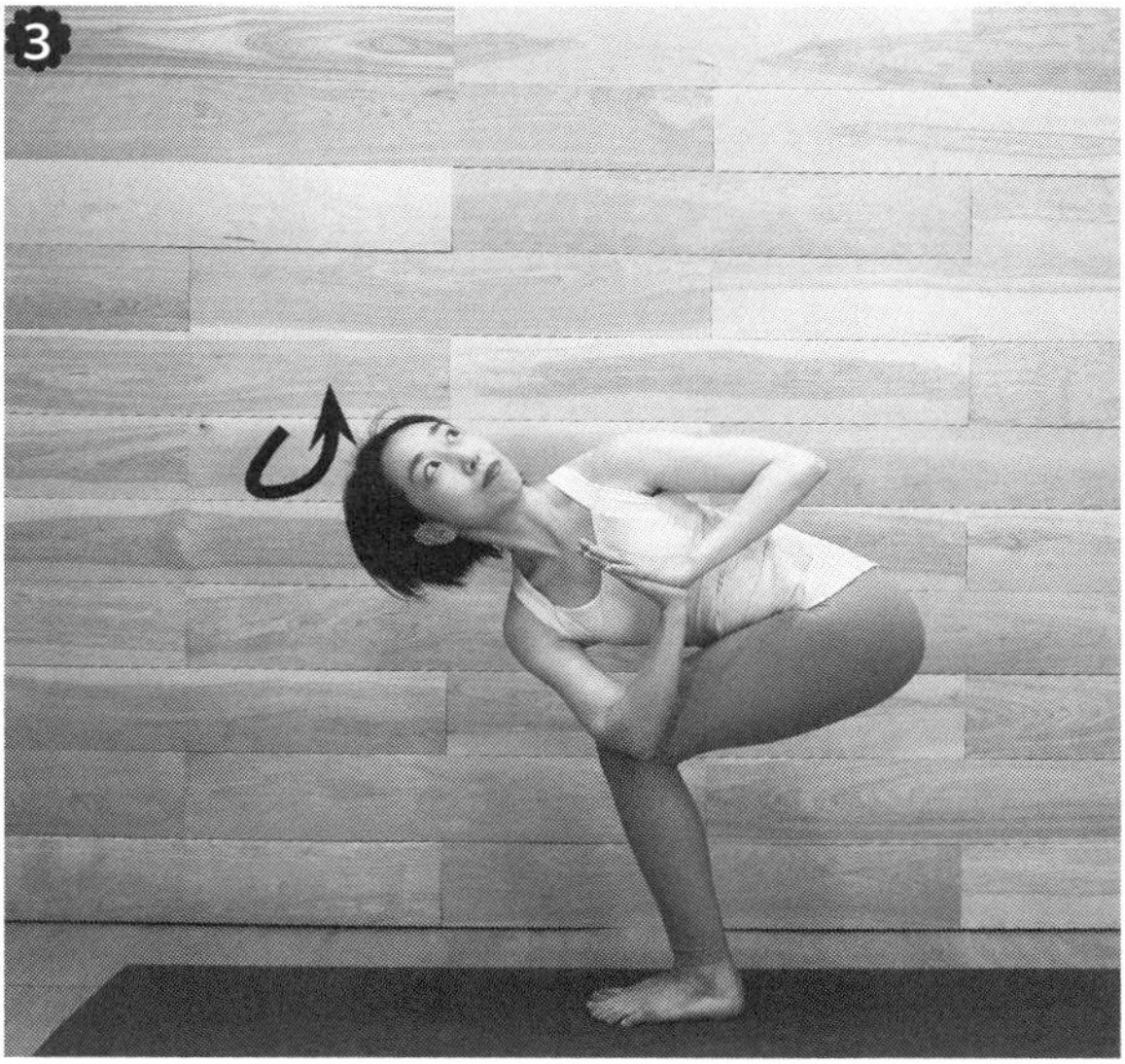

可能な範囲で手を伸ばし、視線を天井に向ける。

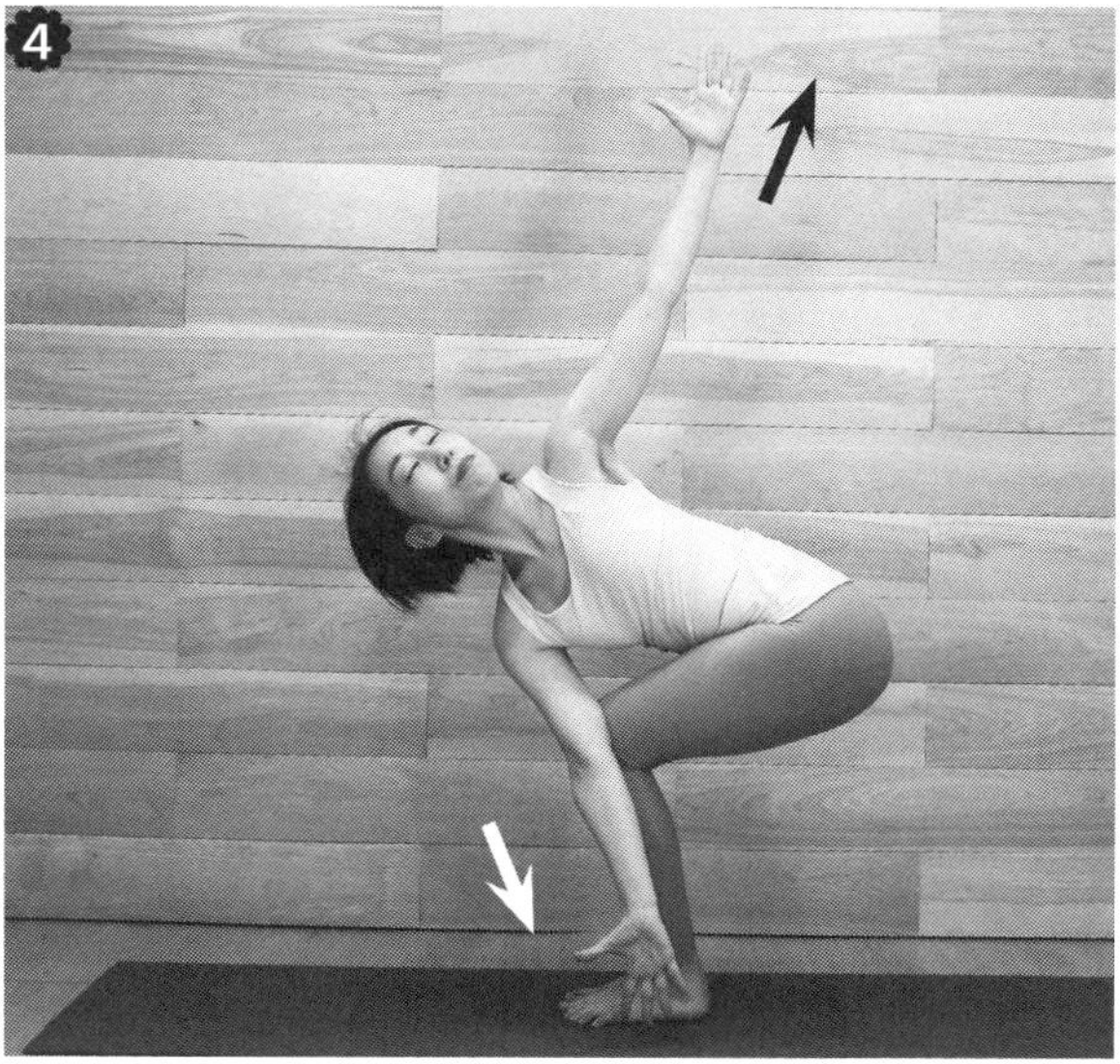

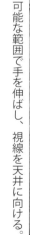

8 アルダハラーサナ：両足（半分の鋤のポーズ）

足を揃えて仰向けになる。

腹筋に力を入れた状態で両足を床からゆっくりと持ち上げる。（写真2～4）

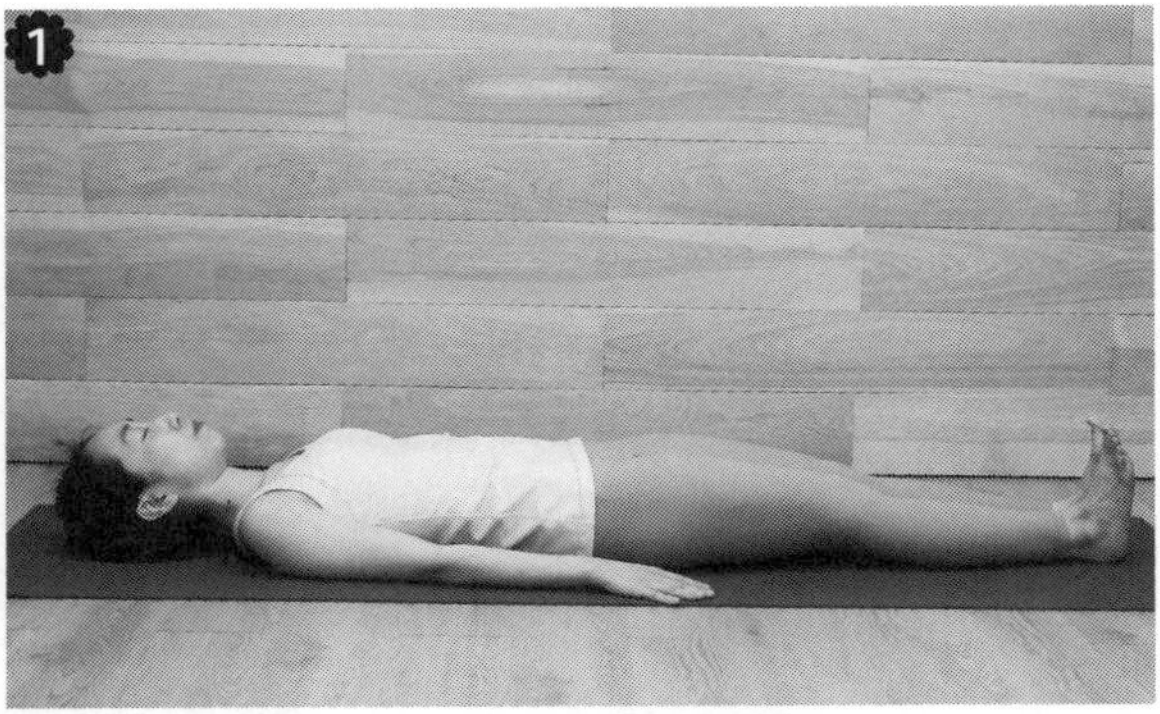

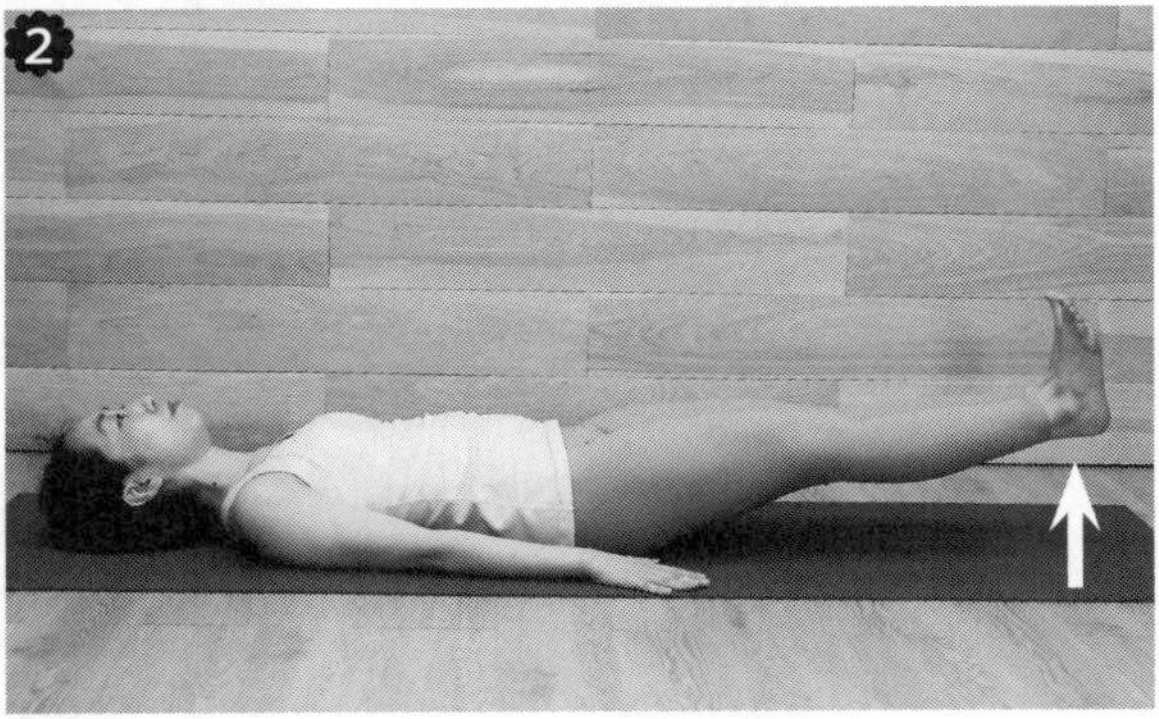

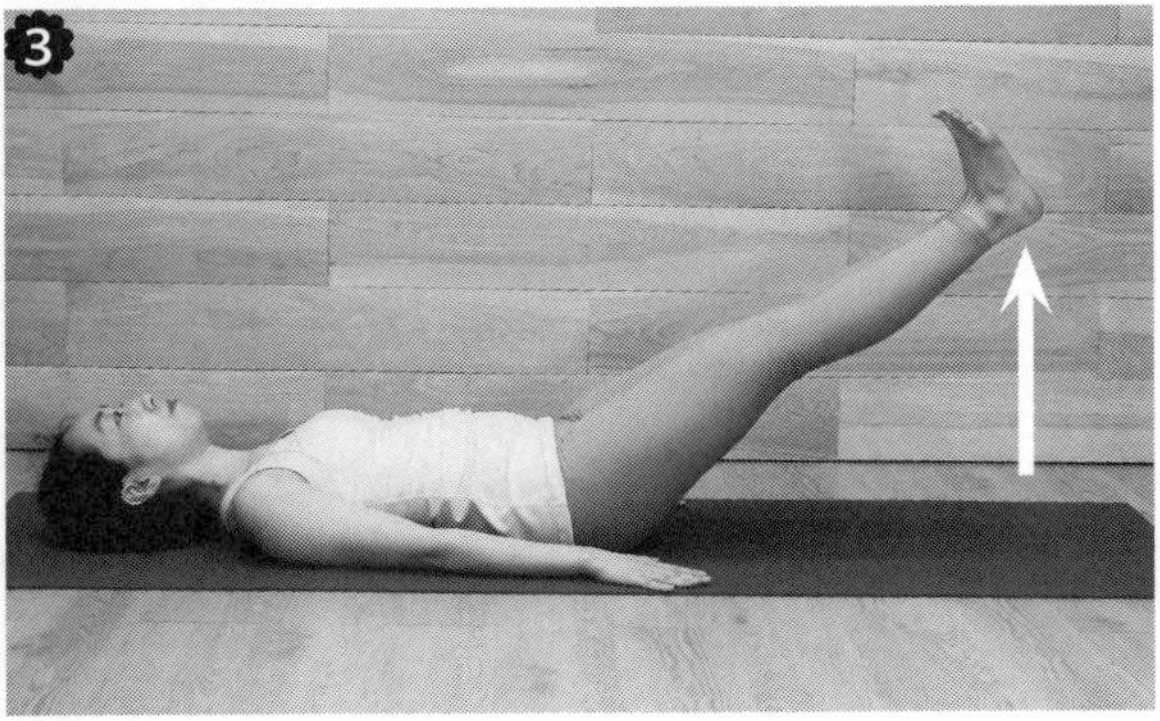

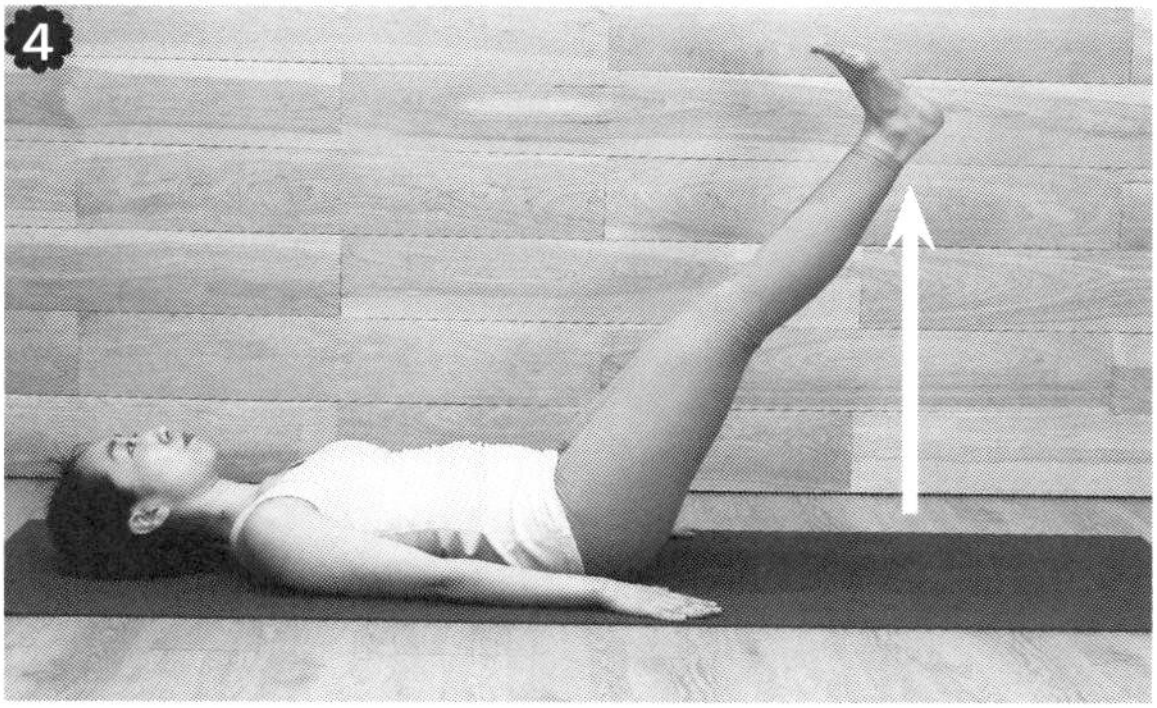

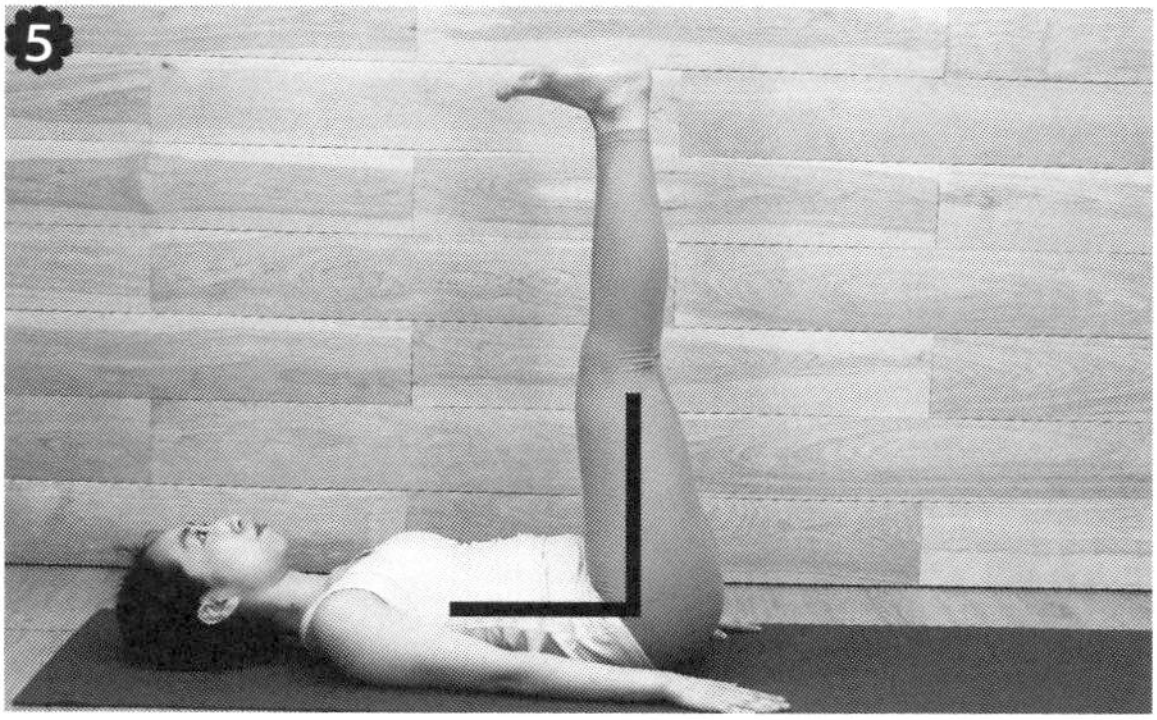

床と垂直な状態で保持する。

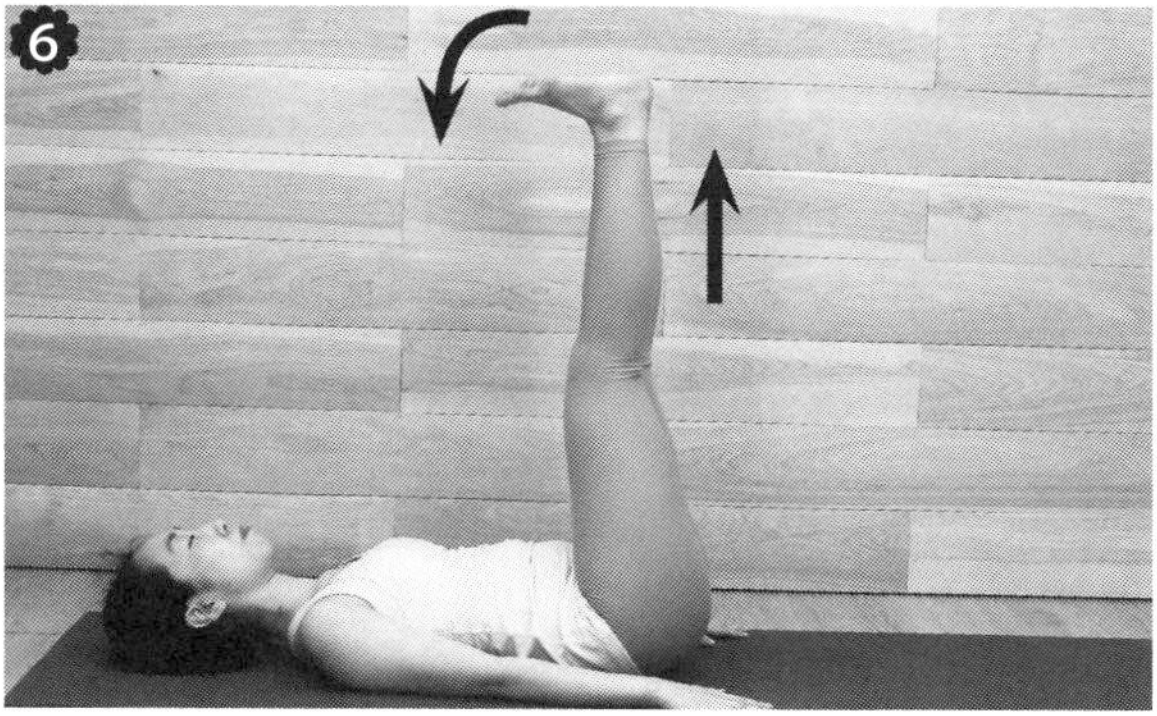

足首を反って膝を伸ばして保持する。

使っている筋肉（特に太腿＋腹筋）、呼吸、足の血流の変化などを感じながら、頭をクールにし続けよう。

9 ジャーヌシールシャーサナ（膝と額をつけるポーズ）

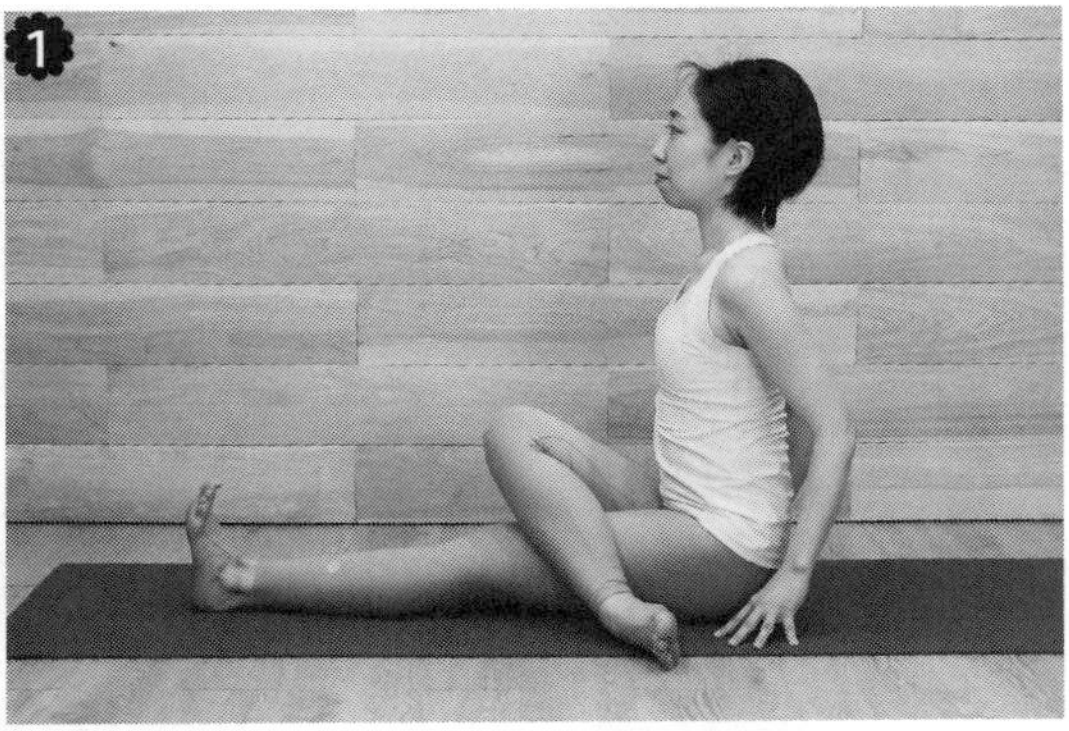

足を揃えた長座位から、片足のみ膝を曲げて反対の膝を跨ぐ。

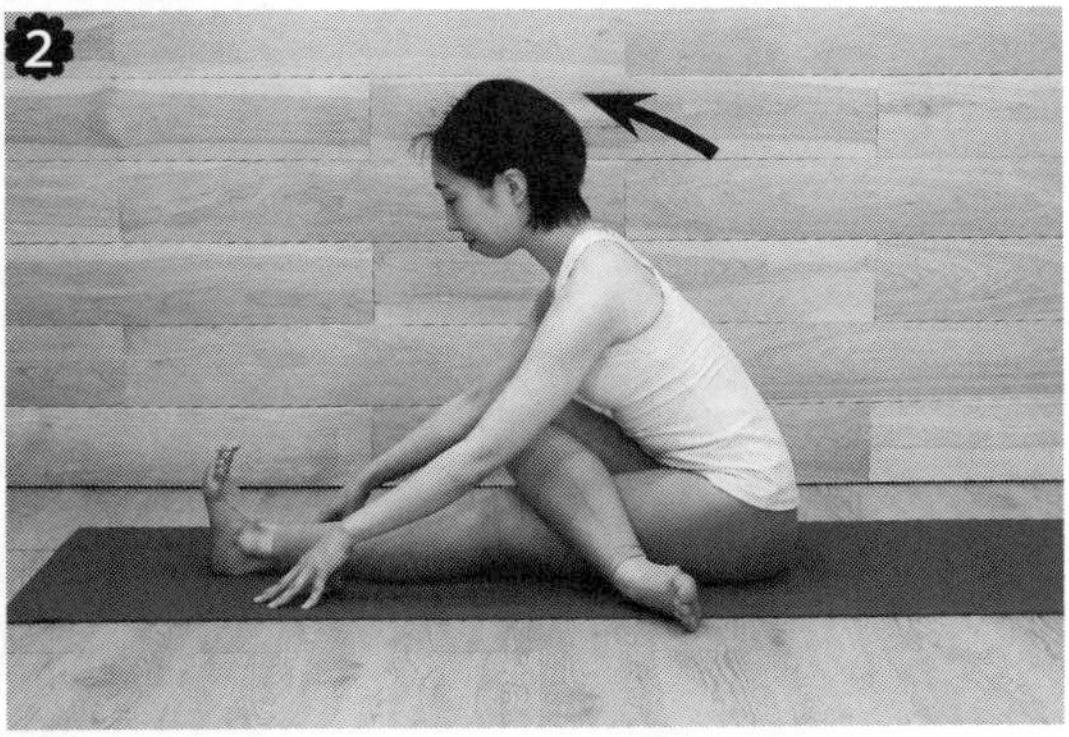

ゆっくりと前傾して、

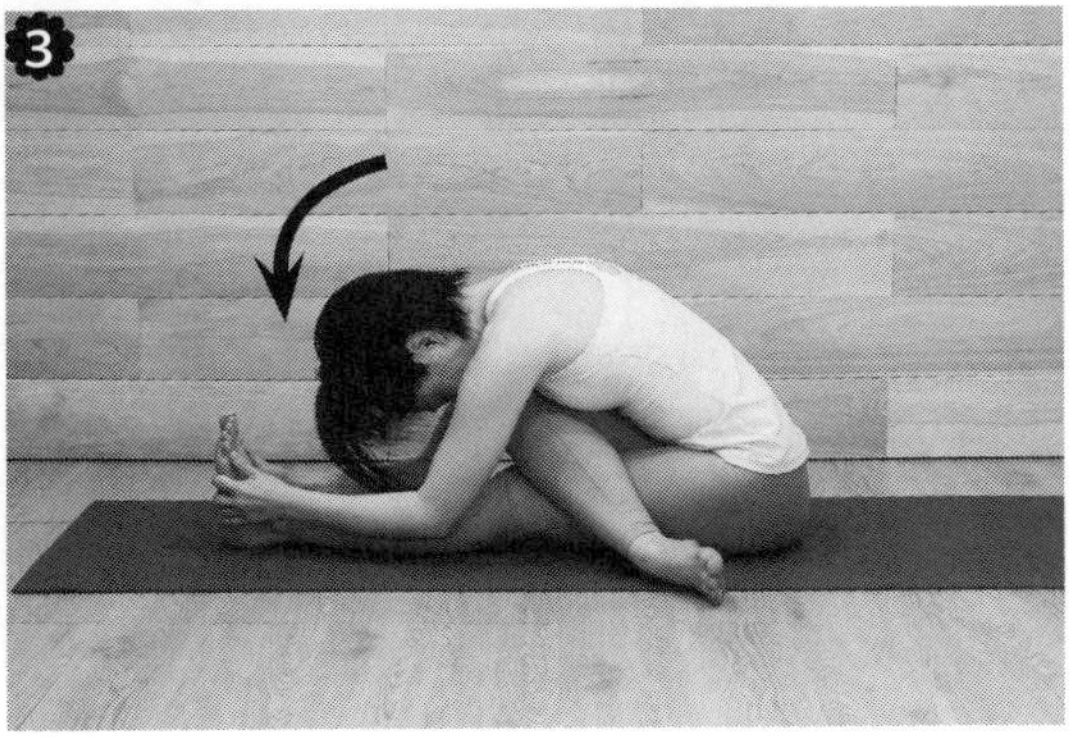

足を掴み、可能な範囲で前屈して脛に額を近づける。

伸びている筋肉（特に膝裏）、呼吸、内臓の感覚、血流の変化などを感じながら、頭をクールにし続けよう。

正面から

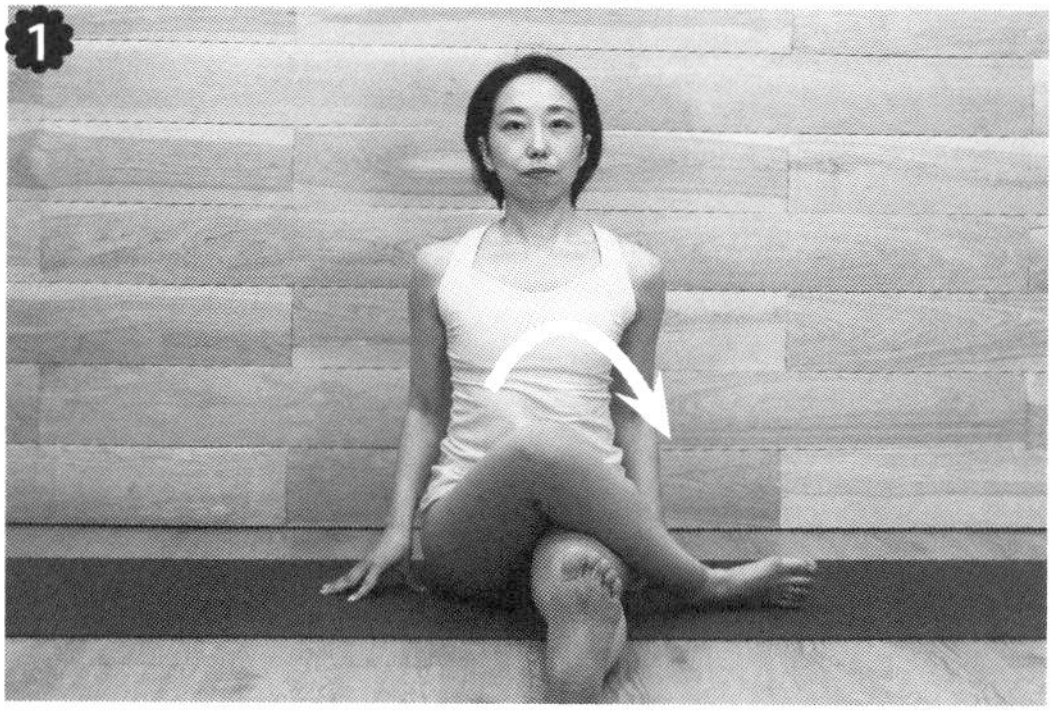

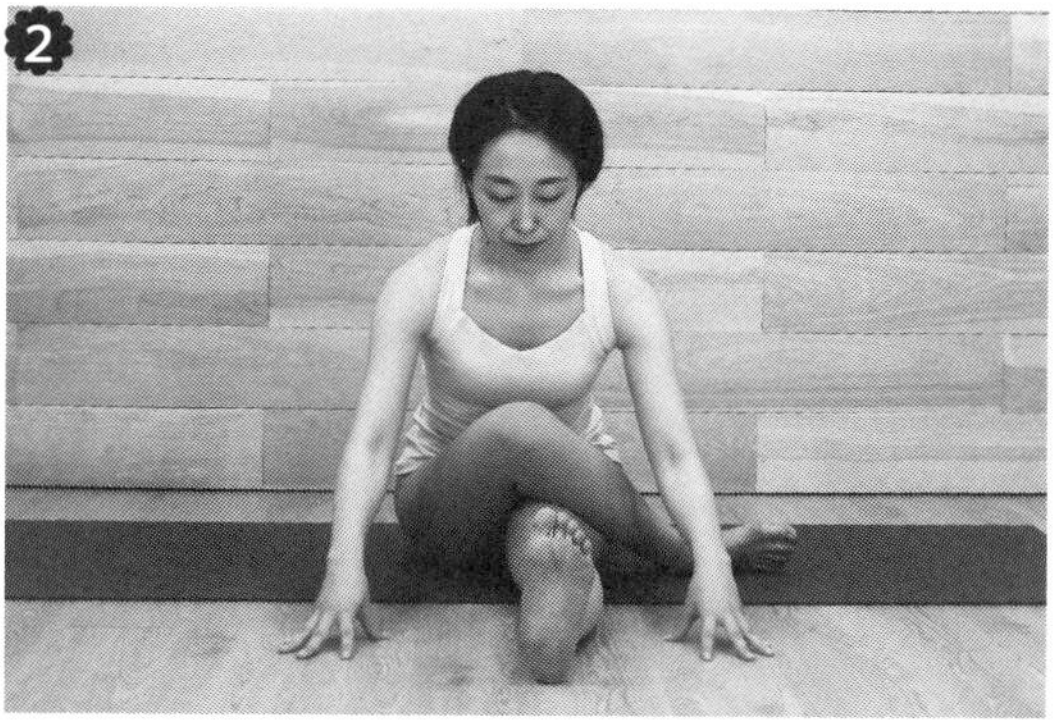

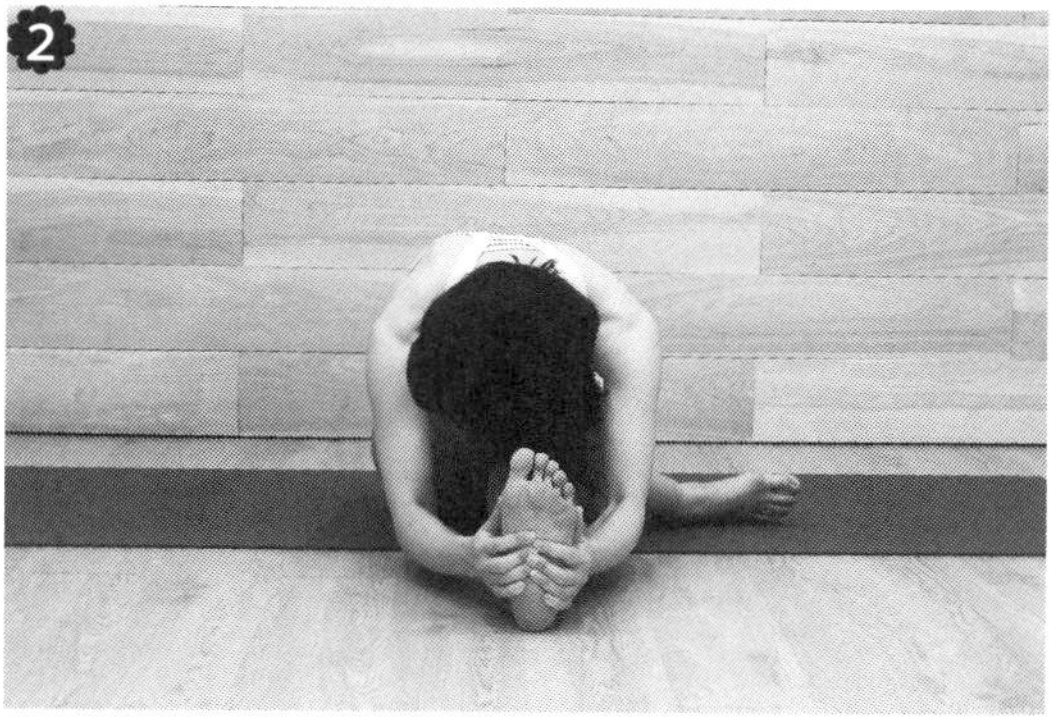

10 ヴィパリータカラーニムドラー（逆転のムドラー）

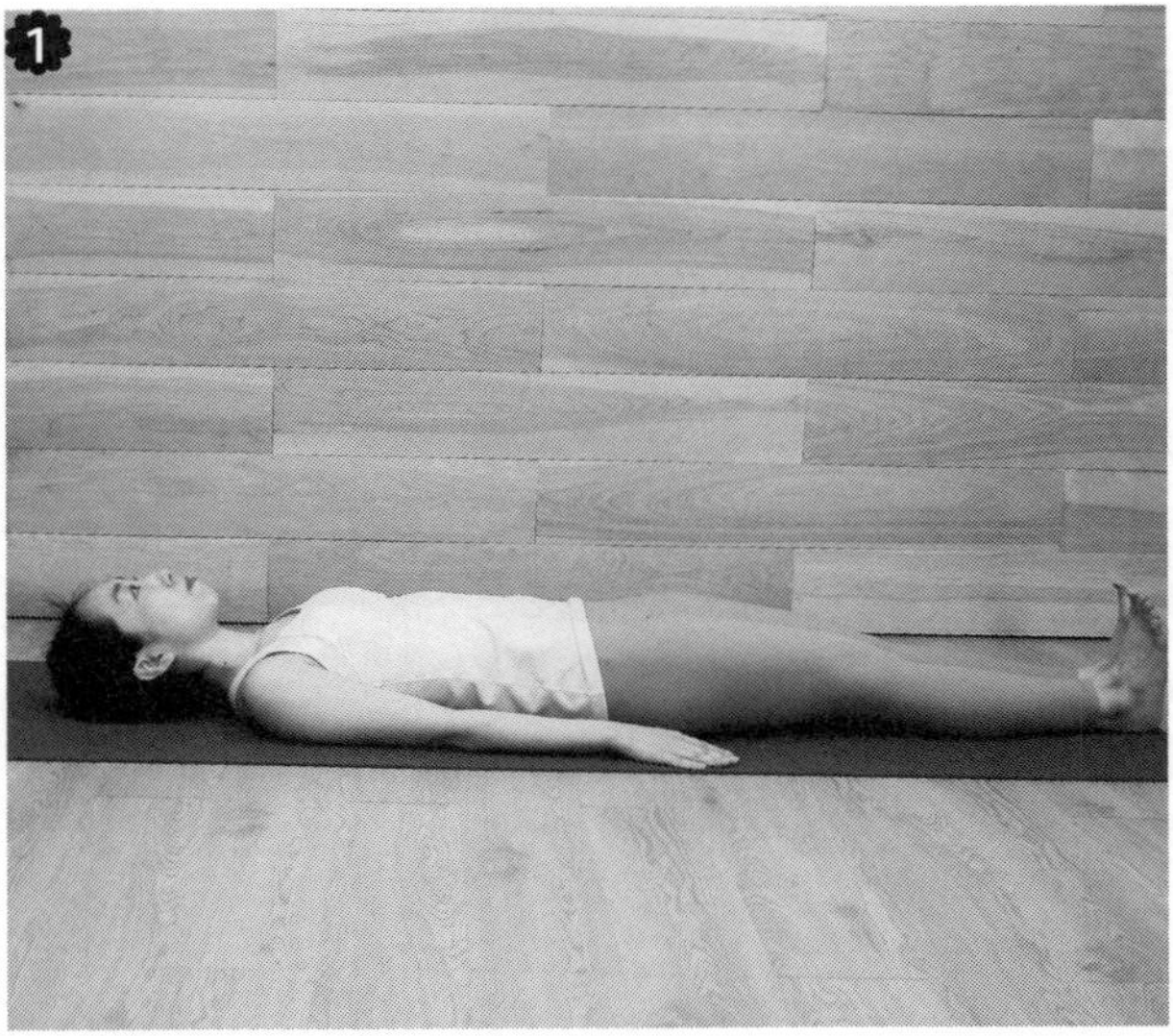

足を揃えて寝る。

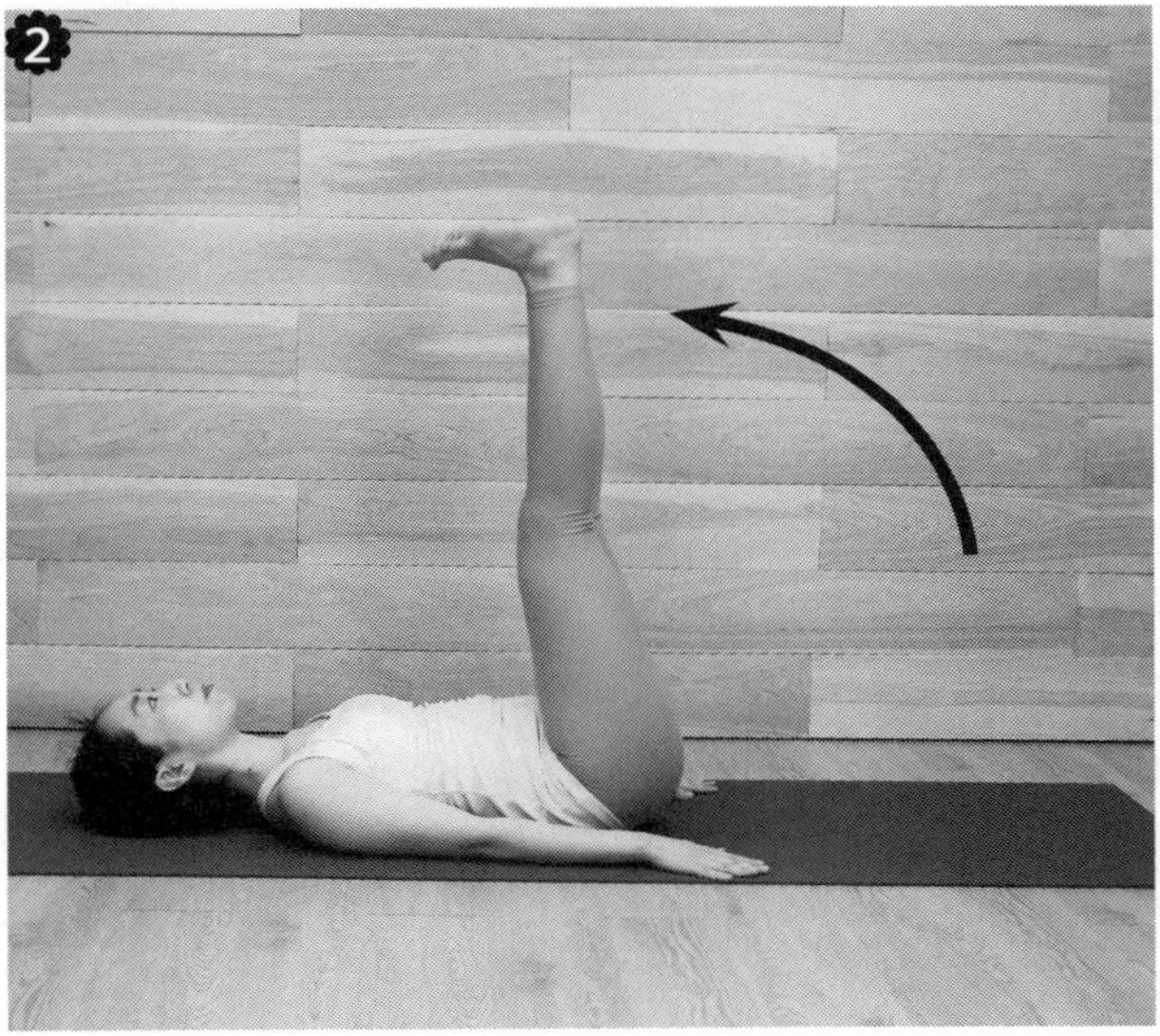

両足が床と垂直になるところまでゆっくりと持ち上げる。

内臓の感覚、血流（特に頭部）、呼吸の変化などを感じながら、頭をクールにし続けよう。

❸ 床を手でしっかりと抑えながら足を頭の先に倒してお尻を浮かす。

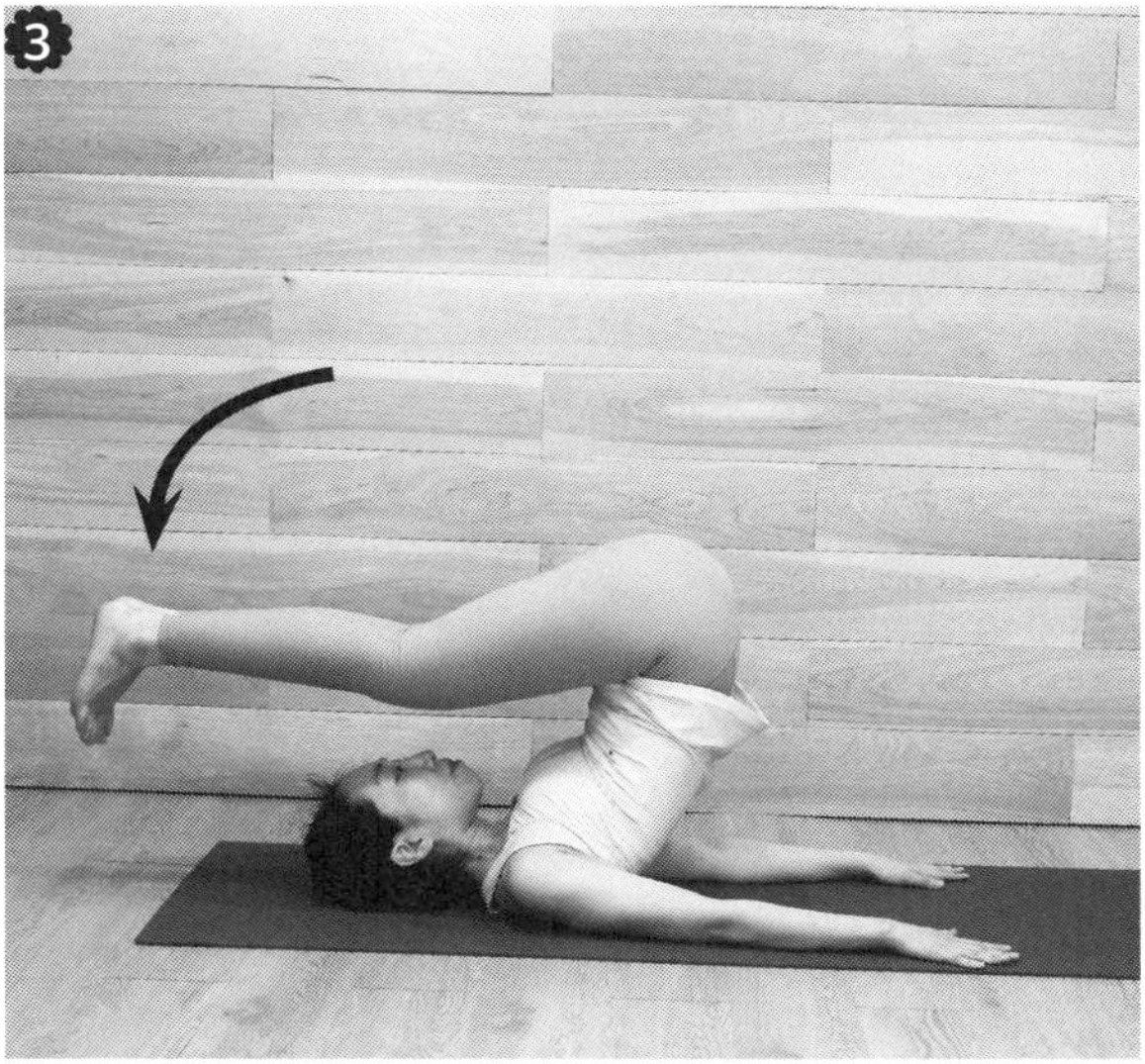

❹ 肘を曲げて手で骨盤を支え、足を天井に向かって持ち上げる。

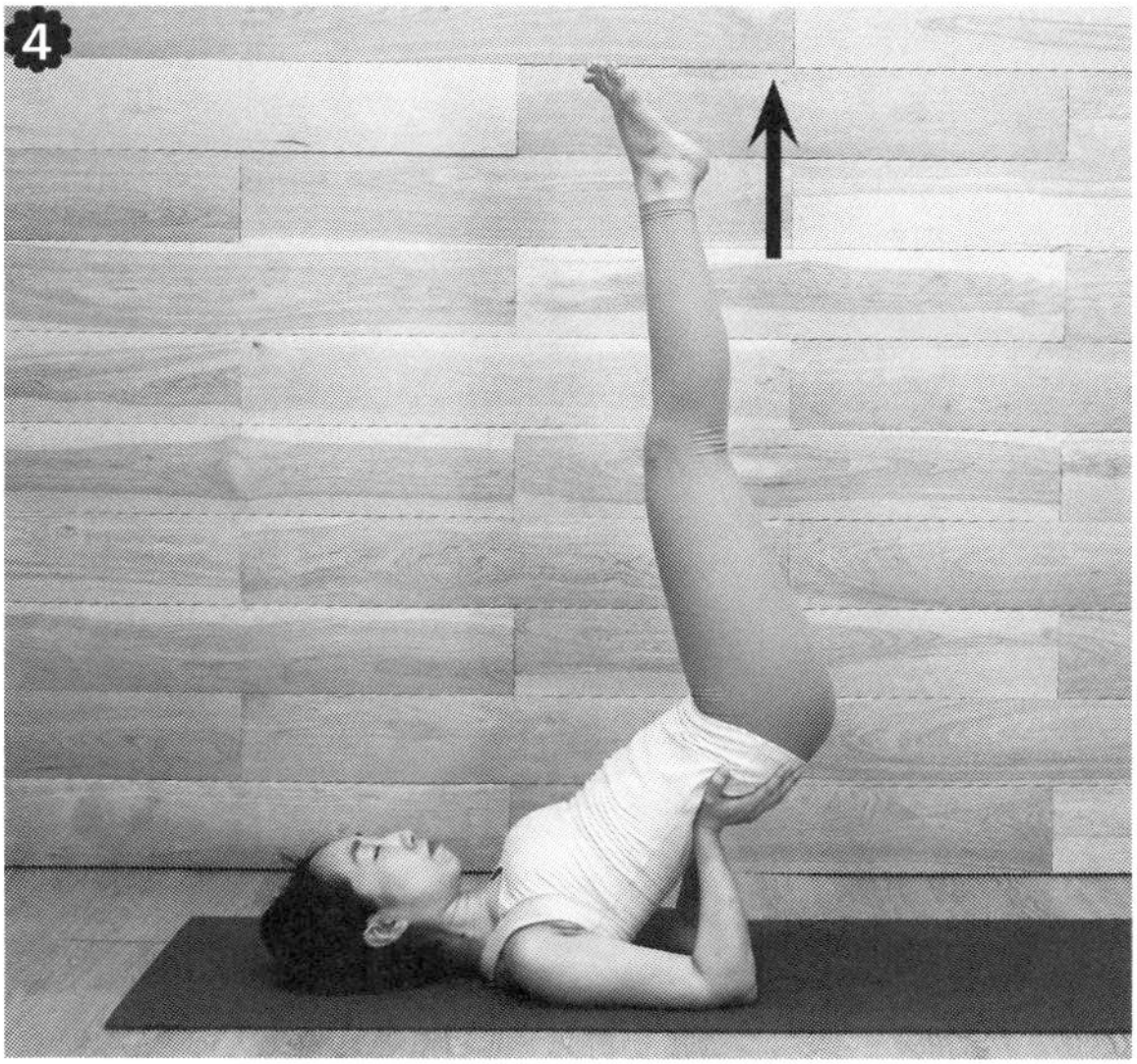

第5章

感性を高めるヨガ以外の方法

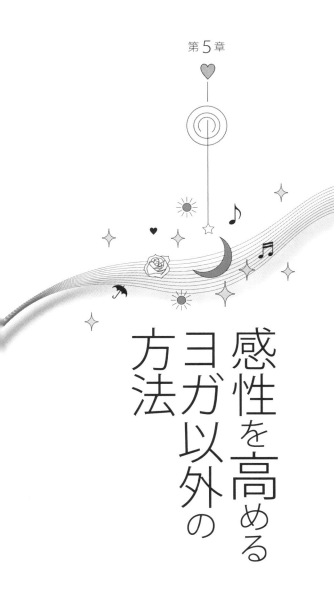

人工知能（AI）が発達してきた現代では、更に社会は空想から現実化された人工的なものになっていくでしょう。その中で、AIにできないものとは、彼らにとってノイズであるまさに私たちの自然性です。想定外の挙動や発想です。世界は自然に回帰する人たちと、より脳化して架空の世界で生きる人たちと二極化していくと思います。心身のバランスが取れなくなっていくのは後者の方です。自然に回帰する方が敷居が高いために、多くの人は文明に飲み込まれていくでしょう。空想の世界に疲れた時に、自分の中の自然と繋がりを切らずにいることは重要です。

これまではヨガの技法を紹介してきましたが、ここからはヨガ以外の方法もお伝えします。これらはヨガから波及したものであったり、合気道やピラティスなどの他の身体技法から応用したものです。全身運動をする場所や時間がなくてもできるもので、座ってできるものが多く、仕事の合間や電車に乗っている時など、簡単で誰でもどこでも直ぐにできます。ぜひマスターして、集中力を高めたい時、雑念を消したい時、自分の体と繋がりたいと思った時に活用して下さい。

一つ目は、体の一部を集中してとてもゆっくり動す方法です。「外にでた脳」と表現される手を使うことで、脳の妄想を消します。二つ目は緊張しやすい首や肩、顎周辺の動きに集中するこ

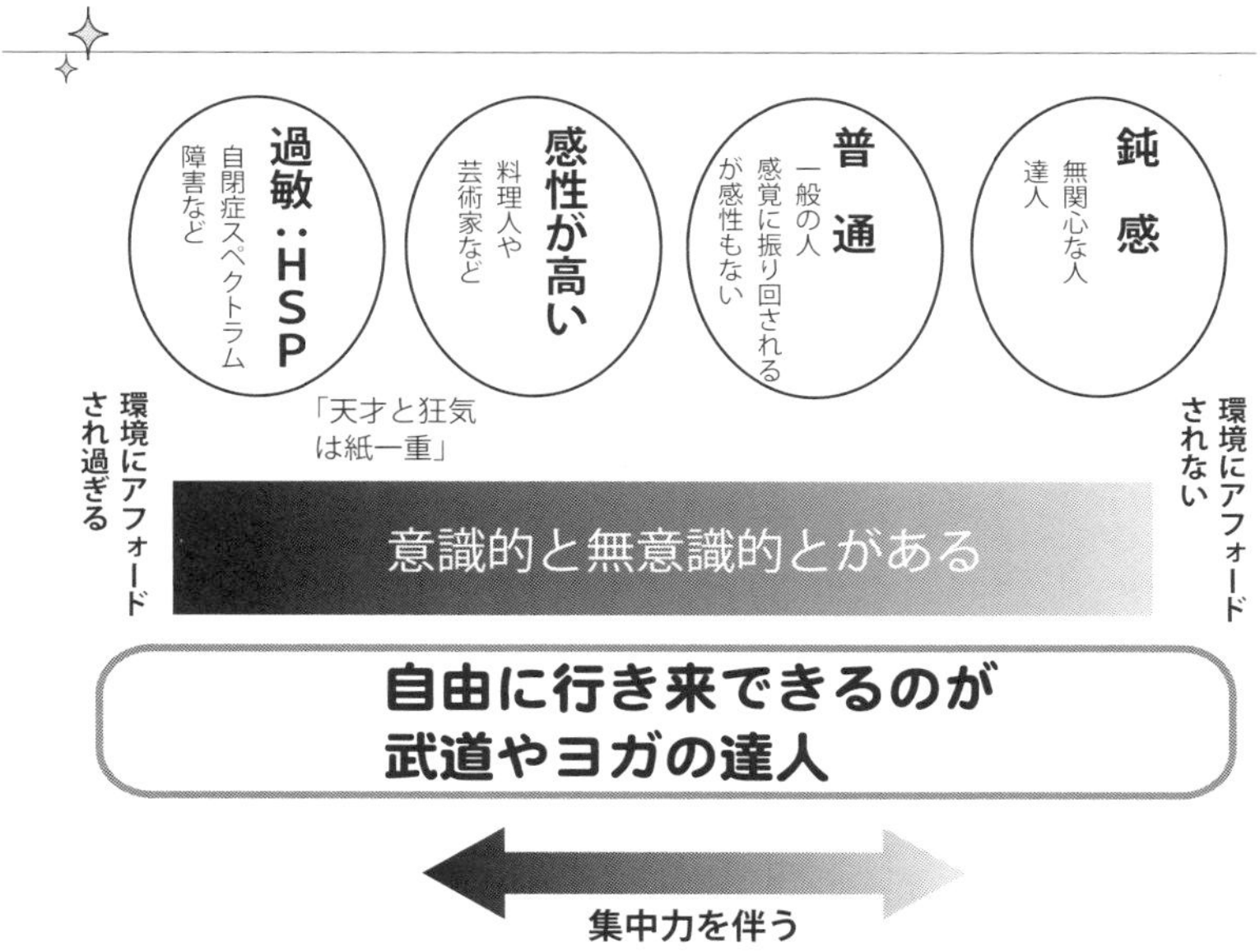

とで緊張を制御して、同時に妄想を抑えます。無意識に緊張するものを意識化できることで、自分を客観的に把握することができます。三つ目は腕と肘を中心とした複合運動によって身体を連動させる滑らかさと、意識し過ぎない俯瞰した感覚を身につけます。連動した動きは意識し過ぎると逆に上手に動けません。自分で動いていながらその動きを観察するような、一歩引いた視点が必要です。最後の四つ目は、全身運動になりますが、筋力を使って自分の状態を客観的に把握します。自重トレーニングによって、耐えられるかどうか筋力は明確なので、空想ではなく客観的な事実を受け入れる練習になります。バランスも同じくできるできないが明確ですので、事実を

観察することで客観性を獲得できます。

これらの客観的な感覚や高い集中力は、妄想を減らすだけでなく、武道や芸術の感性にまで繋がるものです。感覚の繊細さは質の高さそのものです。雑な感覚から繊細な感覚へ、そしてその感性の制御能力は、外界からの刺激を受けたり遮断したりとアフォーダンス理論から見た環境からの影響を自由自在に制御できるようになります。武道であれば、剣を自分に向けられても緊張しない不動の精神を作り出します。感性を高めて外部環境と一体化することも、感性を意図的に鈍くさせて内部環境のみに集中し、外部環境の影響を一切受けないこともできるのです。この感性の制御こそ達人の世界観なのでしょう。

【感性向上トレーニング】

どの動きも可能な範囲で閉眼で行いましょう。動きは太陽がゆっくりと上るように、気づかれない程度の止まっているかのような微細な動きを行なって意識と動きの質を高めましょう。

以下の動きを繰り返すことで、脳の意識は自分の身体に寄り添い、空想の世界での苦しみや葛藤を消し去ってくれます。そして、左右差や体の歪みといった自分の詳細な感覚に気づくことができます。

【動きに集中して自分の体と繋がる】

1 指上げ

太ももの上に手を置く。

ゆっくりと30秒ほどの時間をかけてスローモーションで人差し指を持ち上げる。（写真2～5）下ろす時も同じく30秒程度かけて下ろす。

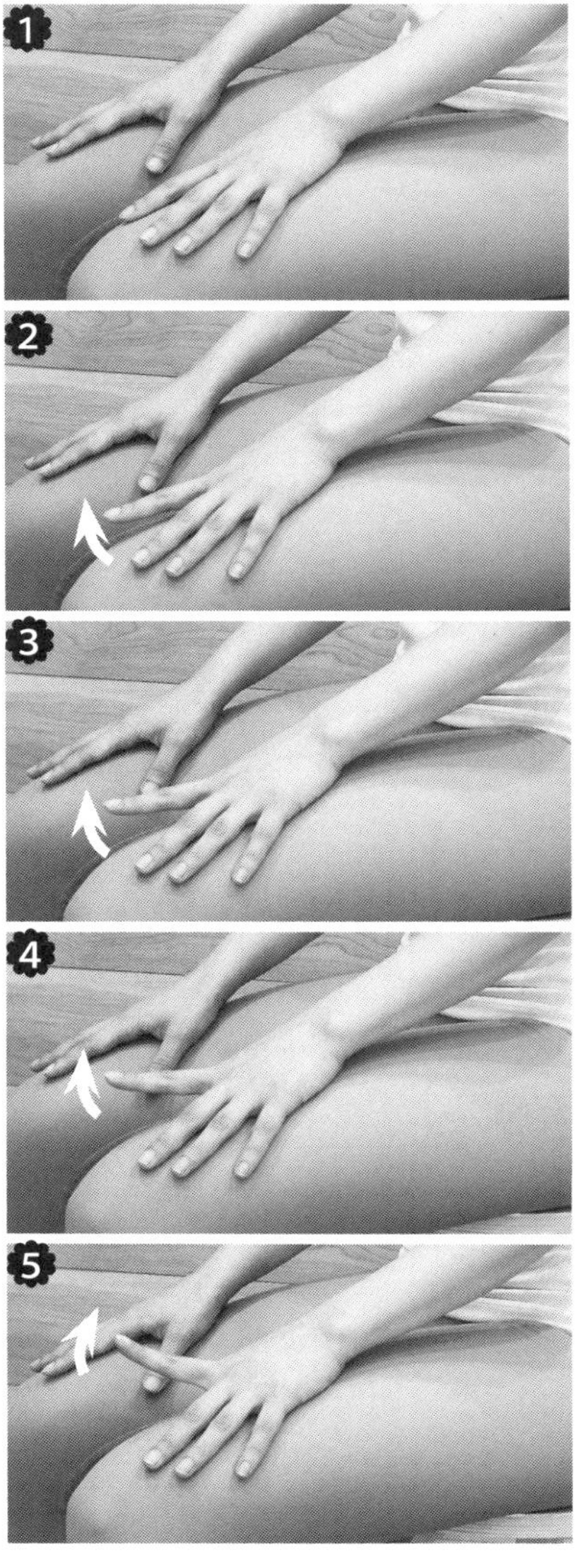

2 手のひら返し（内側）

太ももの上に手を垂直にして置く。

ゆっくりと30秒ほどの時間をかけてスローモーションで内側に手首を倒す。（写真2～4） 戻す時も同じく30秒程度かけて起こす。

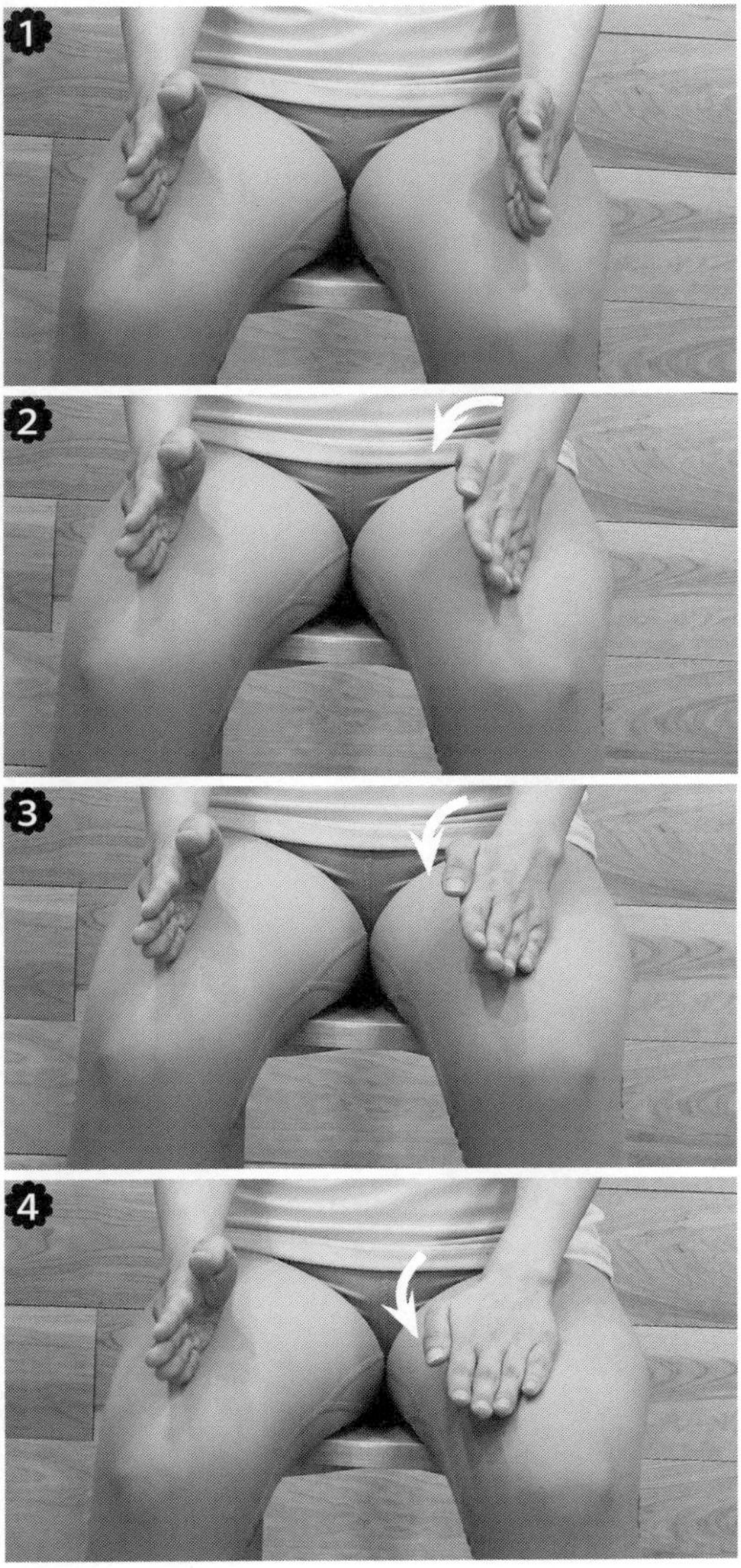

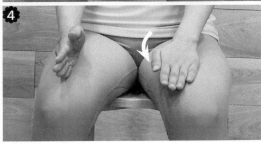

手のひら返し（外側）

太太ももの上に手を垂直にして置く。

ゆっくりと30秒ほどの時間をかけてスローモーションで外側に手首を倒す。（写真2〜4）戻す時も同じく30秒程度かけて起こす。

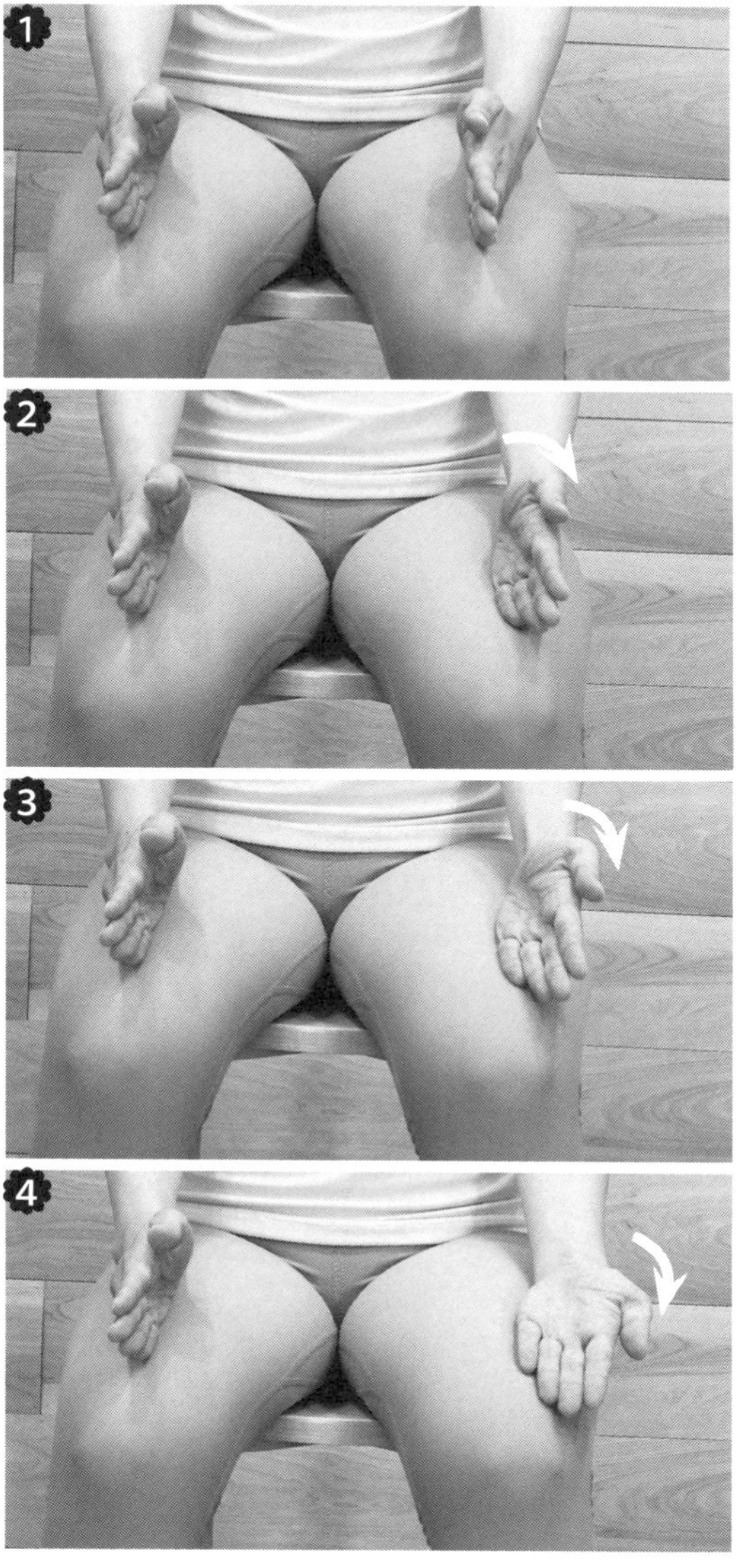

＊【首・肩・顎周辺への意識化】

3 腕の挙上と胸の反り

手をゆっくりと横から持ち上げる。（写真1〜2）

肩の高さからは肘を曲げる。

手を後頭部に当てる。

頭で手を押しながら胸を反って後ろに傾ける。

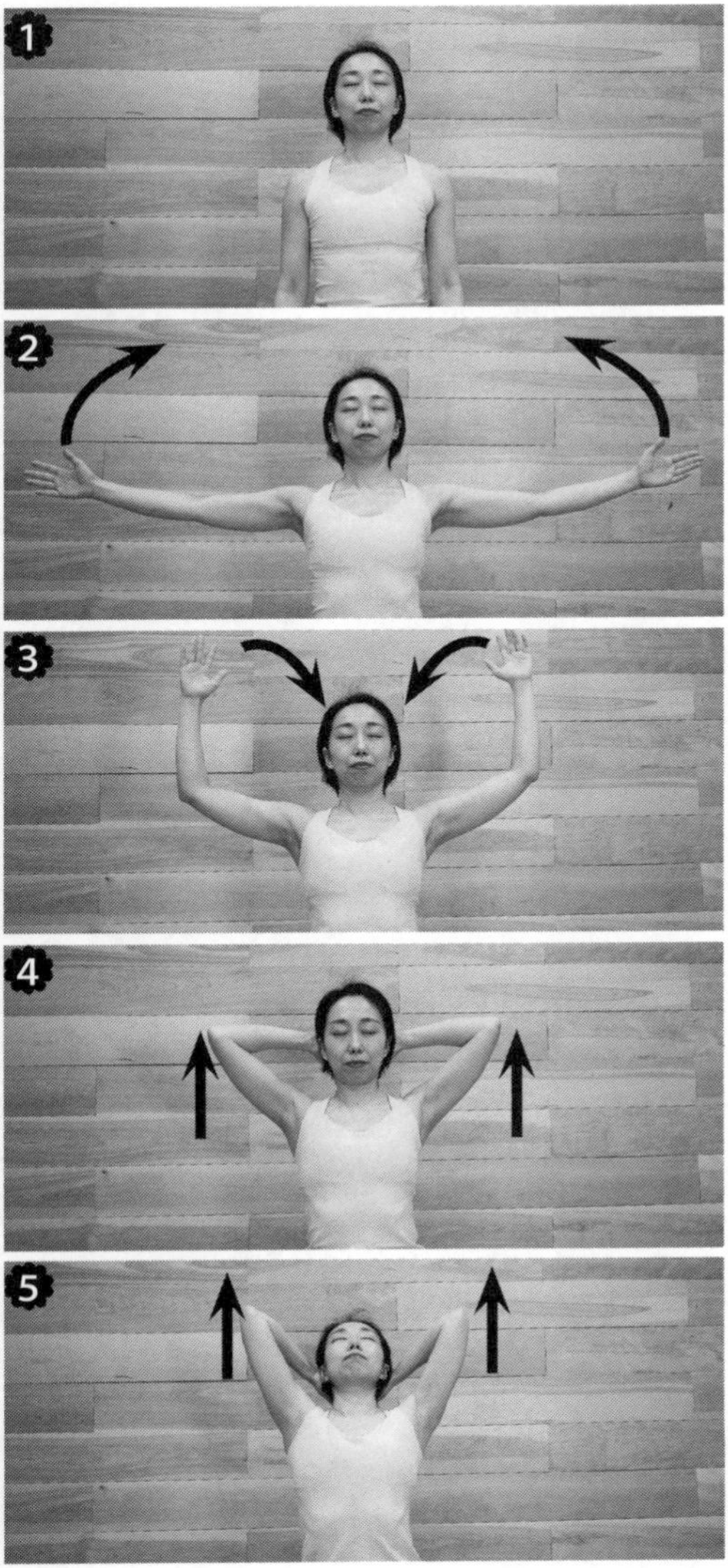

4 肩の上げ下げ運動

肩をゆっくりと持ち上げ、そして下げる（写真1～2）
肩甲骨、胸郭、頸部、頭部の連動を感じる。

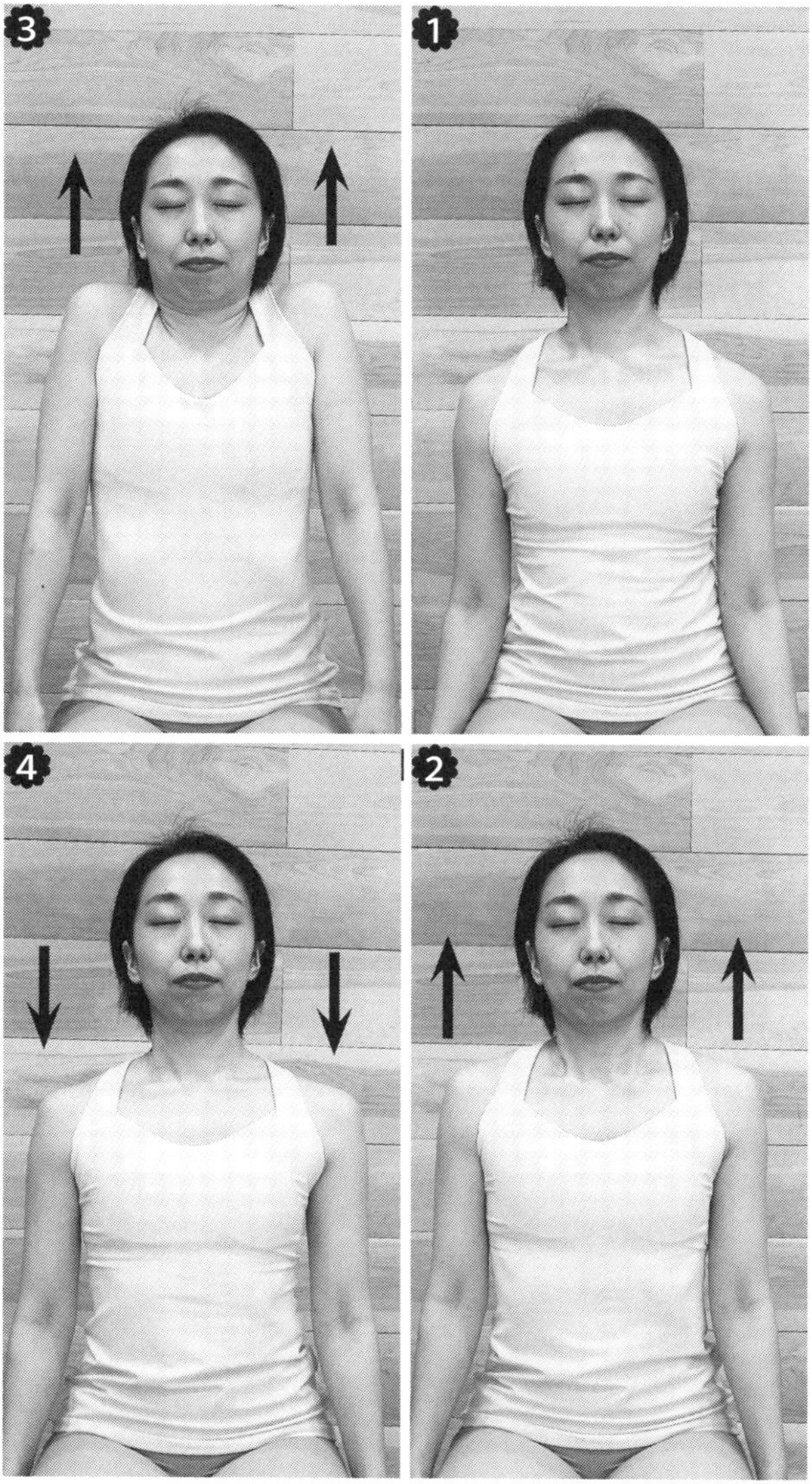

5 肩回し運動（前から後ろ回し）

肩を前の方から10秒以上かけて回しながら持ち上げる。（写真1～3）肩がすくんだら後ろに引いて10秒以上かけながら回して下げる。（写真4～6）肩甲骨、胸郭、頭部などの連動を感じる。

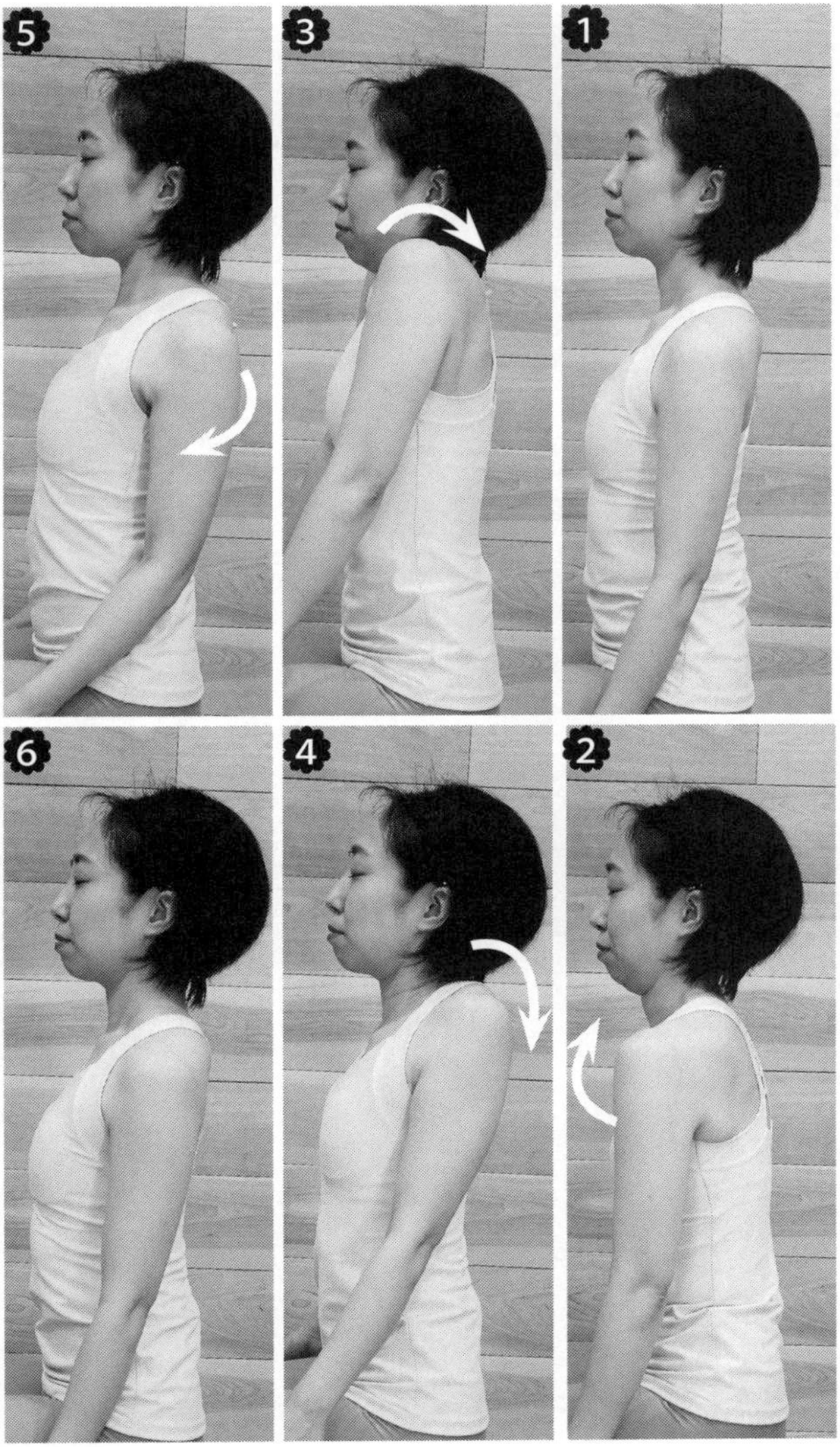

6　鳩尾左右移動

鳩尾に手を重ねて置き、下の方の手で鳩尾を引っ張るようにして体を10秒以上かけて傾ける。（写真1～3）戻す時も同じく10秒以上かけて戻す。手を入れ替えて反対も行う。（写真4～6）頭部、頸部、胸部、腰部、骨盤の連動を感じる。

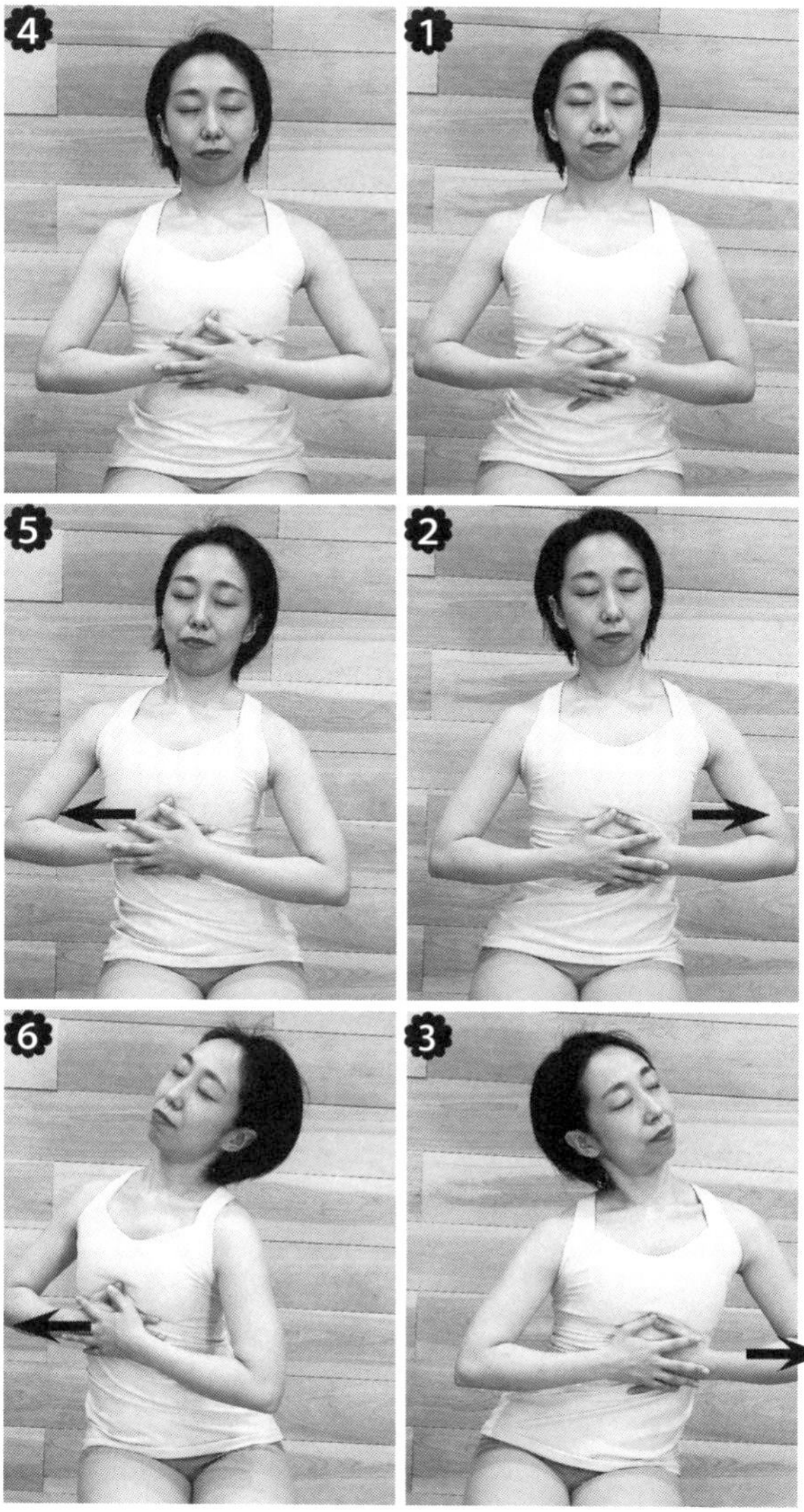

7 首回し運動

正面から頭を10秒以上の時間をかけて真横に振り向く。（写真1～2）　ゆっくりと10秒以上の時間をかけてスローモーションで後ろに倒す。（写真3）　戻す時も同じく10秒以上の時間をかけて開始の姿勢に戻す。頭部、頸部、胸部の運動を感じる。

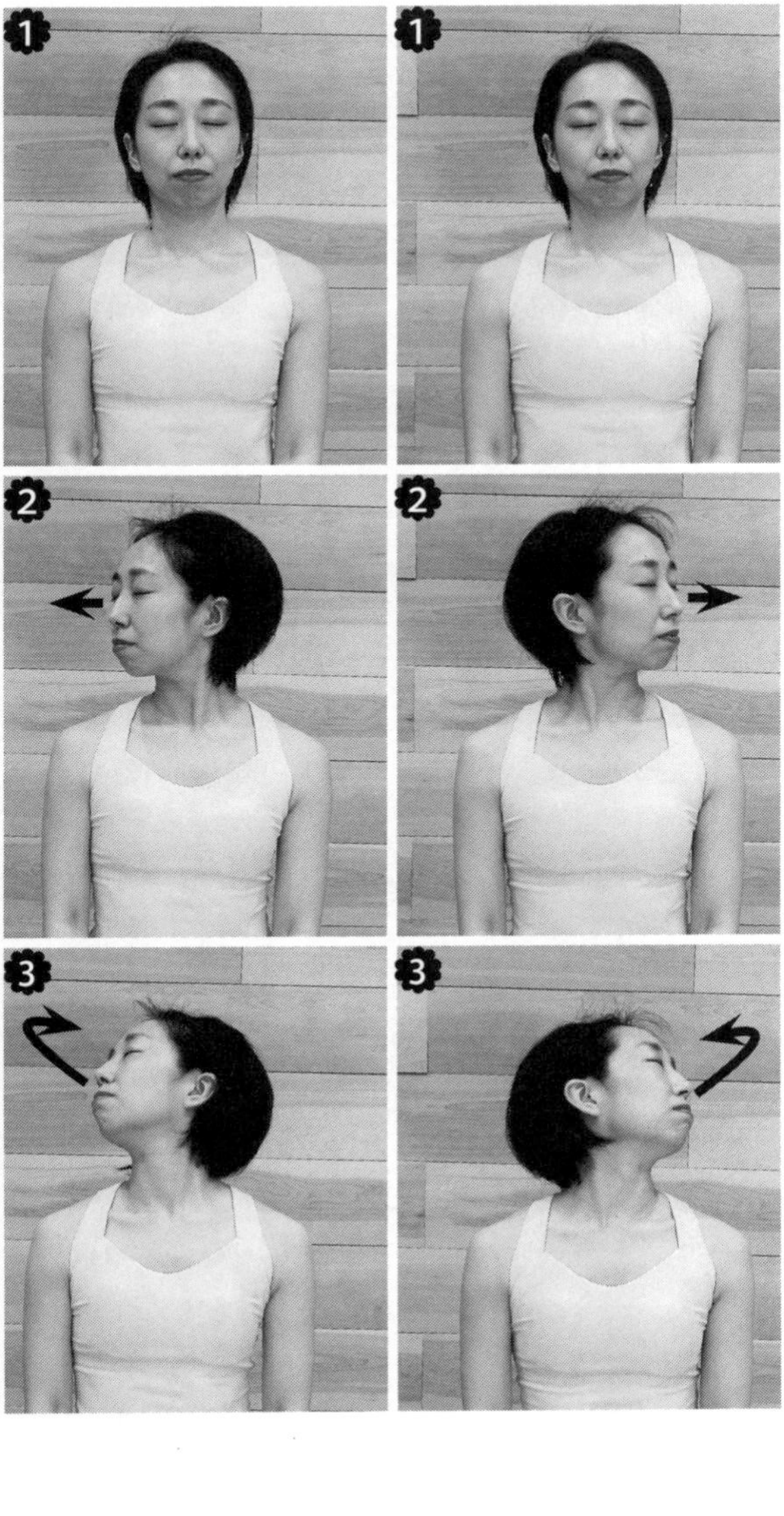

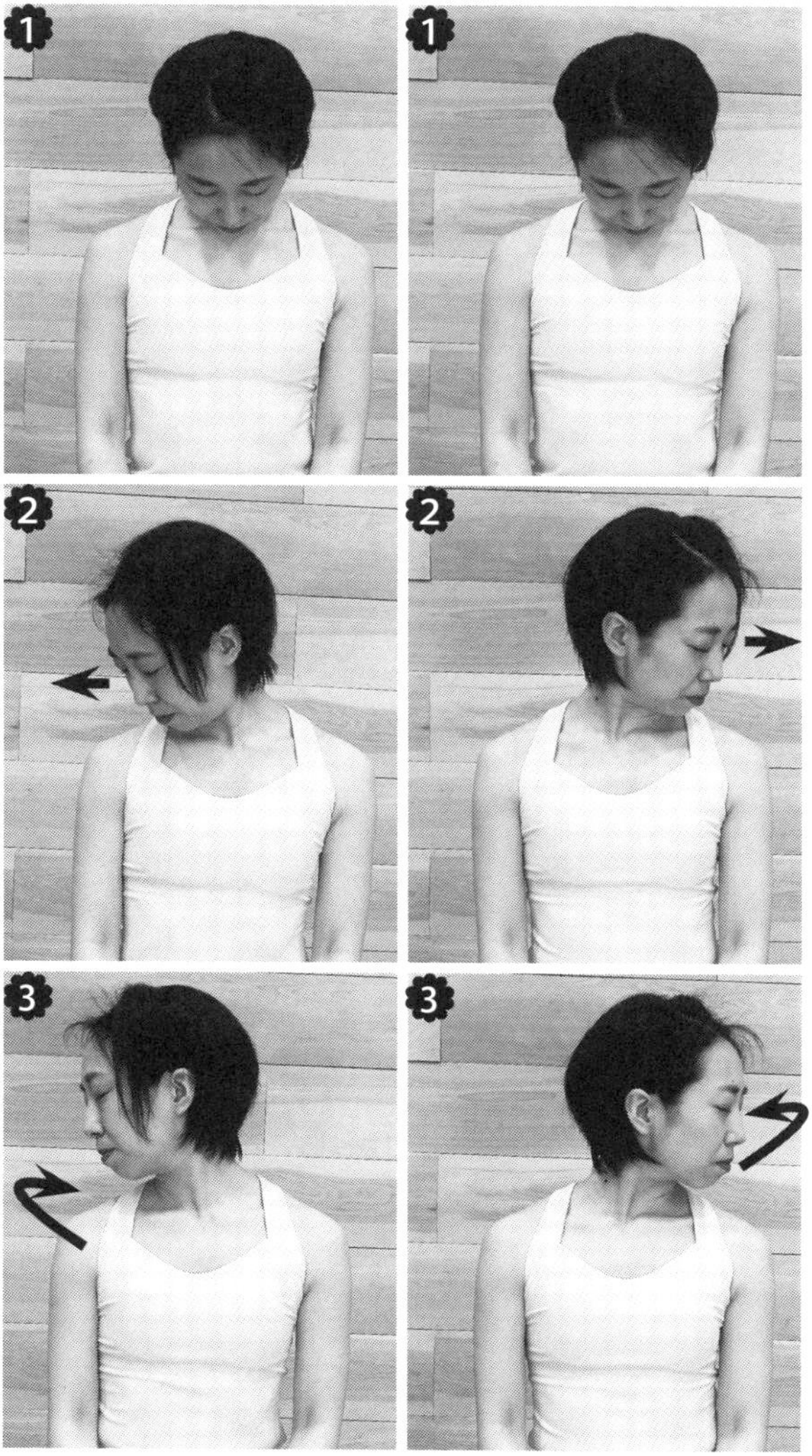

頭を下げたら左右に頭を振る。頭を下げたまま10秒以上の時間をかけて横を振り向く。（写真1～2）ゆっくりと10秒以上時間をかけてスローモーションで起こす。（写真3）戻す時も同じく10秒以上の時間をかけて開始の姿勢に戻す。頭部、頸部、胸部の連動を感じる。

8 首前後＆開口運動

口を開けながら10秒以上の時間をかけてスローモーションで頭を後ろに倒す。（写真1～3）戻す時も同じく10秒程度かけて戻す。頭部、頸部、顎関節、胸部の連動を感じる。

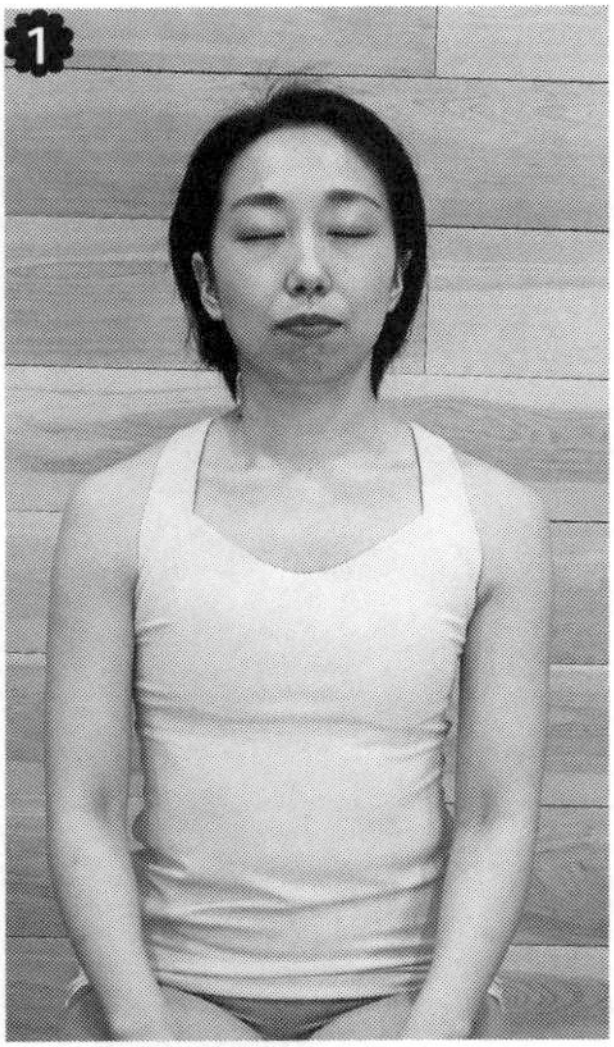

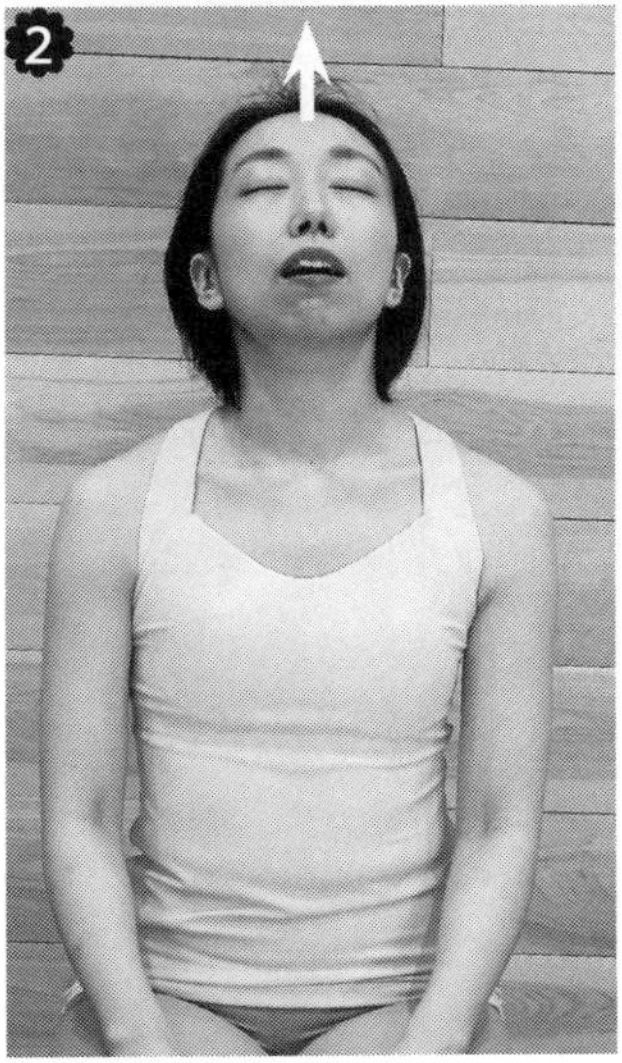

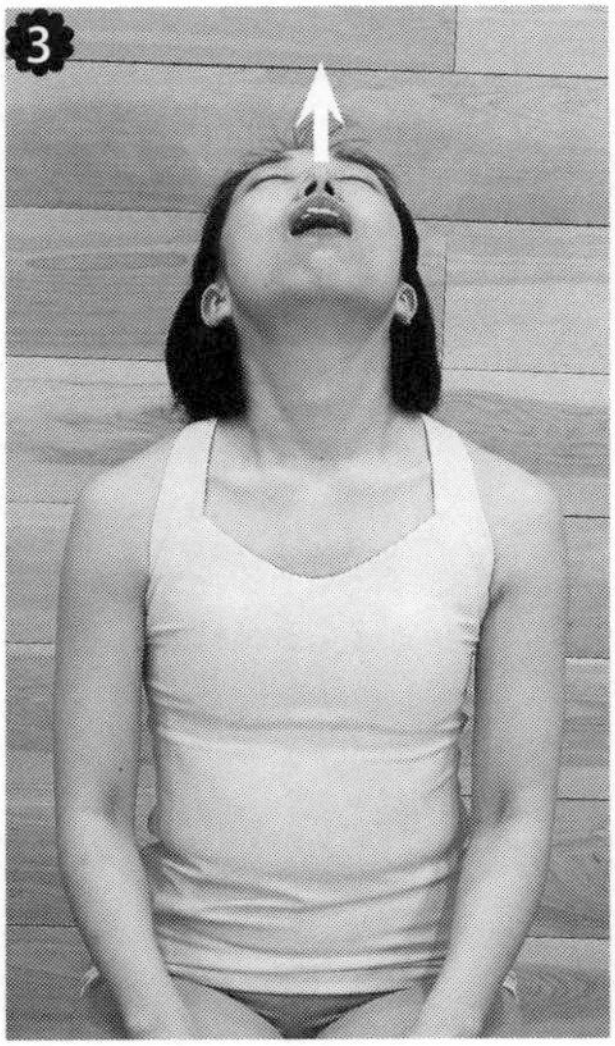

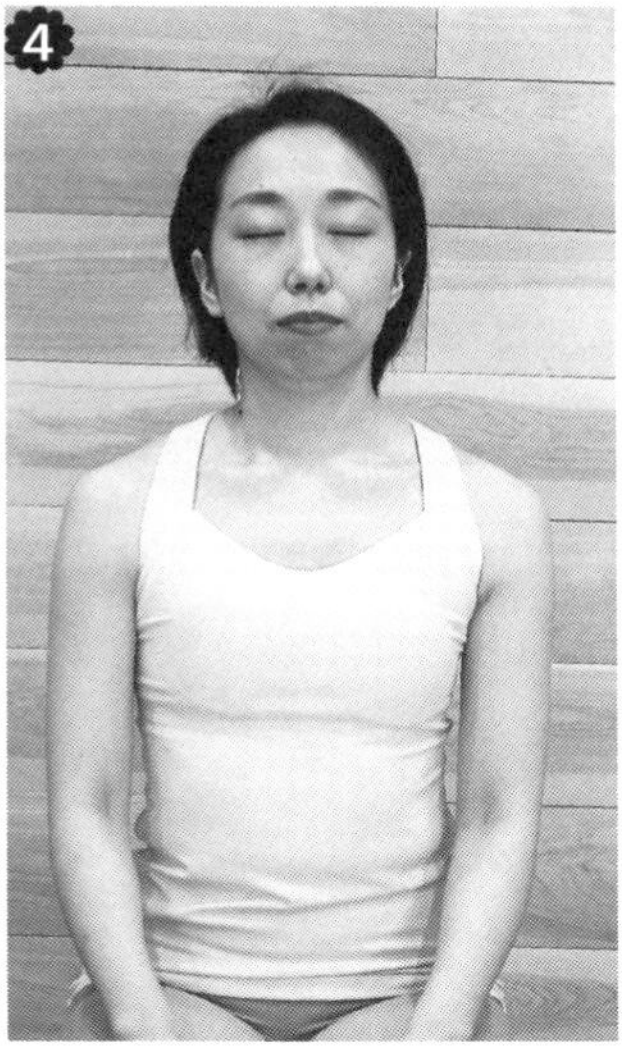

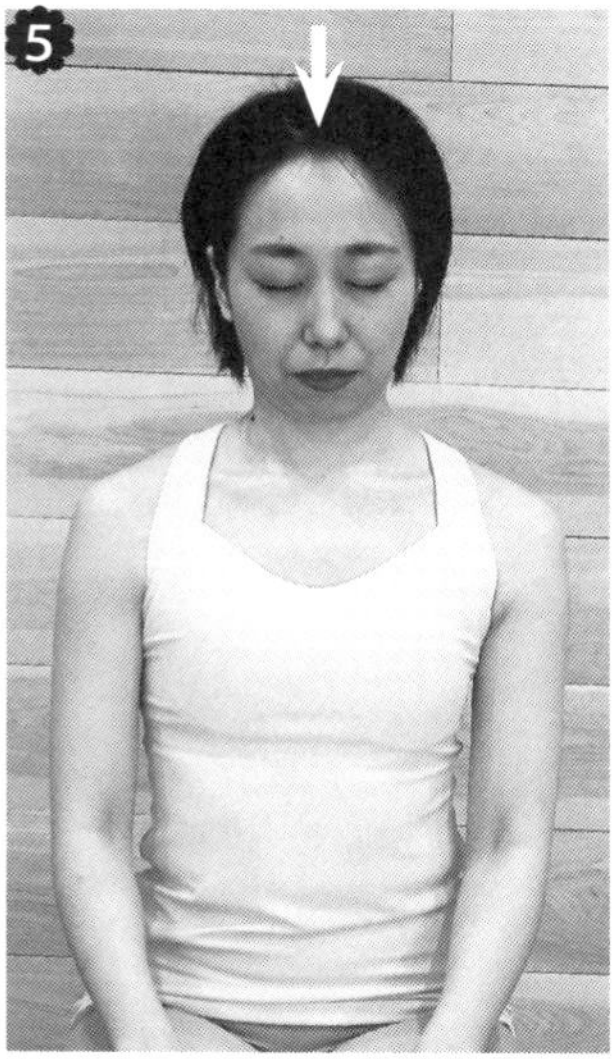

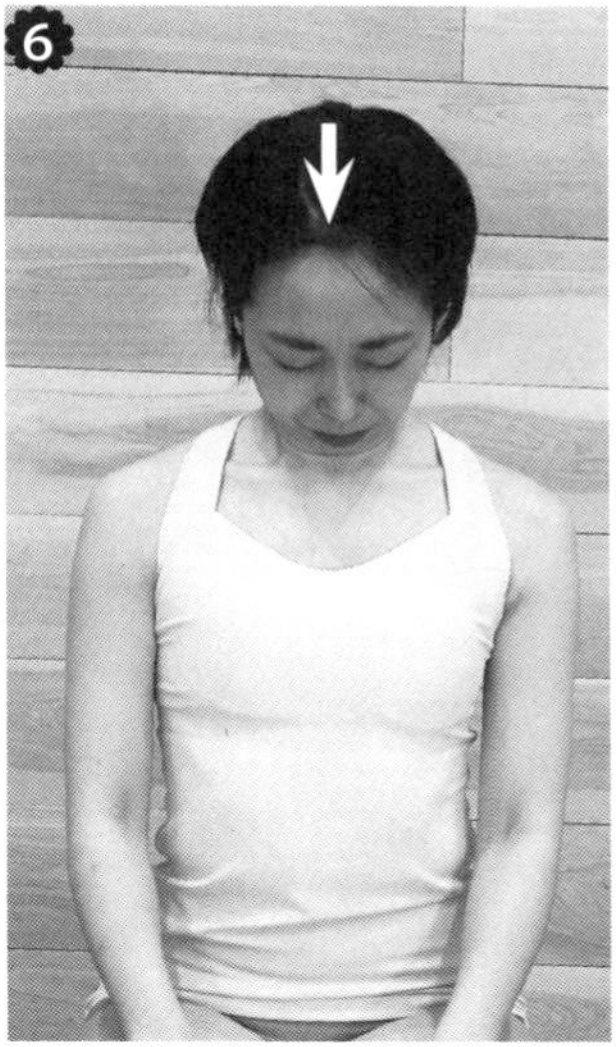

次は正面から10秒以上の時間をかけてスローモーションで頭を前に倒す。（写真4～5）

戻す時も同じく10秒程度かけて戻す。頭部、頸部、顎関節、胸部の連動を感じる。

＊【連動した複合的な動きで自分の体と繋がる】

9　8の字回し（逆回し含む）→左右違いの運動へ

手のひらを上にして肘を曲げる。（写真1）ゆっくりと指先をお腹に向けながら腕を回す。（写真2～4）腕を内側に回して手を外に開く。（写真5～6）体の前で手をクロスする。（写真7～9）手のひらを上にして初めに戻る。（写真10～12）ゆっくりと10回ほど繰り返す。手、肘、肩、肩甲骨、背骨、頭部などの連動を感じる。

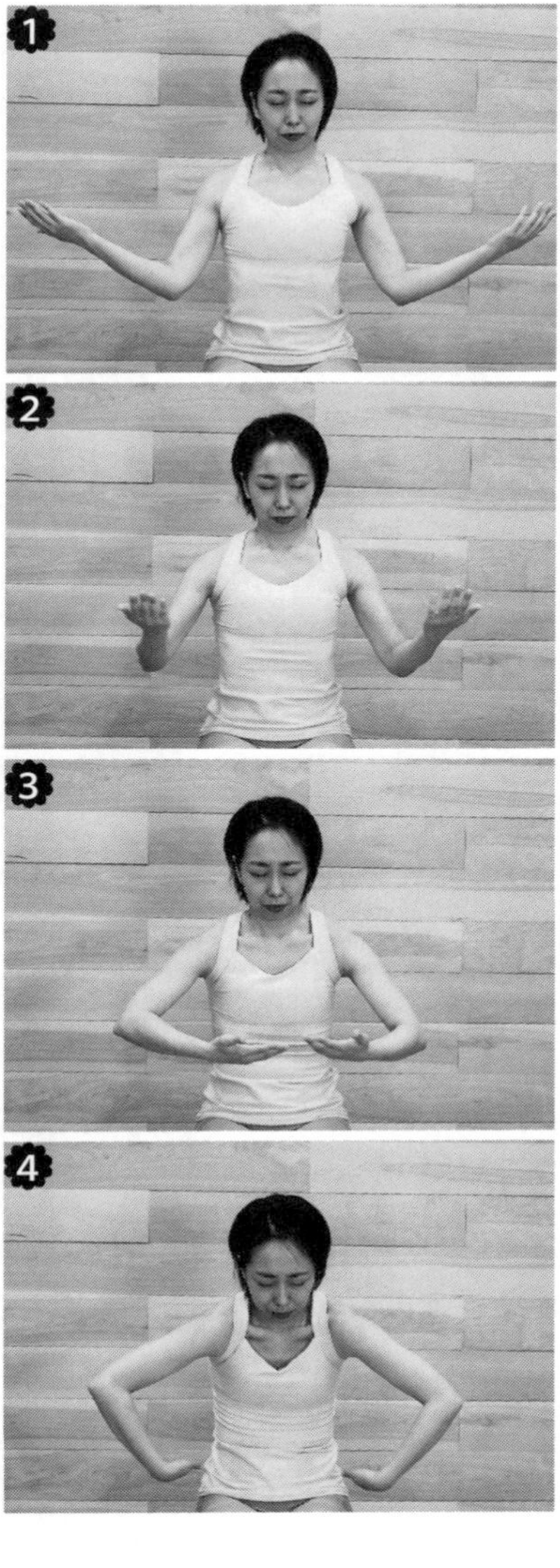

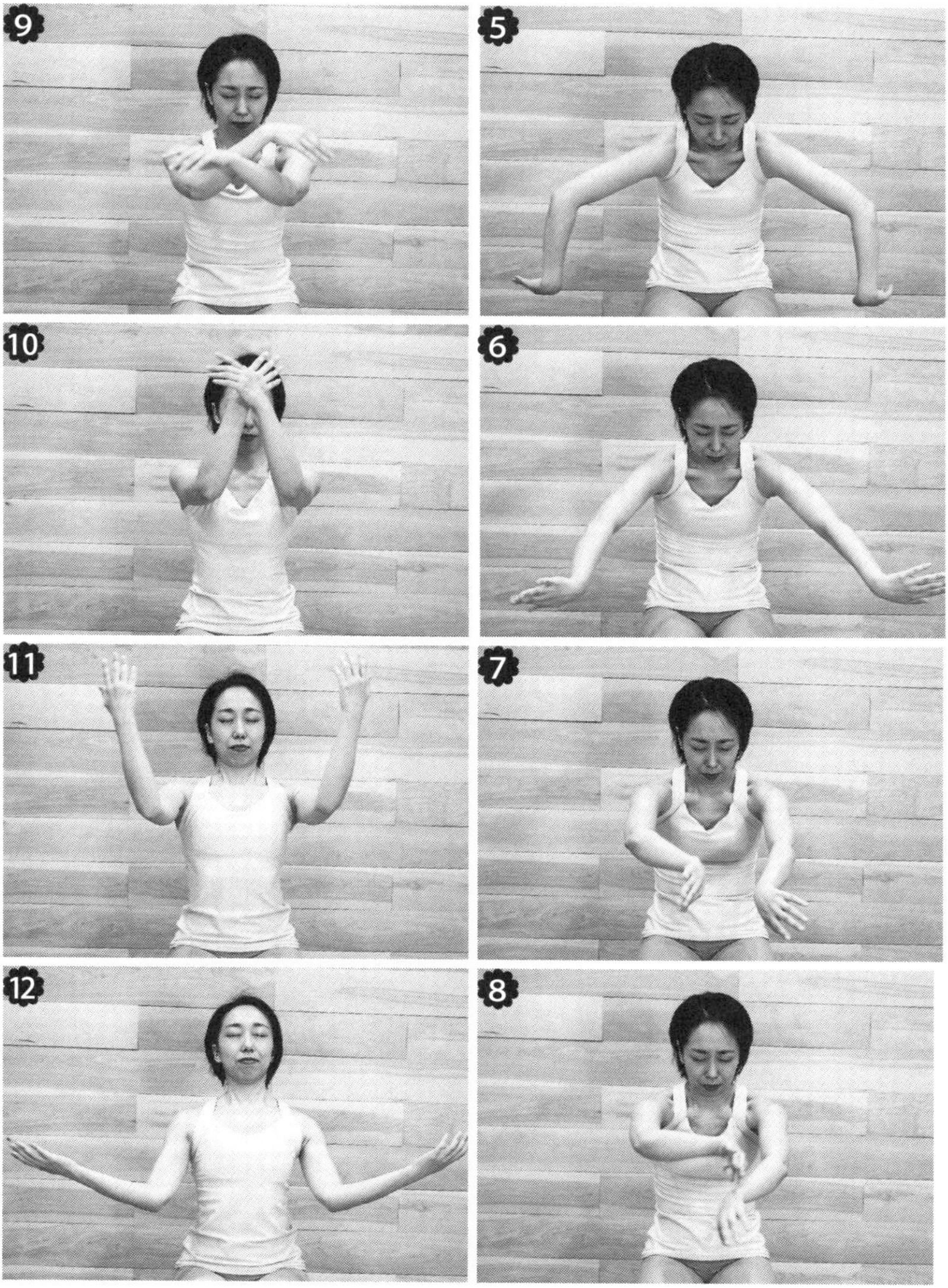
5
6
7
8
9
10
11
12

10 縦円運動（逆回し含む）

手の甲側の手首を合わせる。（写真1）手を上げながら肘を伸ばして背中を開いていく。（写真2〜4）手のひらを前に向け、両手の接点を母指球の下縁〜小指球下縁へと移動させていきつつ肘を曲げて手のひらを自分に向ける。（写真5〜7）接点を手の甲側に移動させつつ手を手前から下に回し、元の状態に戻る。（写真8〜11）

ゆっくりとスローモーションで行う。手、肘、肩、肩甲骨、背骨、頭部などの連動を感じる。

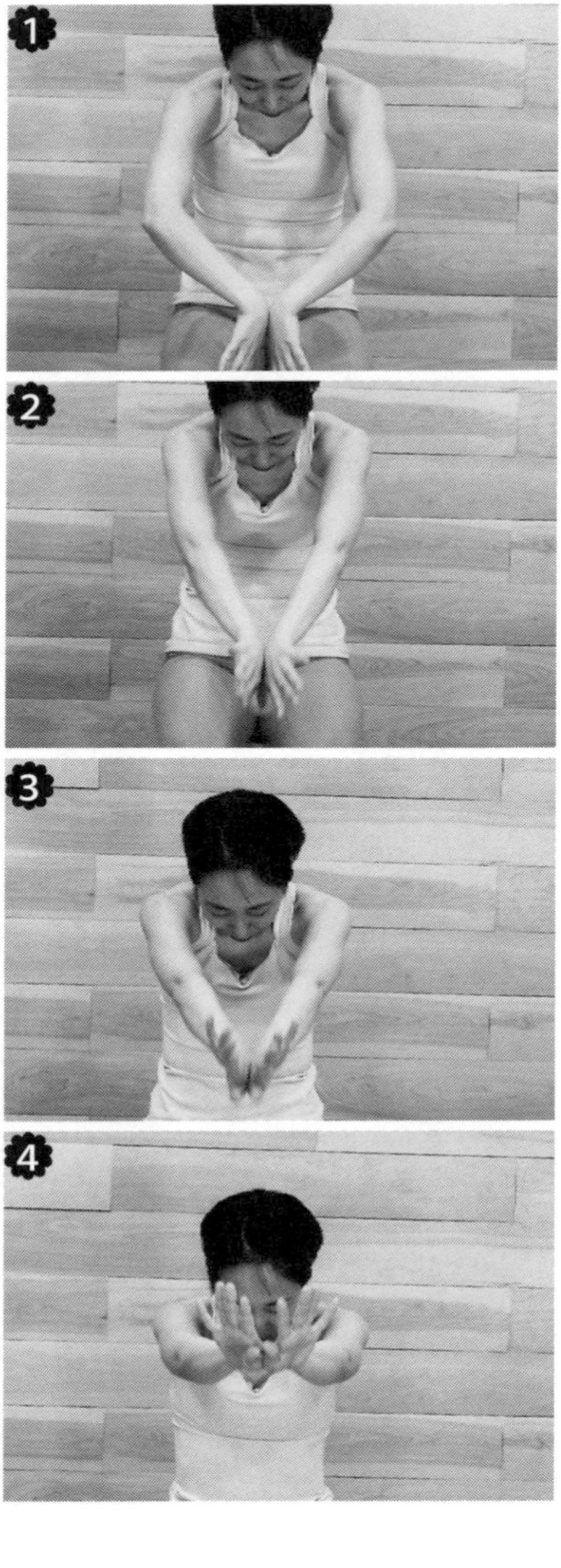

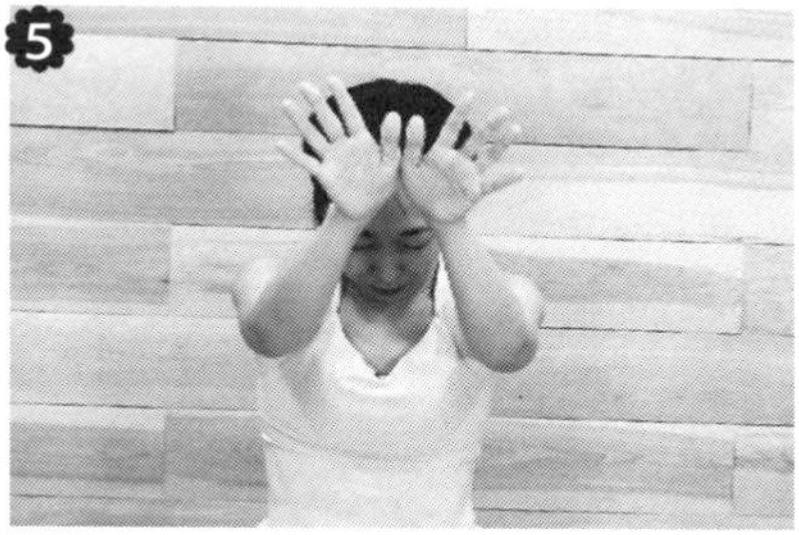

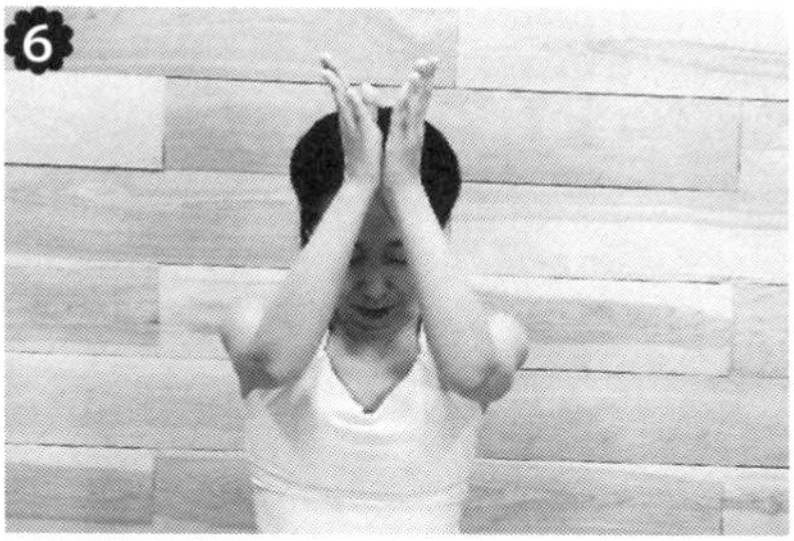

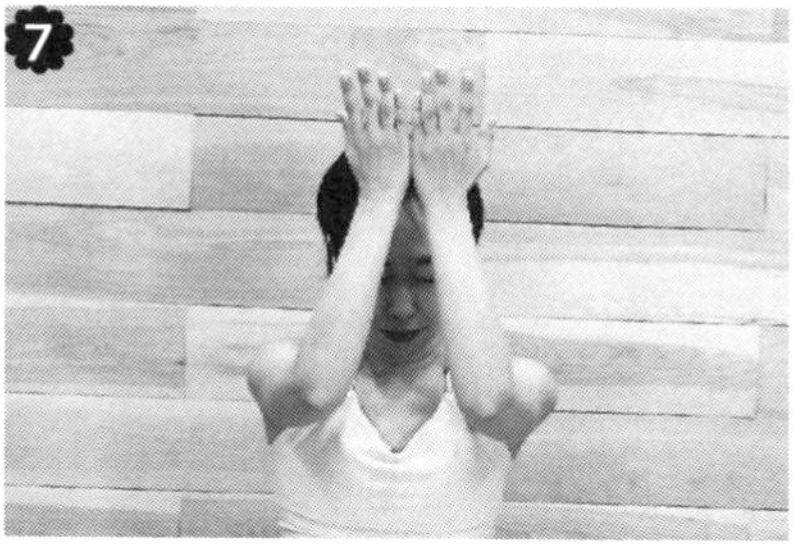

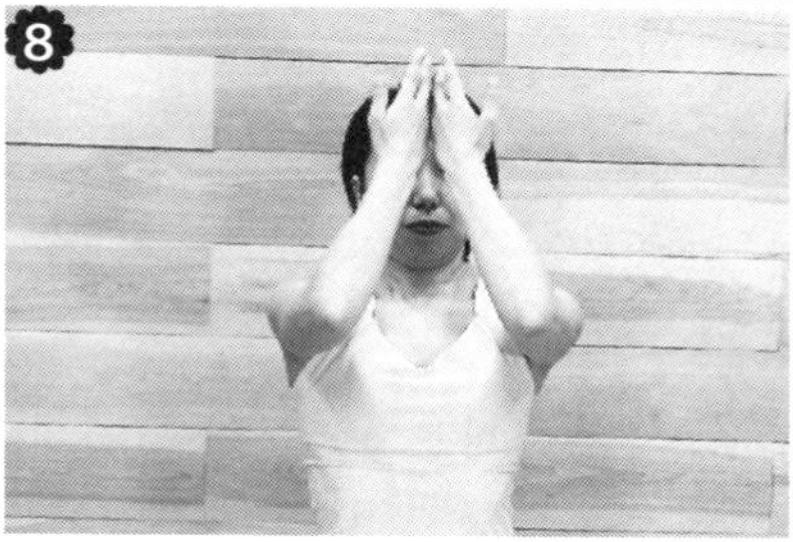

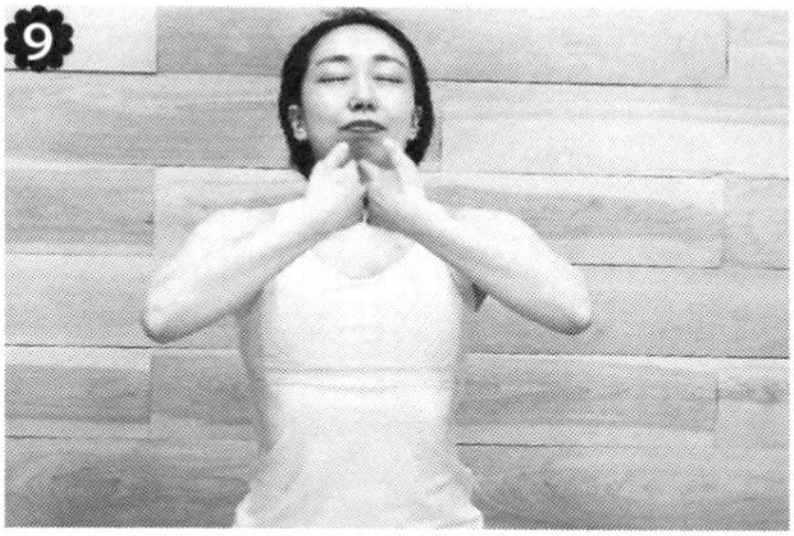

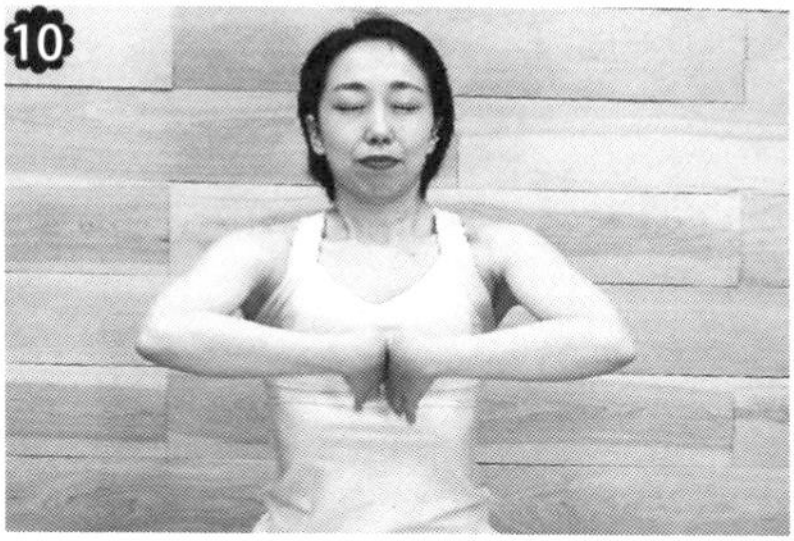

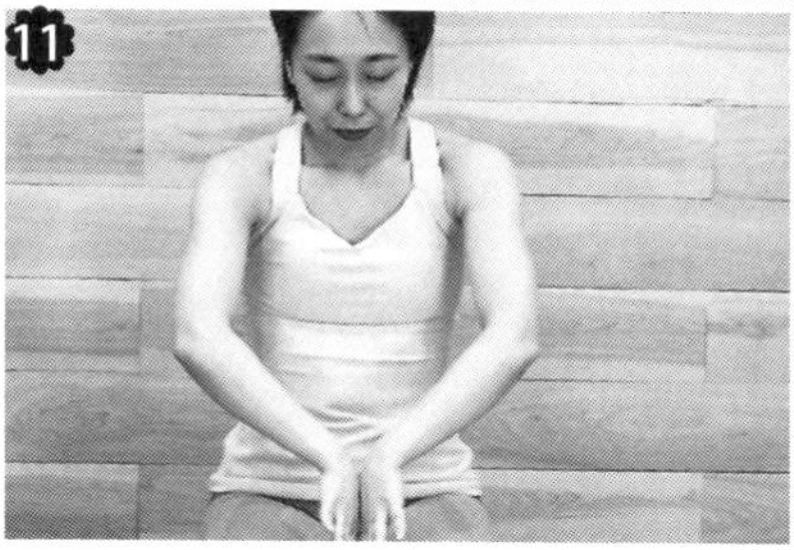

ポイント

接点は手の甲から母指球下縁↓小指球下縁と移動して再び元の位置に戻るルートをたどる。

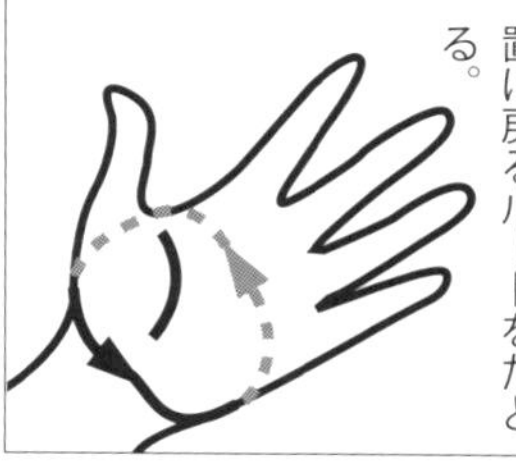

11 手首押し運動

左右の手首同士を当てて顔の前で合わせる。（写真1）ゆっくりと10秒ほどの時間をかけてスローモーションで遠くの方の手（写真では左手）を自分の方に回して、開始とは左右を入れ替えた状態で手首を押す。（写真2〜6）

続いて逆側の手も行う。（写真7〜12）ゆっくりと繰り返す。手、肘、肩、肩甲骨、背骨、頭部などの連動を感じる。

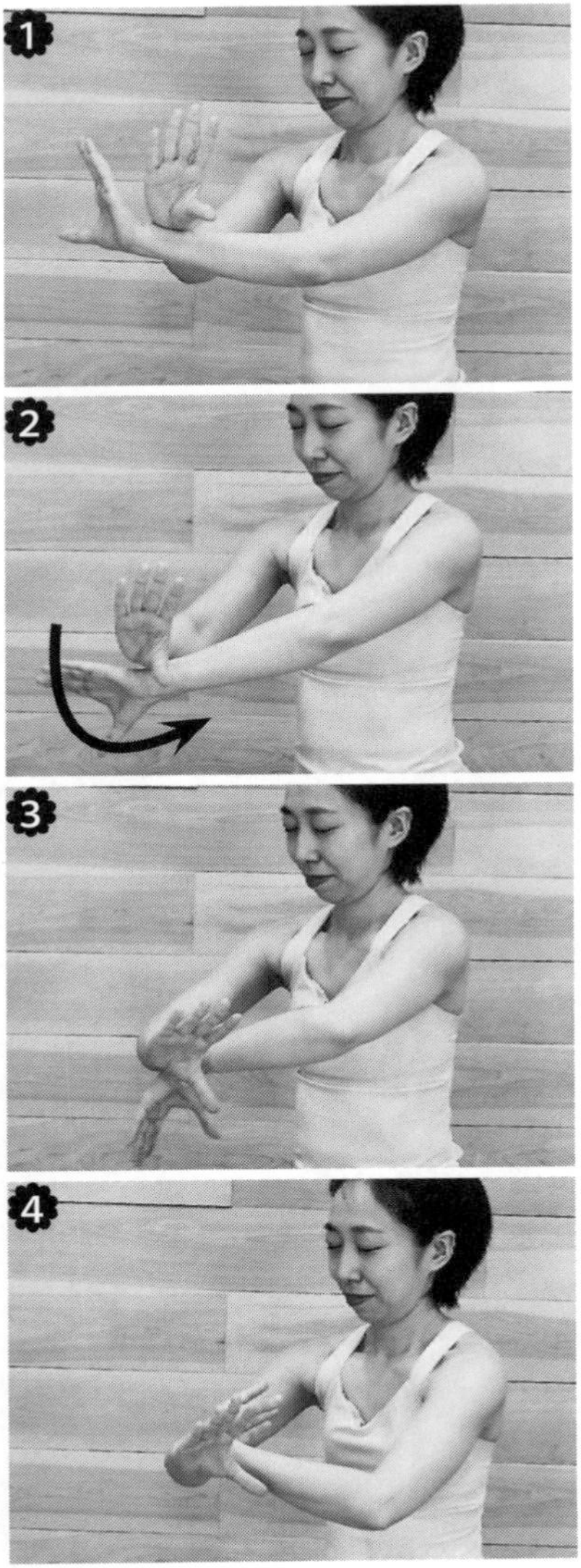

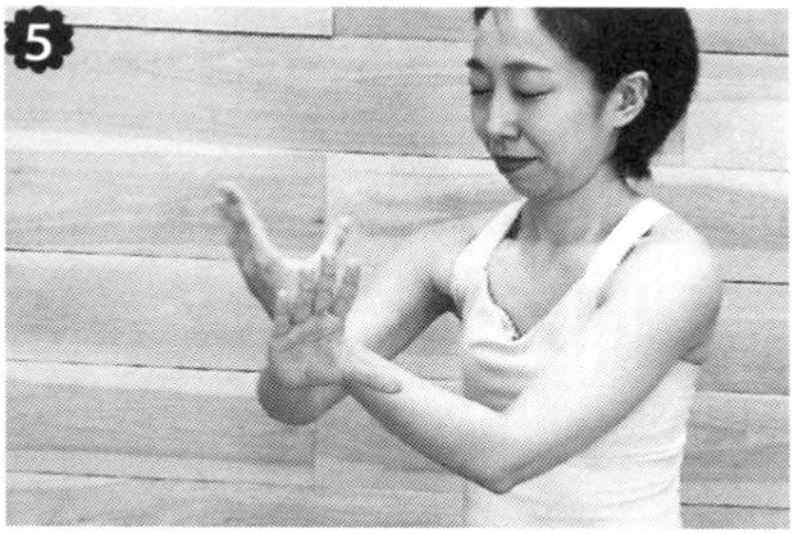
5

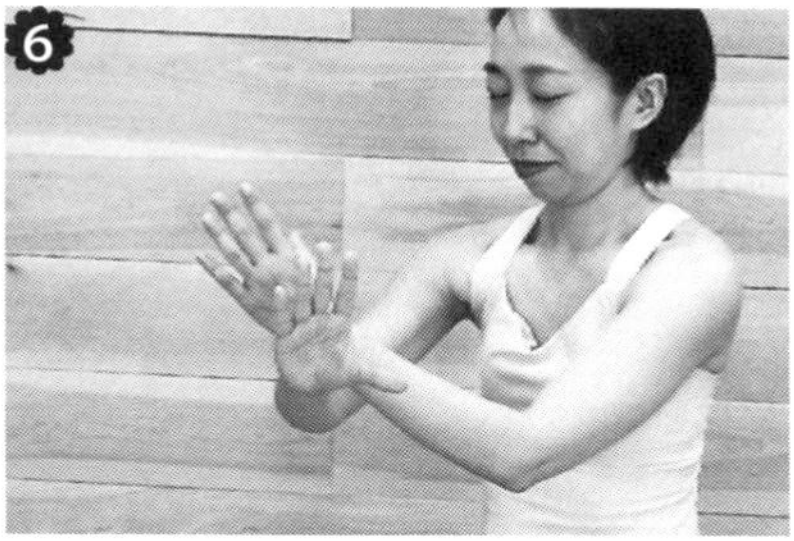
6

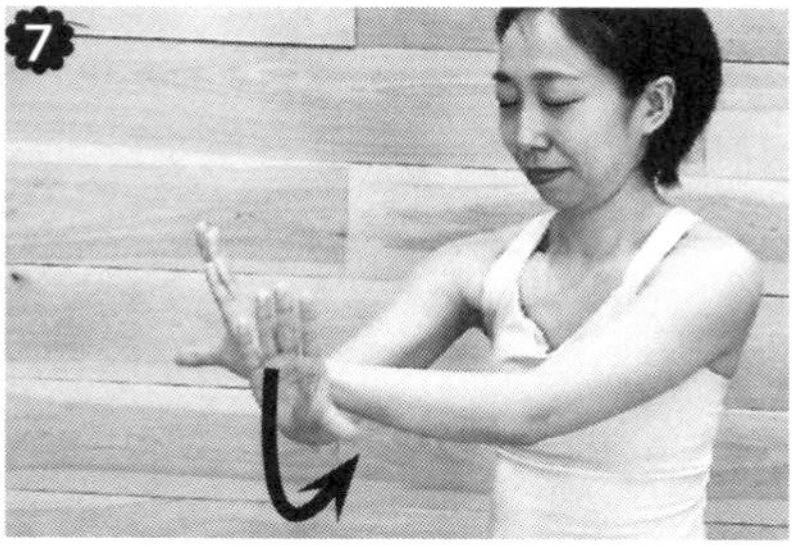
7

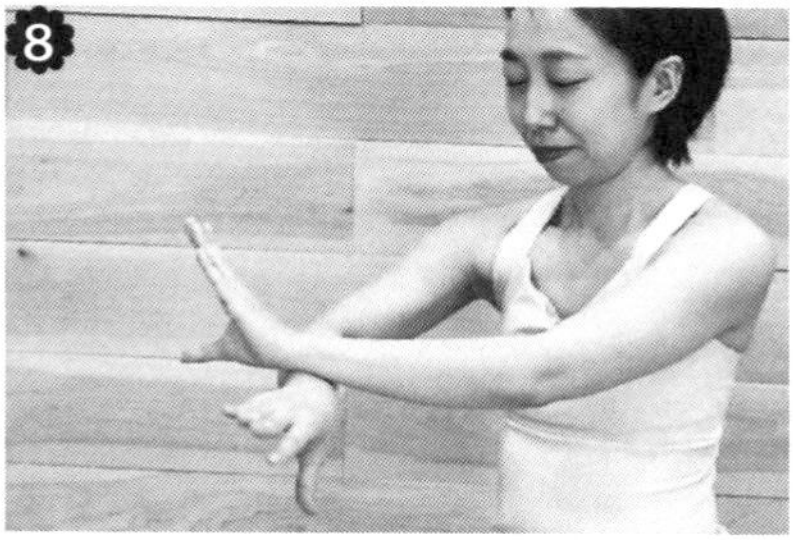
8

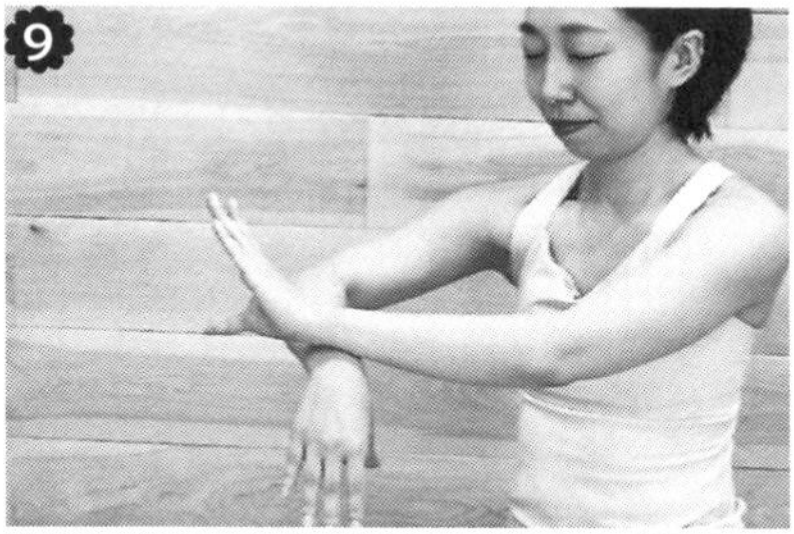
9

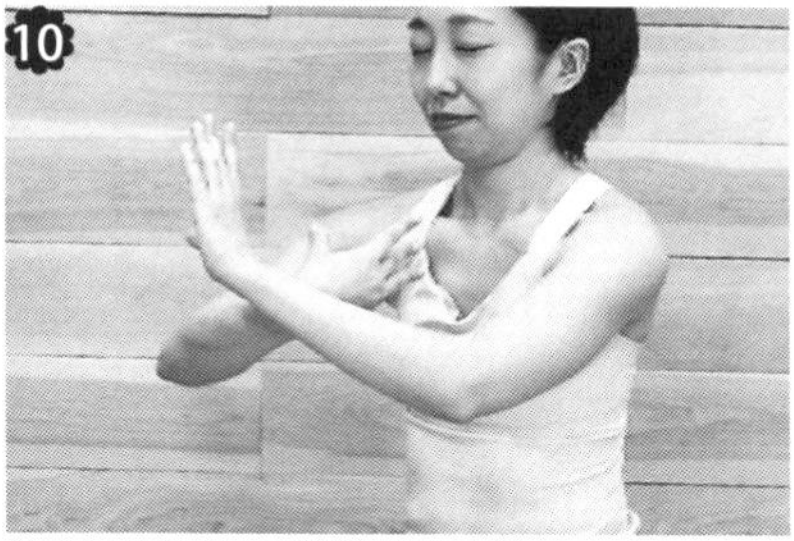
10

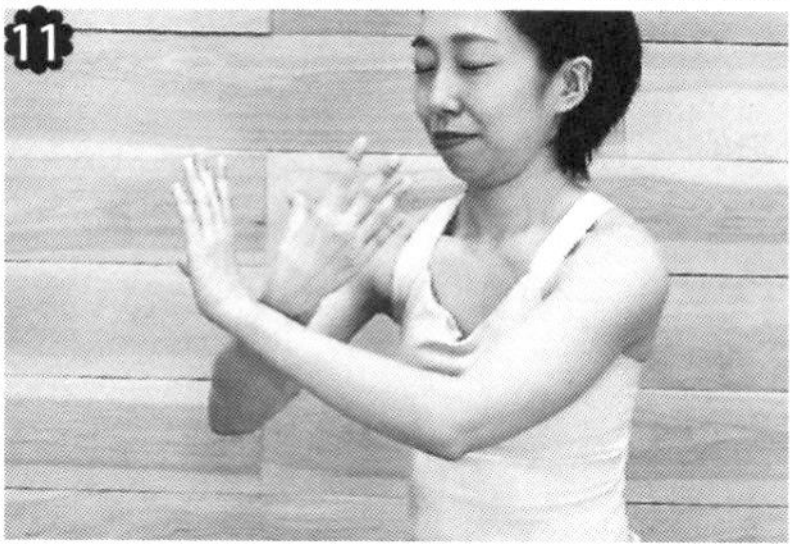
11

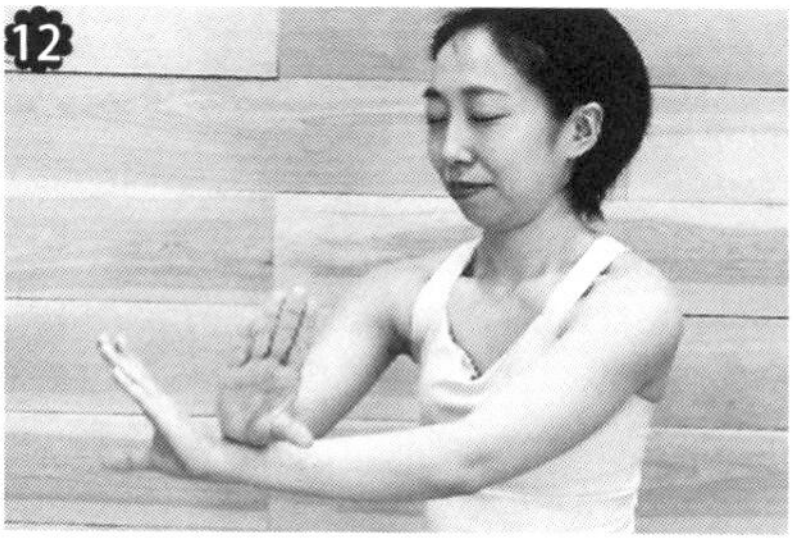
12

12 膝なで運動（逆回し含む）

太ももの外側に手を置く。ゆっくりと膝を包むようにして腕を外側に回す。（写真2～4）腕を内に回しながらはじめの位置へ戻す。（写真5～8）ゆっくりと10回ほど繰り返したのち反対にも回す。

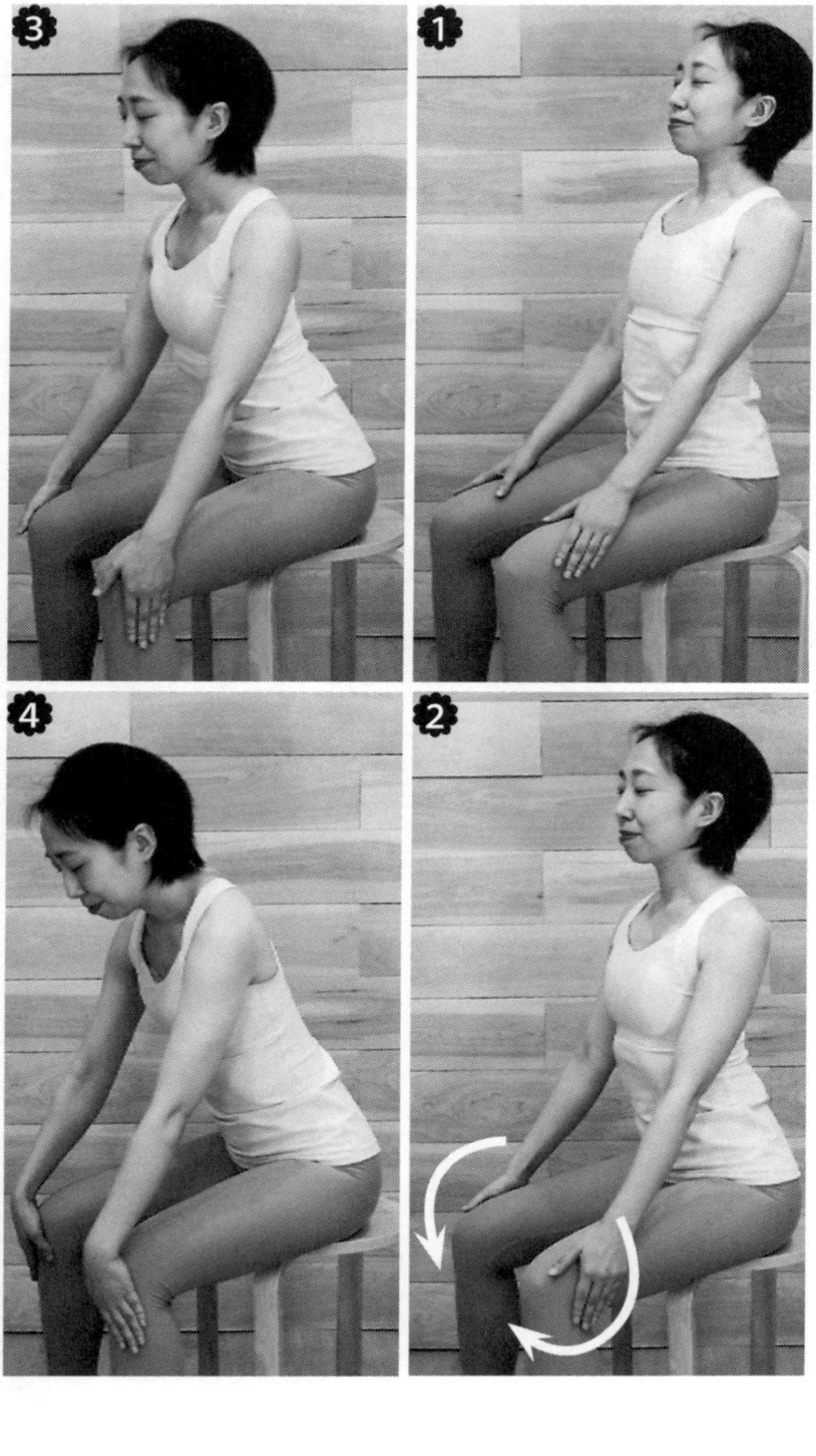

手、肘、肩、肩甲骨、背骨、頭部などの連動を感じる。

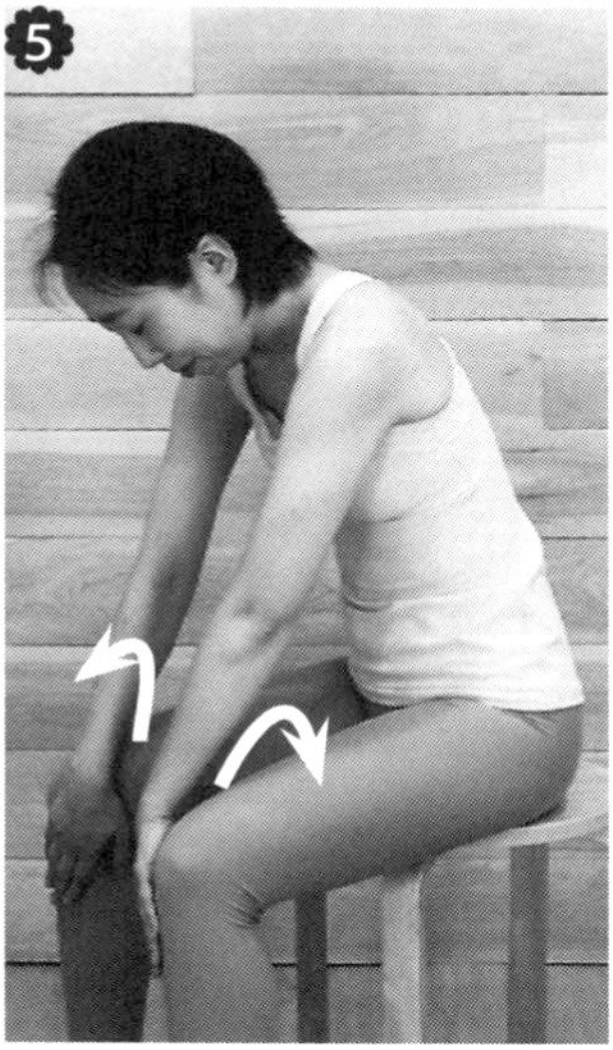

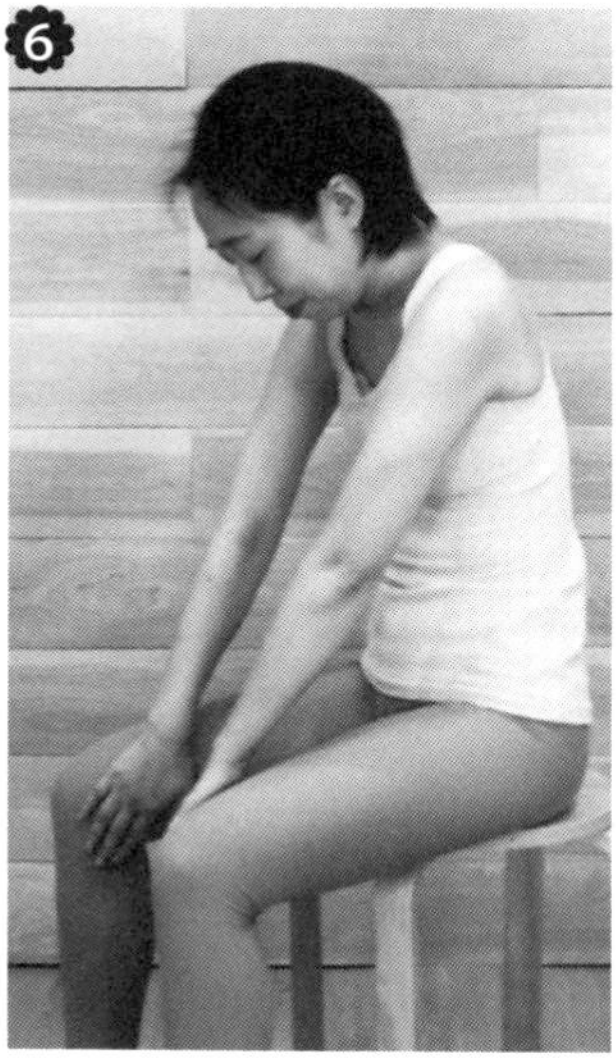

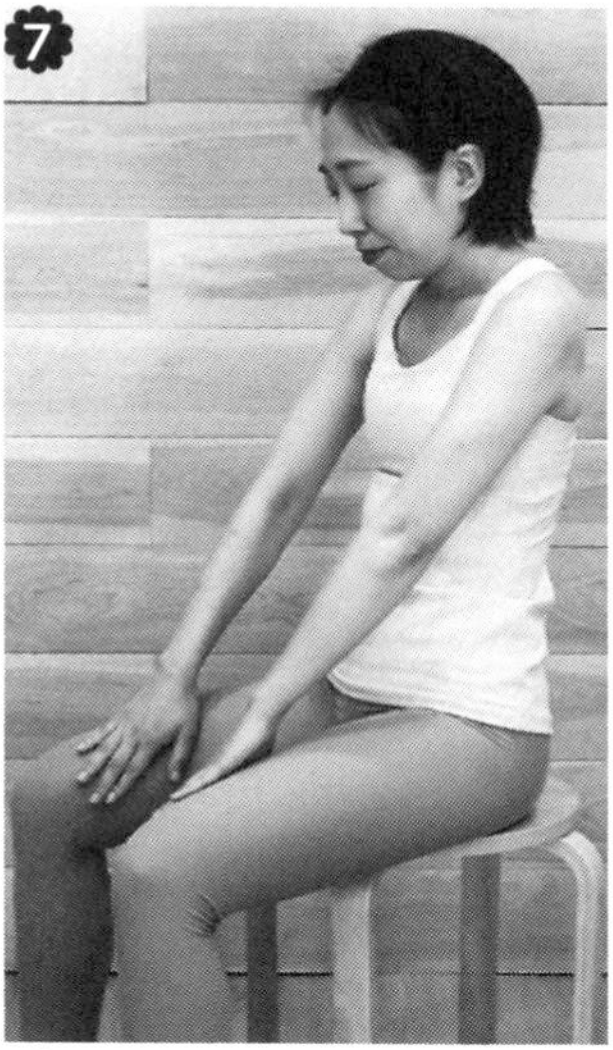

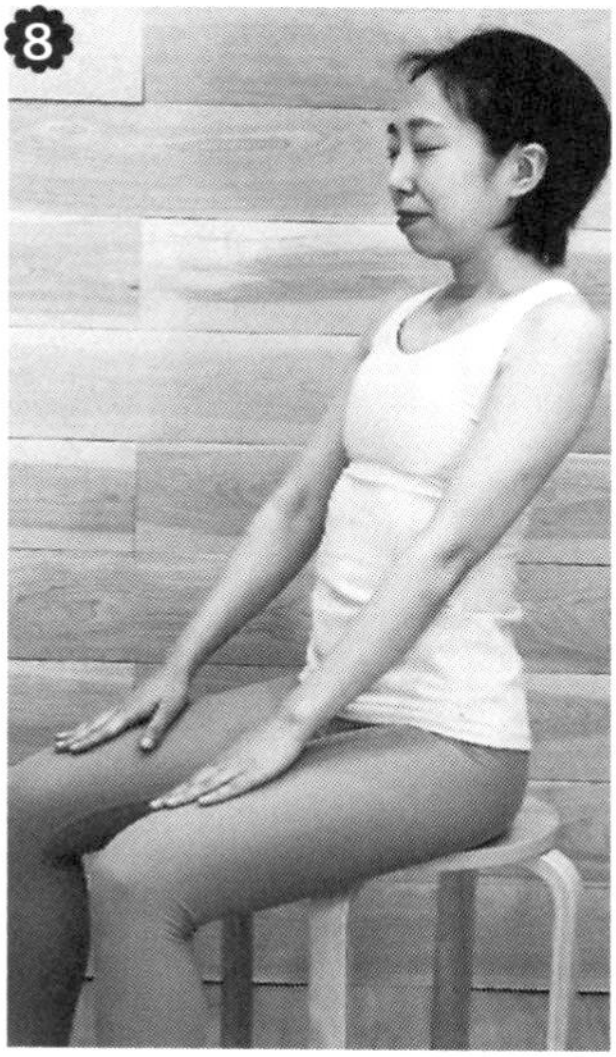

13 膝なで運動（交互）

太ももの上に手を置く。ゆっくりと体を左右に振りながら膝頭を包み撫でるようにしながら左右の手を回す。（写真1～8）10回ほど回したら反対も行う。

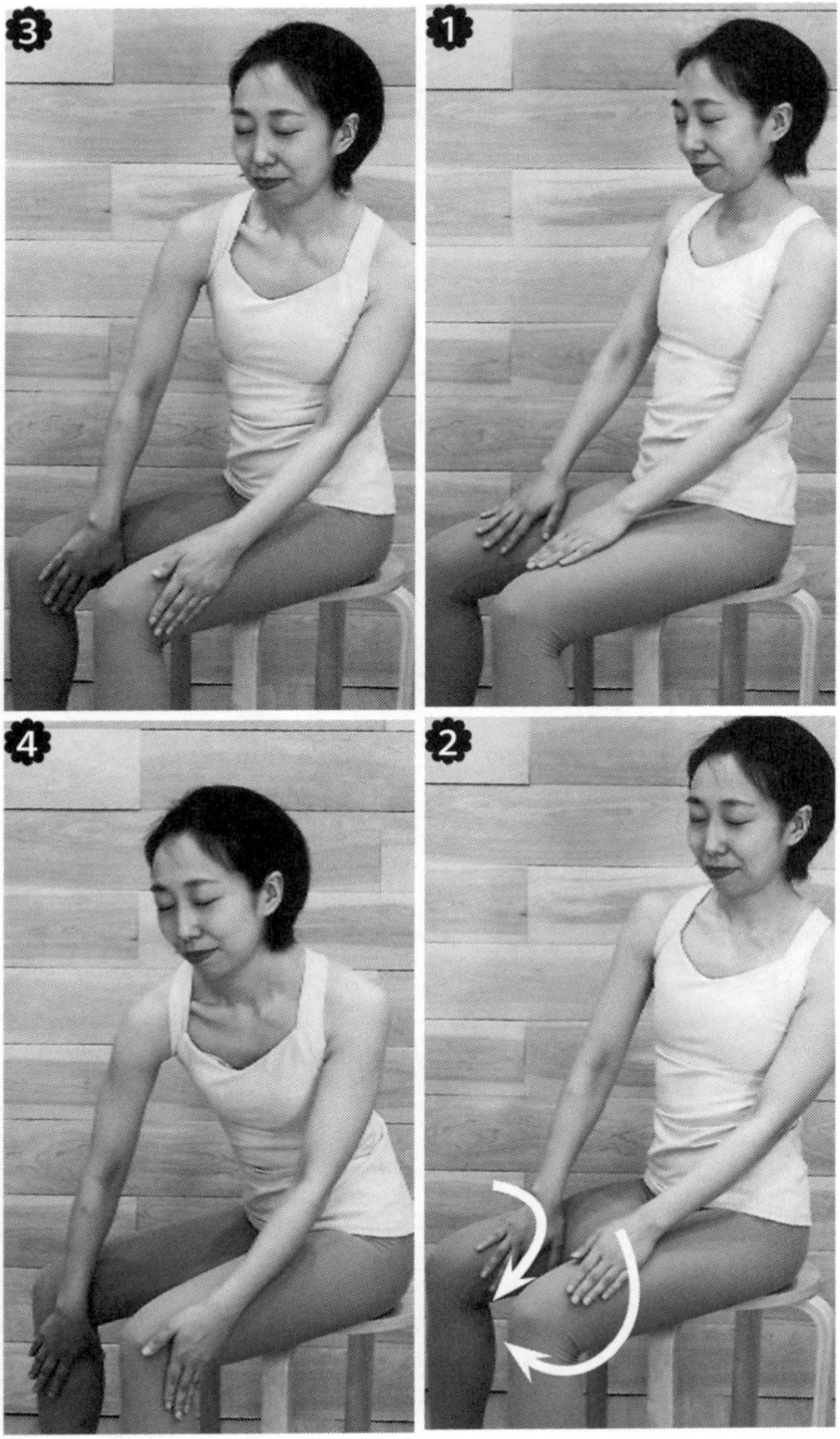

手、肘、肩、肩甲骨、背骨、頭部などの連動を感じる。

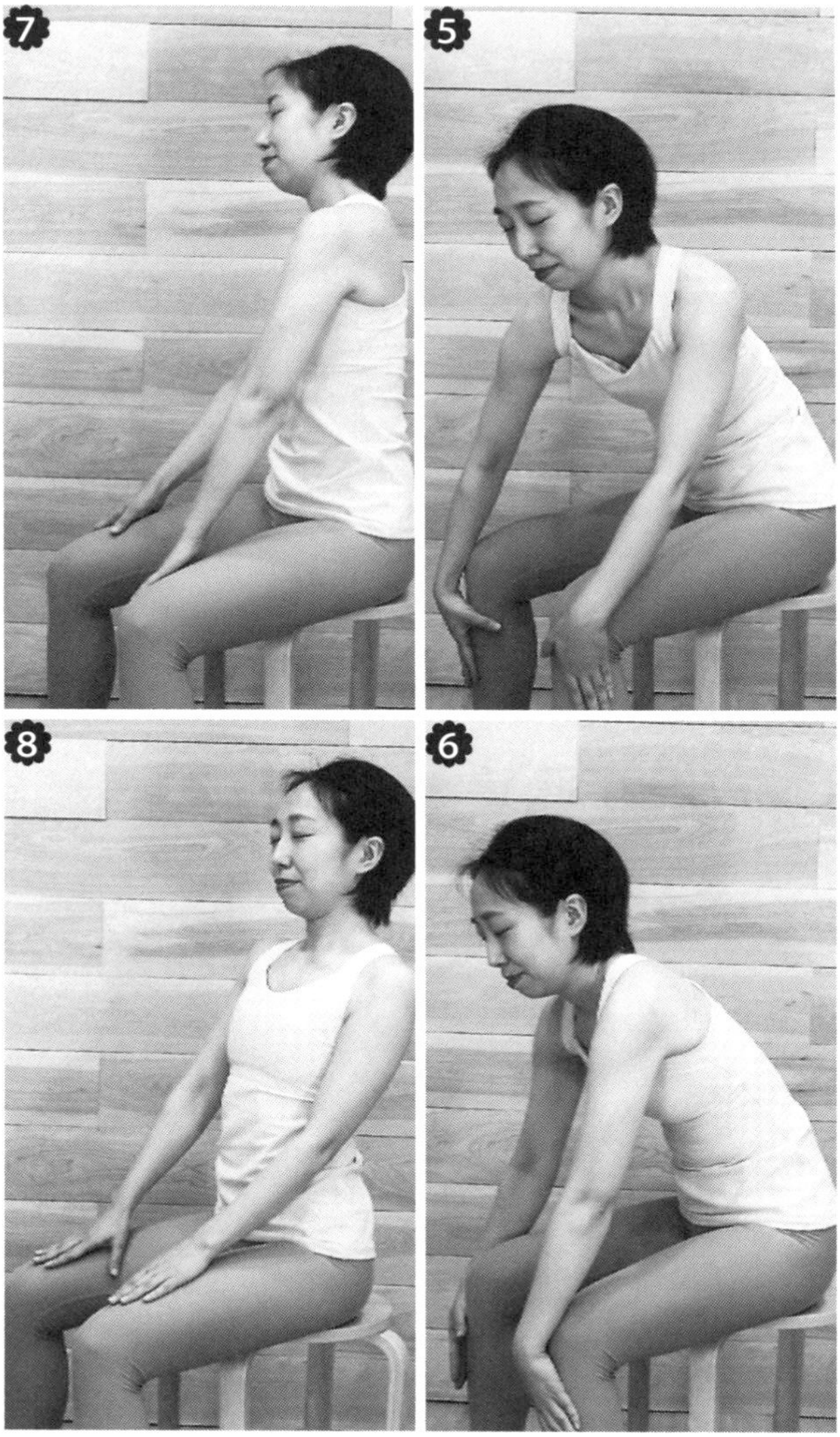

14 プランク

腕立ての姿勢で止める。（写真1～2）

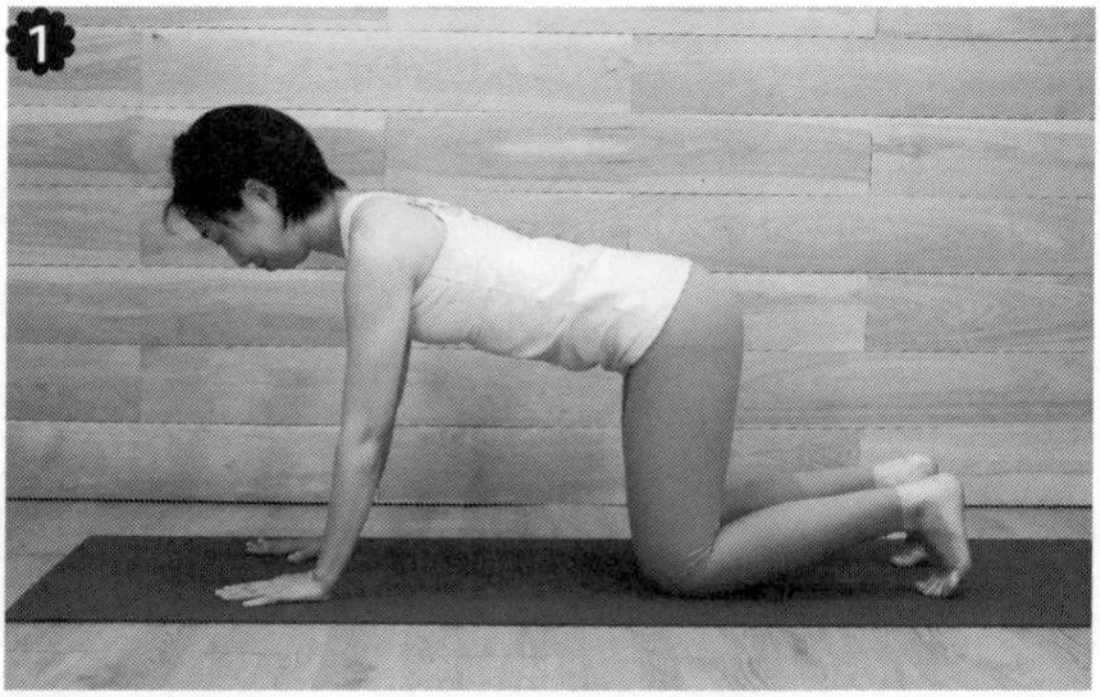

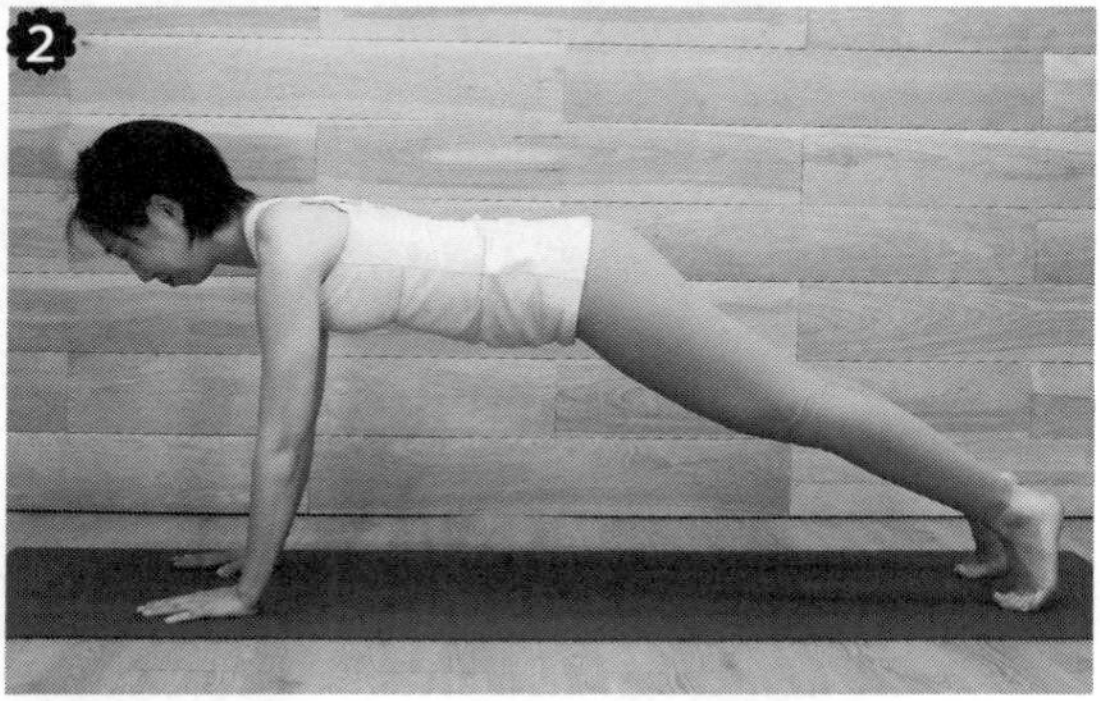

上半身を変えずに片足を浮かして10秒以上保持する。支えている腕、体幹などの筋力を感じる。

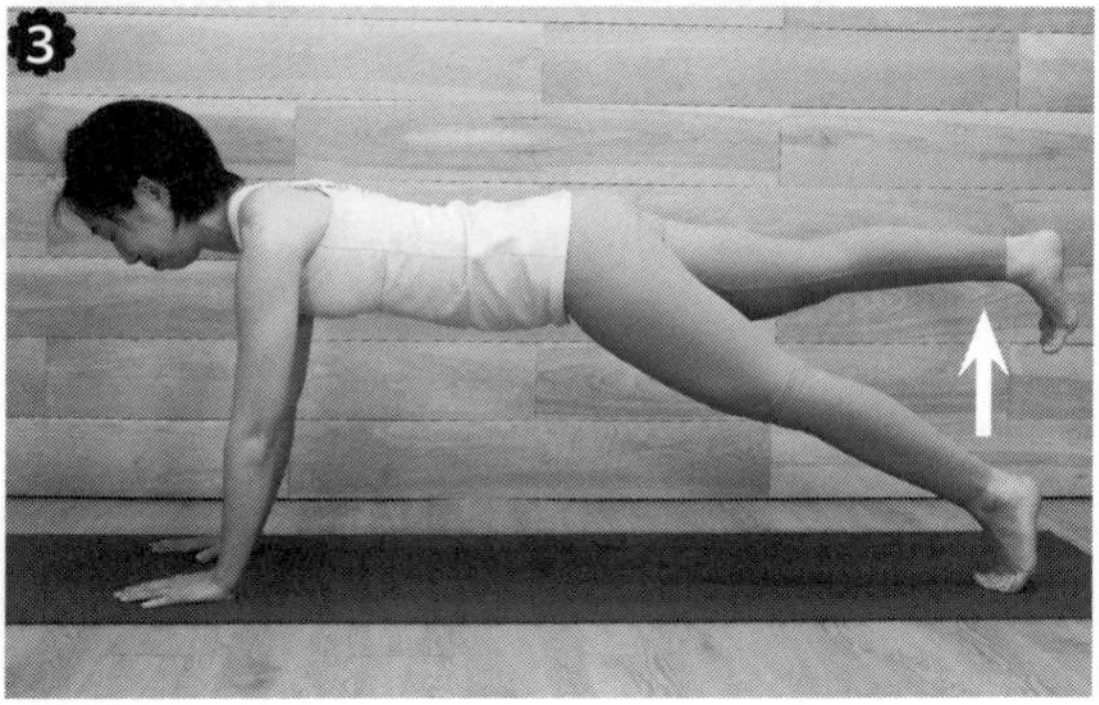

15 プランクバランス

腕立ての姿勢から少し骨盤を持ち上げた姿勢になる。

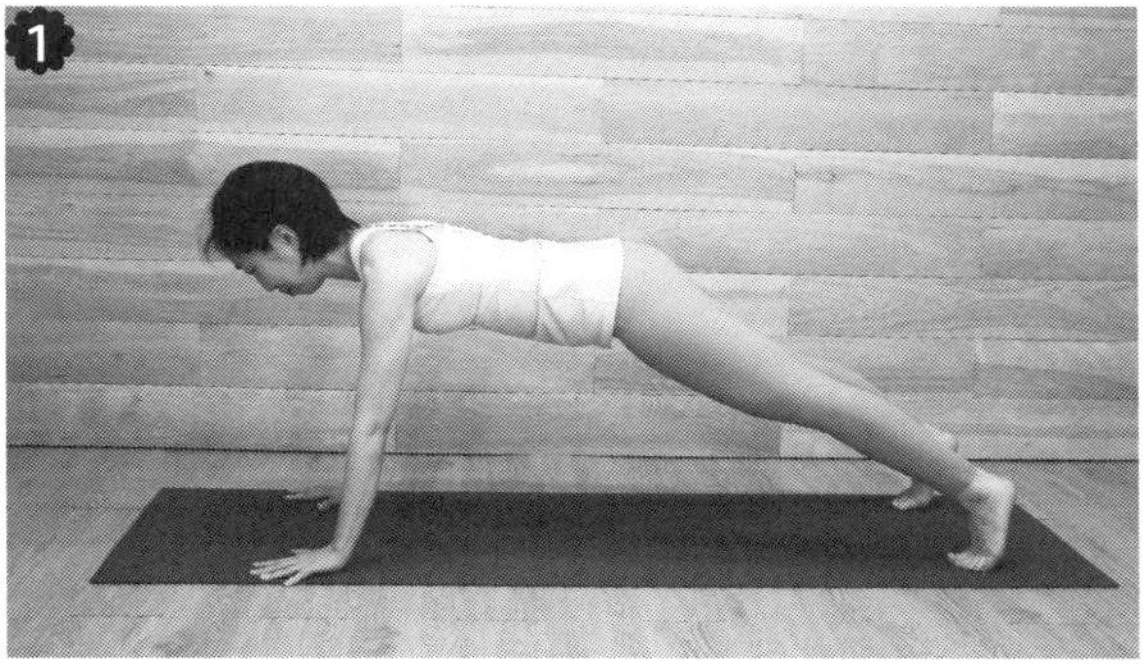

ゆっくりとスローモーションで片足を上げる。

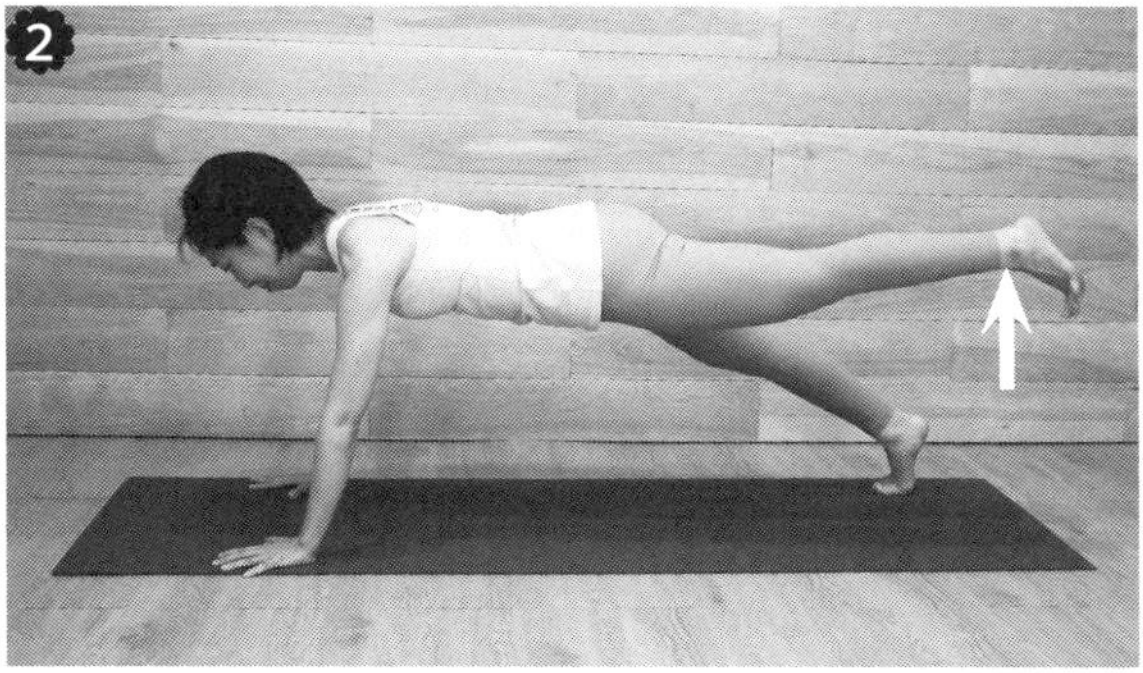

バランスが取れたら同じく手も床から離して対角線上の手足でバランスを10秒以上取りましょう。

戻す時も同じくゆっくり手足を戻す。

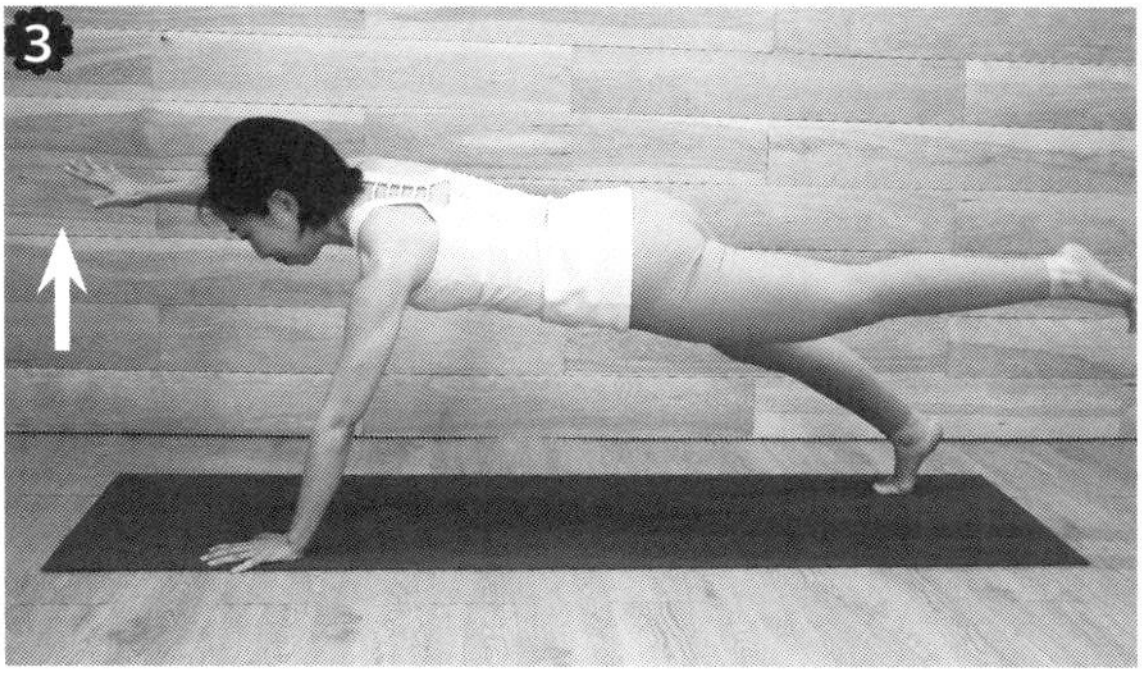

16 片足スクワット

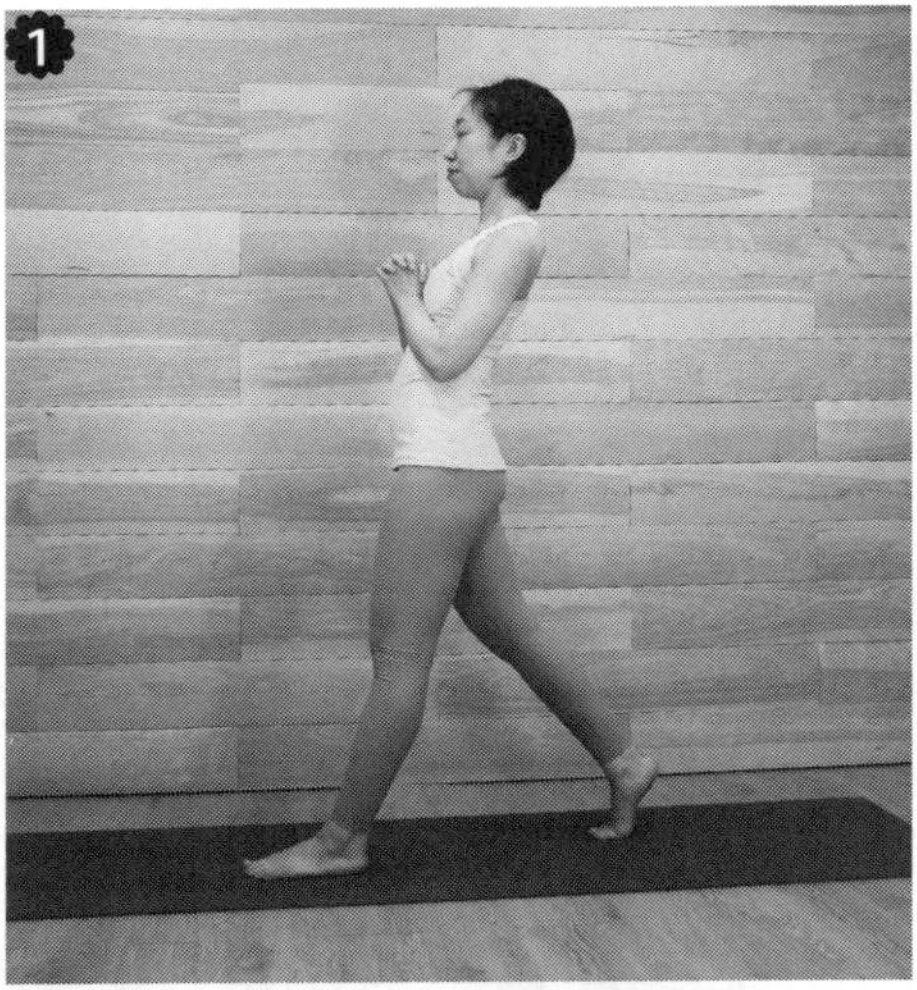

手を胸の前で合わせて、足を前後に開き後ろ足の踵を上げる。

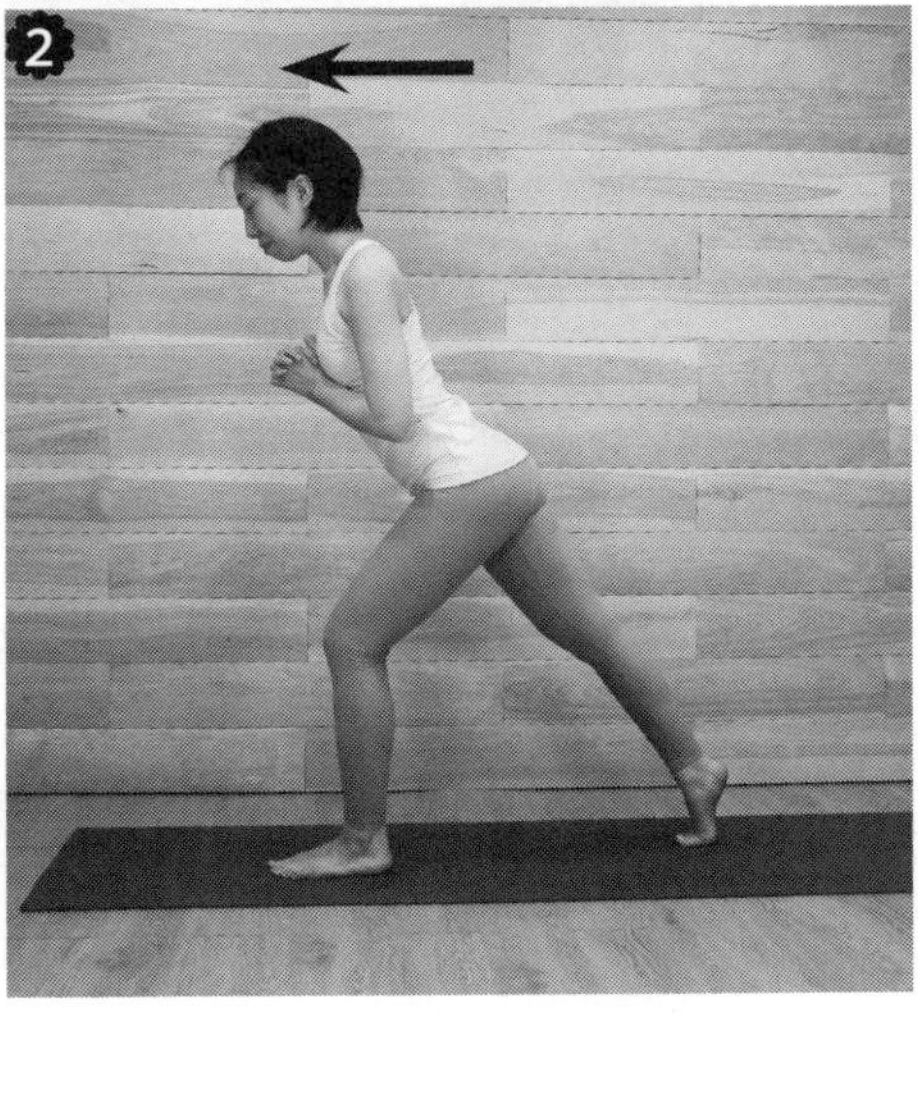

ゆっくりと体を前に踏み込んで体重を前足にかける。

可能な範囲で後ろ足を浮かしてゆっくりと10回ほどスクワットをする。
片足バランス並びに、支えている脚の筋力を感じる。

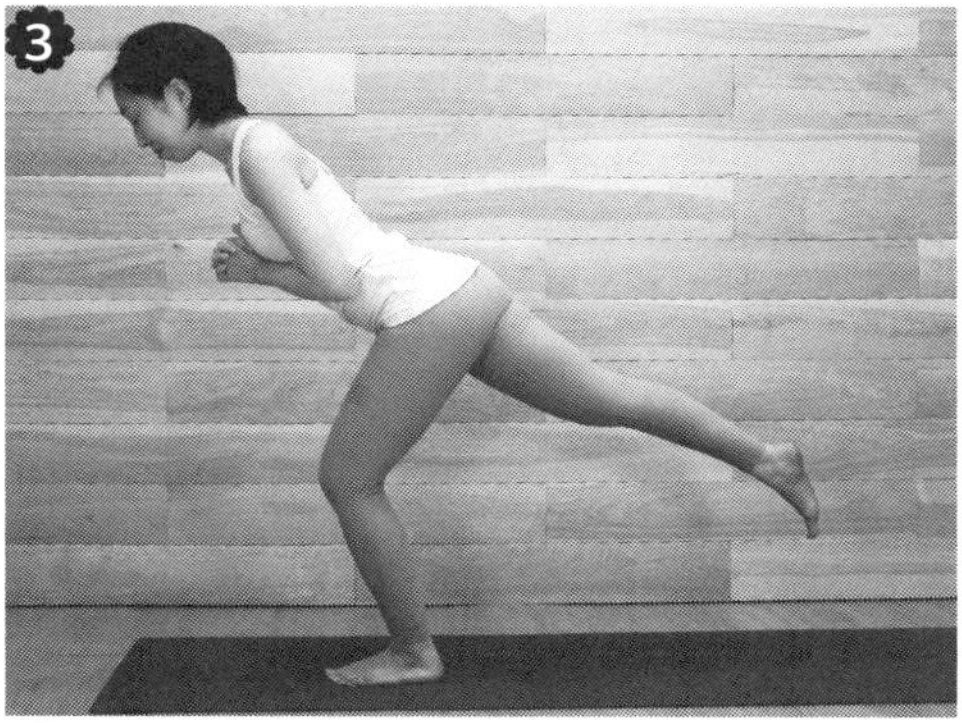

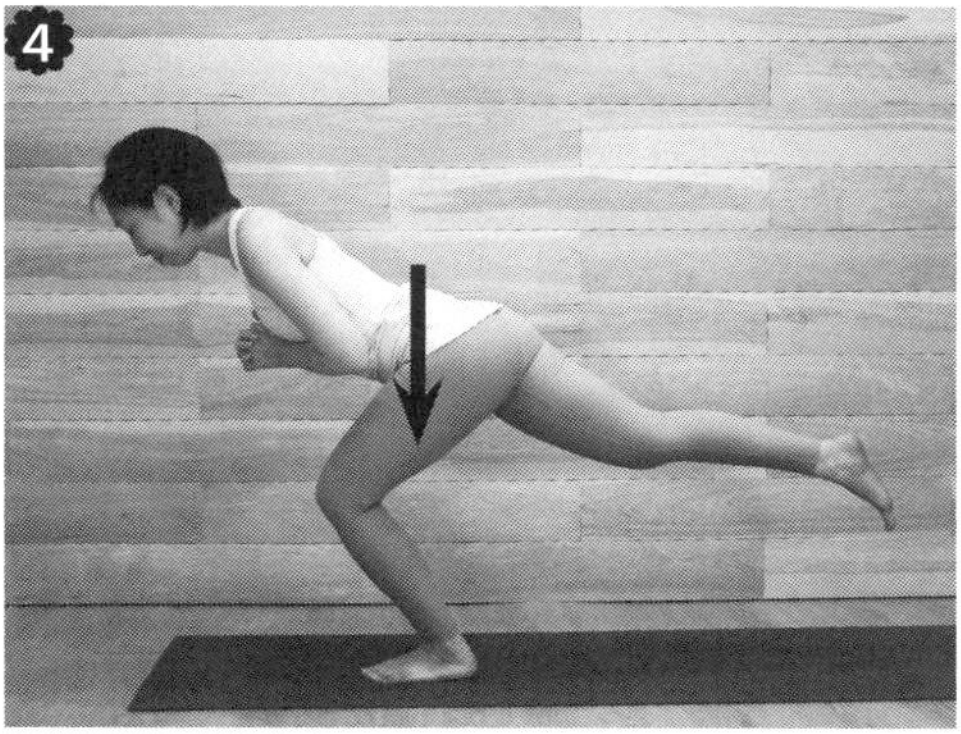

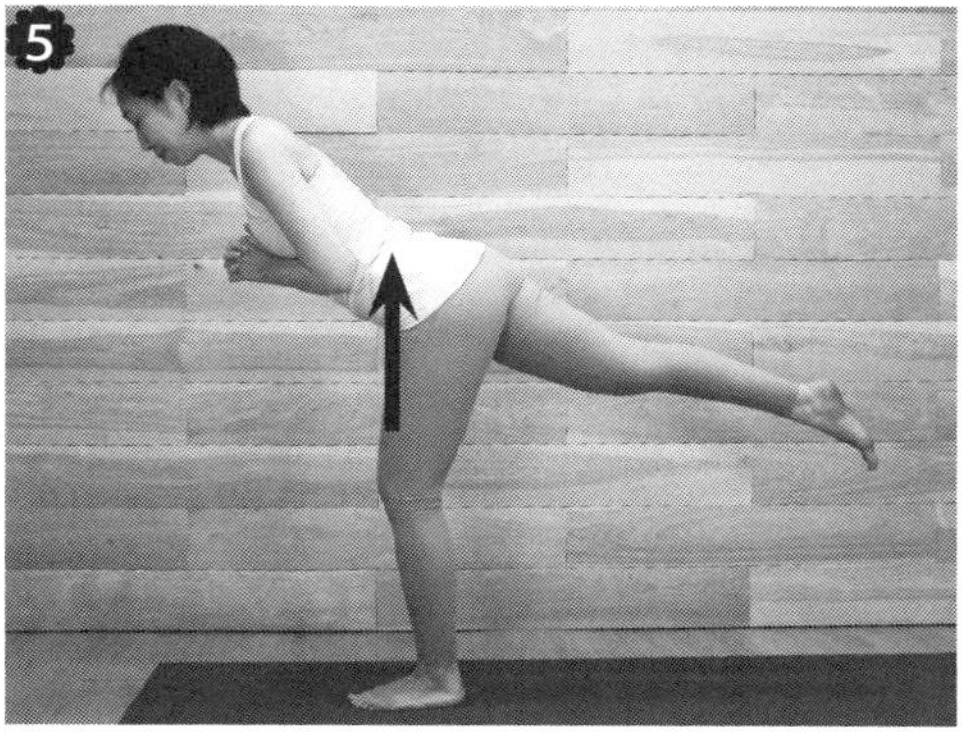

17

一直線後方支持バランス

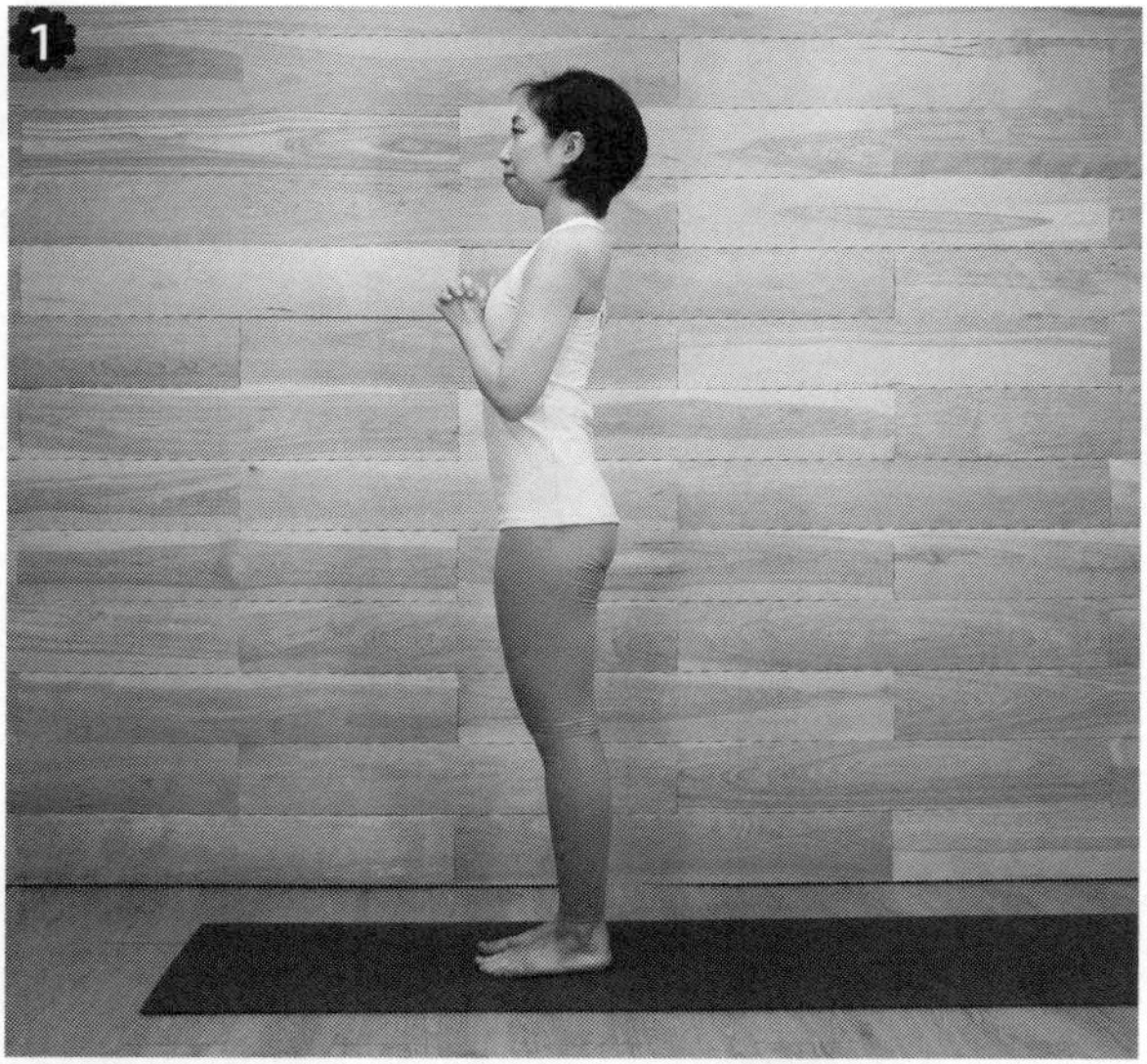

手を胸の前で合わせる。

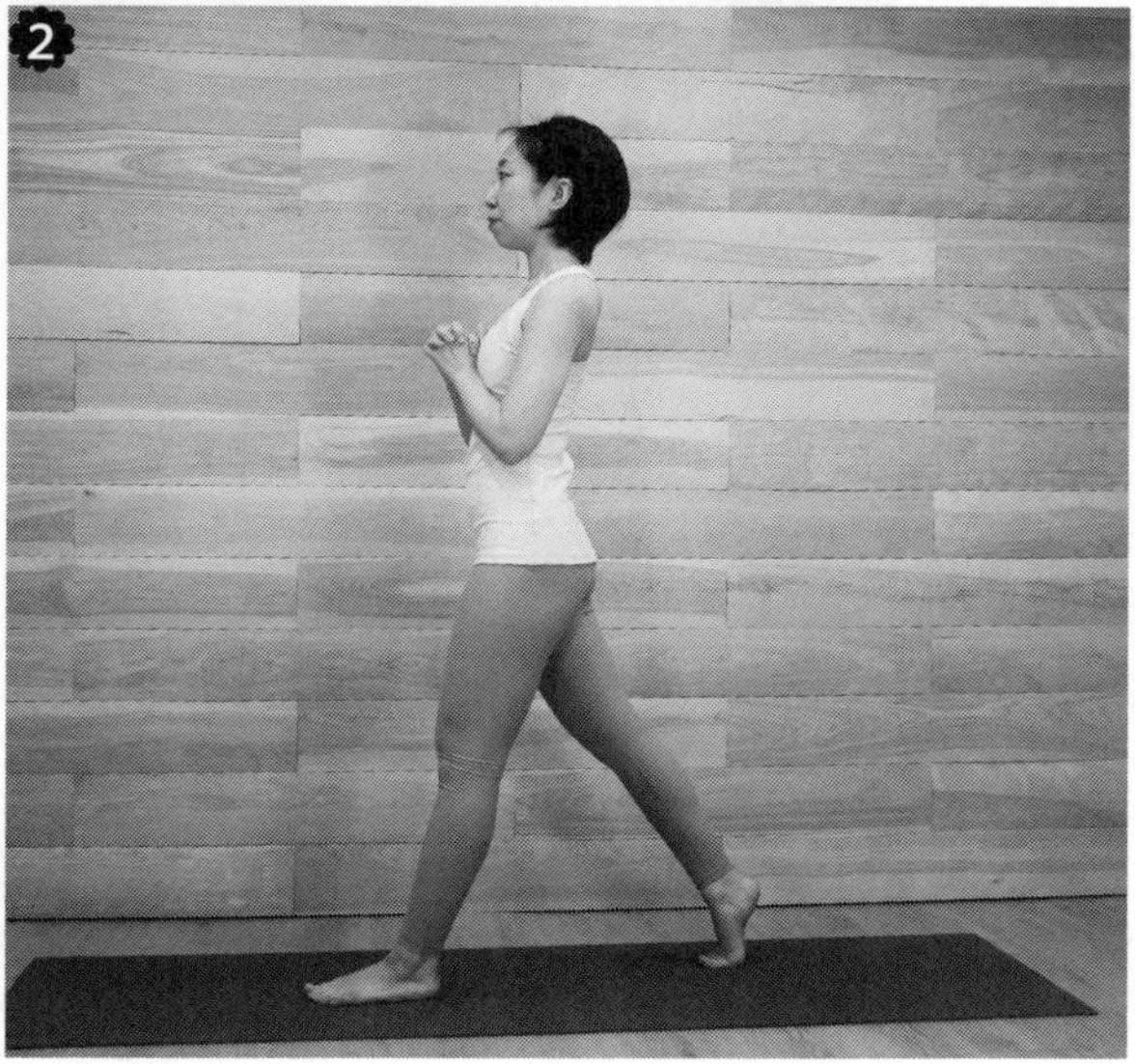

足を前後に開き後ろ足の踵を上げる。

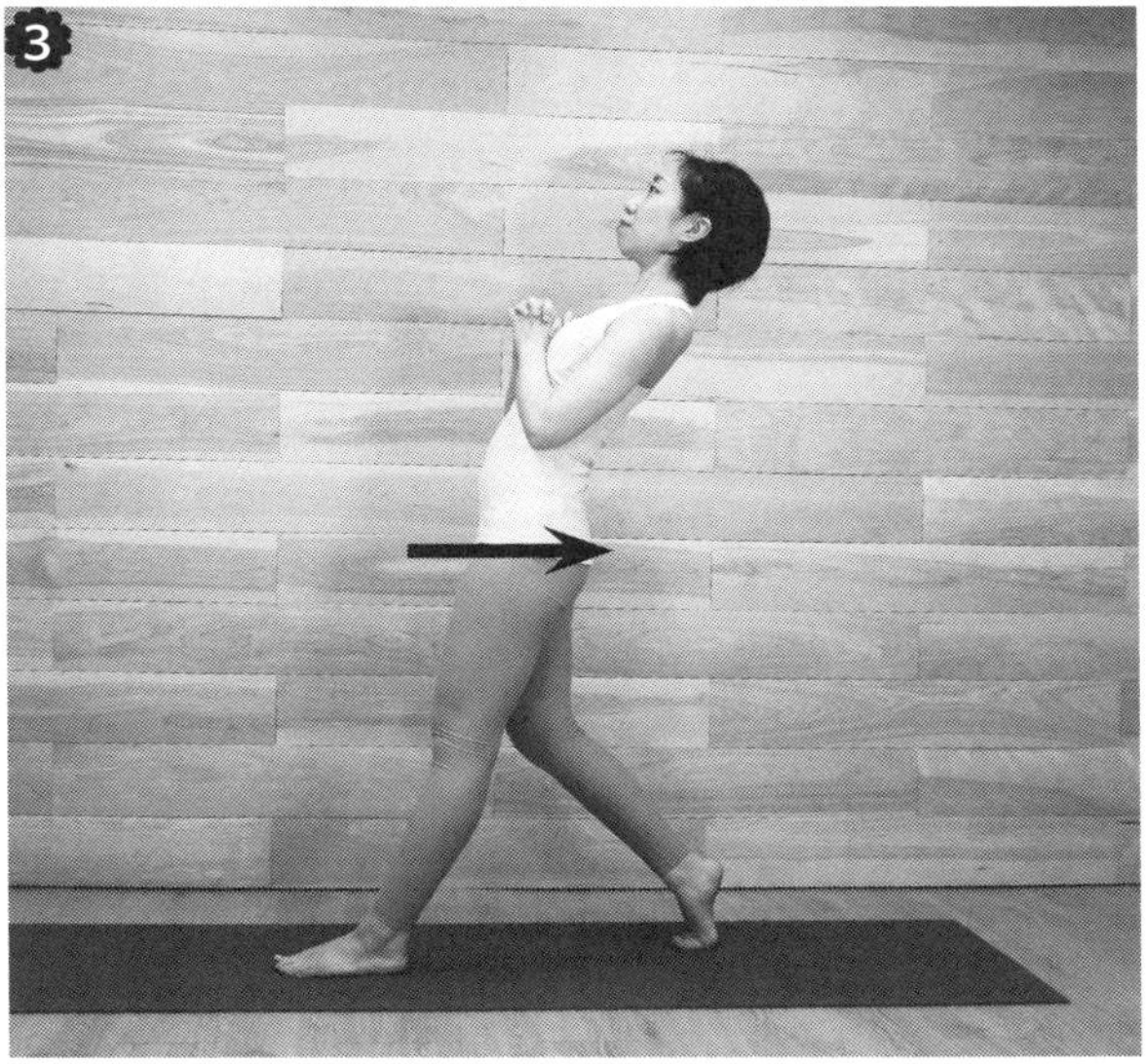

ゆっくりと体重を後ろにかけて膝を曲げる。

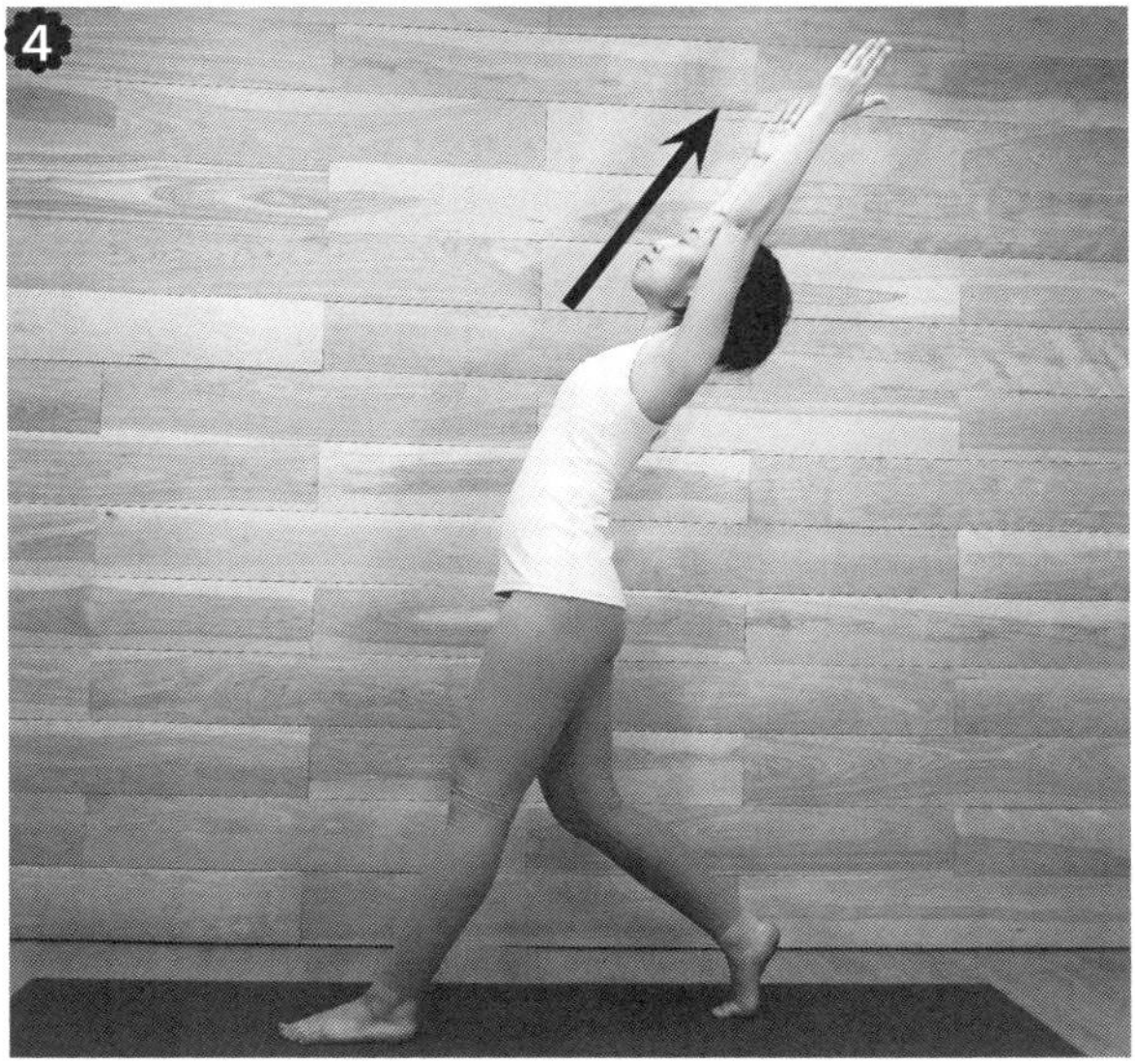

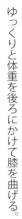

10回ほどゆっくりと手を上げてさらに体重を後ろにかける。

体を支える脚の筋力や腹筋などの支える力を感じる。

18 片足開脚バランス

手を胸の前で合わせて、足を左右に開く。

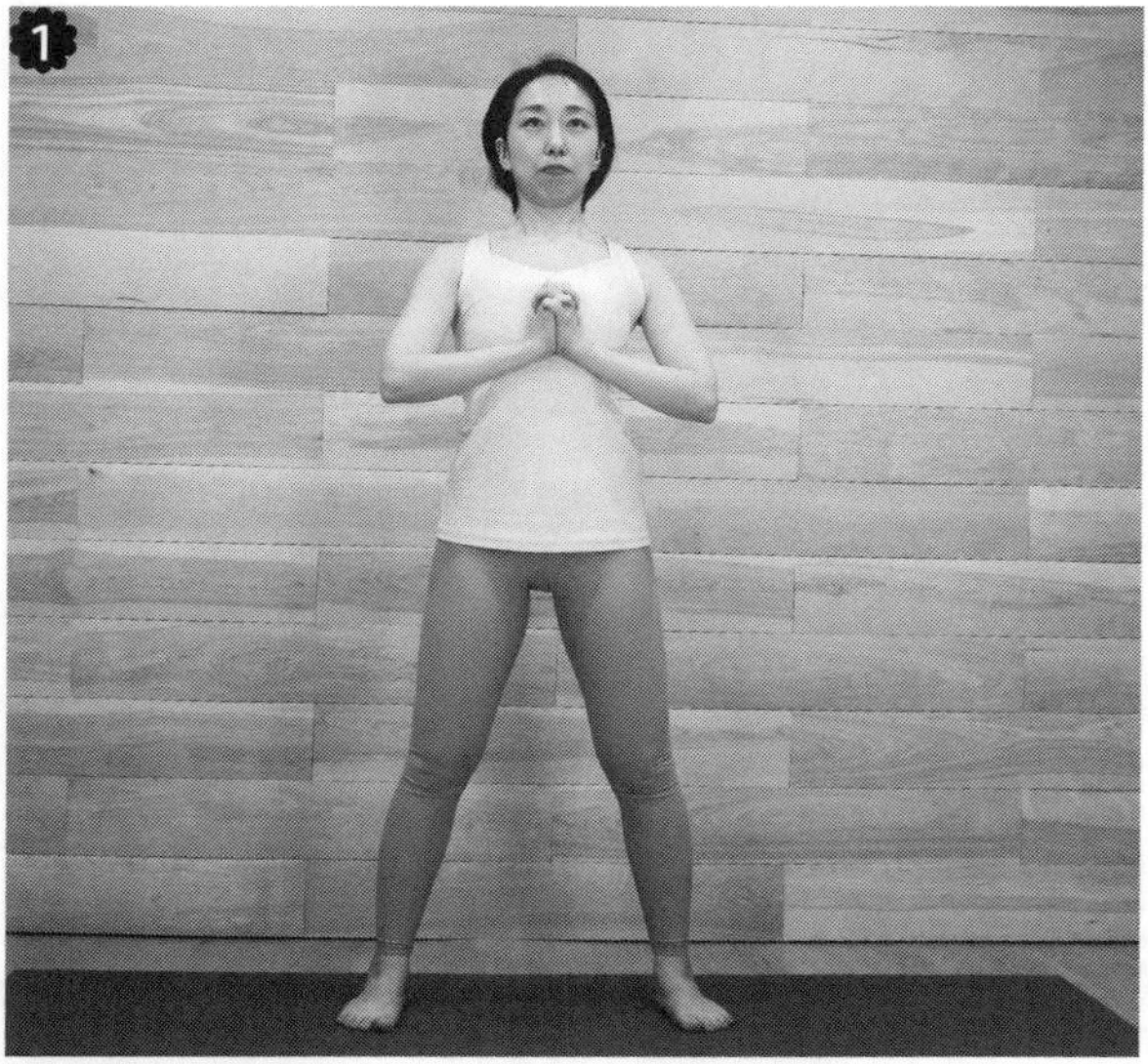

膝を曲げ、軽くスクワットする。

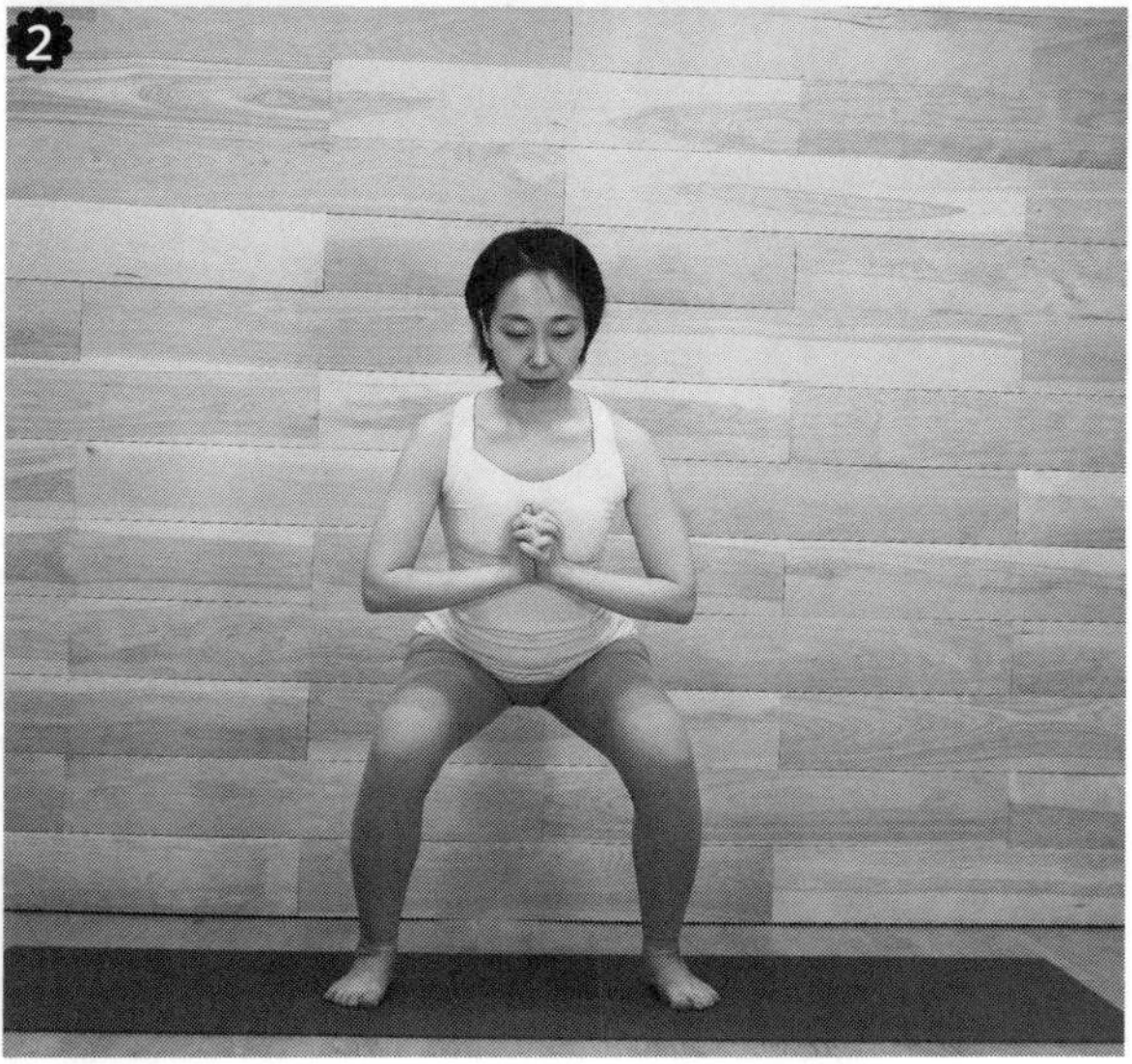

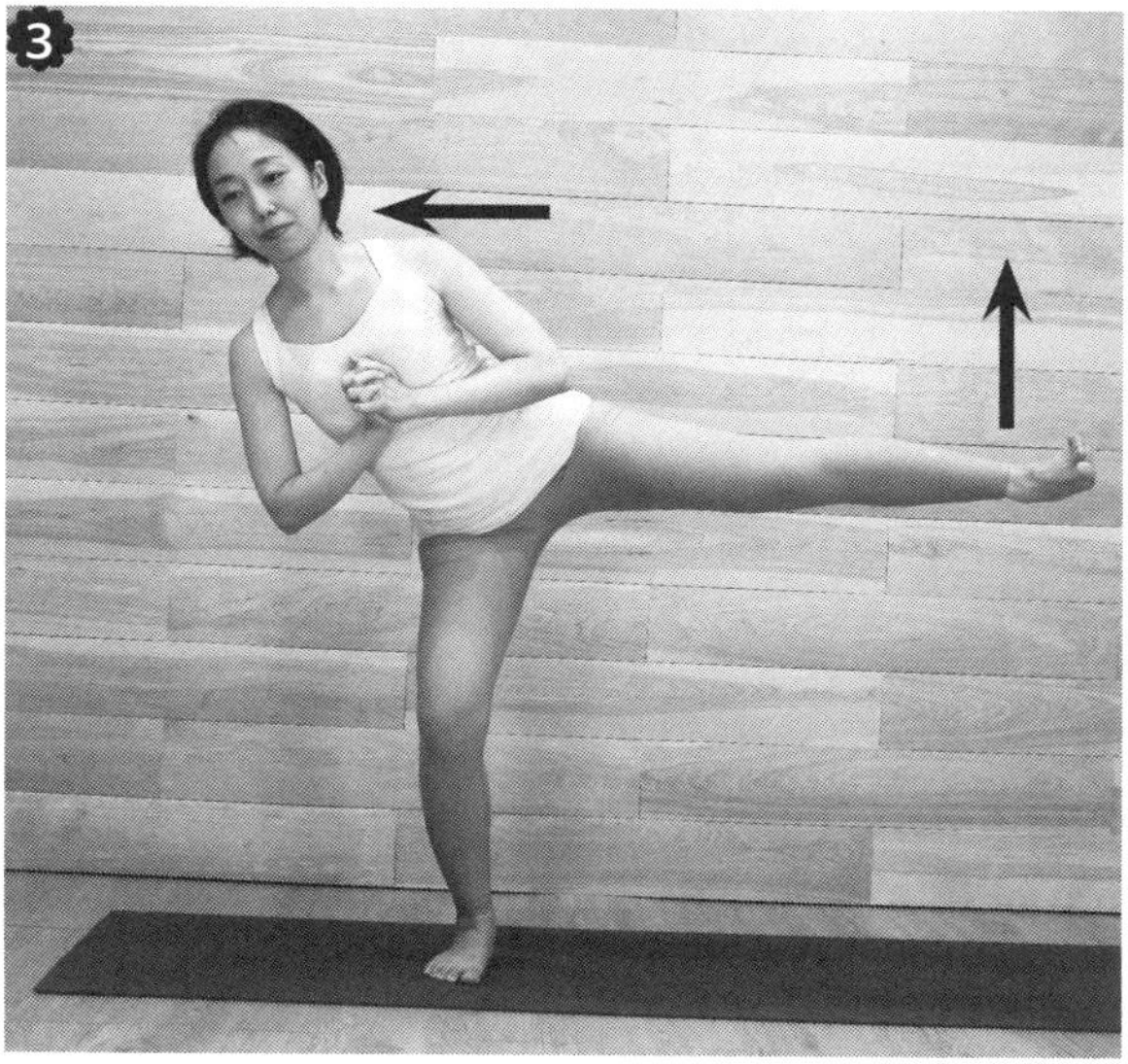

ゆっくりと左右どちらかに体重をかけて反対の足を浮かす。
この状態で止まり、10回ほど上げている足を上下させる。
全身のバランスを感じる。

幸せの概念

もしも「どんな人生にしたいですか？」という問いを出されたら、皆さんは何と答えますか。「お金持ちになりたい。」、「有名になりたい。」、「結婚したい。」色々な選択肢があるでしょう。ただ、大きなイメージとしては「幸せになりたい」という答えなのではないでしょうか。「幸せ」というキーワードに同意しない人はいないでしょう。私たちは、幸せになるために生きているといっても過言ではありません。

「幸せ・幸福」の反対は「不幸」ですが、幸せがないならまだしも「苦しみ」がある場合には、もっと不幸ですね。そういう意味で、「苦しみを少なくして、幸せを増やしたい。」これが多くの人の願いではないでしょうか。では、幸せという状態は何がある状態なのでしょうか。前述した、お金や名声、配偶者などは、あるほど確かに幸せそうですね。この場合、幸せはプラスの何かがあるという状態を指しています。逆に、苦しみはマイナスの状態があるという概念になります。とすると、プラスもマイナスもない真ん中が見えてきます。それを多くの人は、「普通」と呼びます。「当たり前」といってもいいでしょう図1。（※ここでいう普通は社会規範である『常識』とは違い、

幸せと苦しみの概念図1

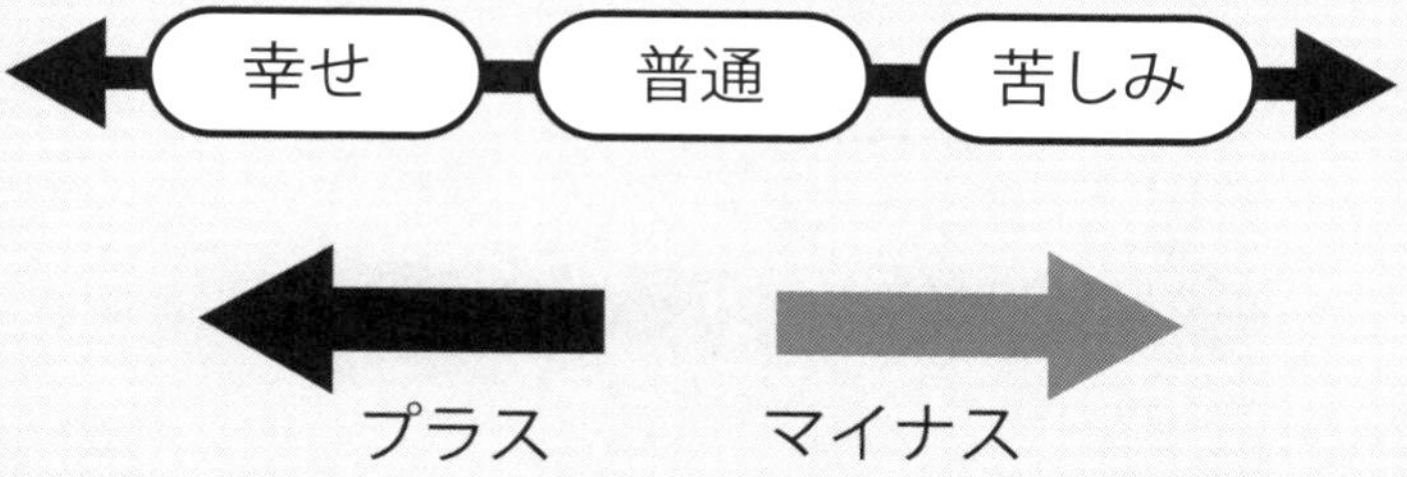

あくまでもプラスとマイナスのどちらもない状態という意味で用いています。）

では、プラスがあるのが幸せだということは、プラスには際限がないのでしょうか。例えば、ケーキが大好きという人にとって、ケーキが食べれるのは幸せです。しかし、ケーキが100個あって残さず食べなければいけないとなったらどうでしょう。苦痛以外のなにものでもないでしょう。幸せが増え過ぎると苦痛になるというのは面白いですし、どうも幸せには際限は有りそうです。やはり適度というのがいいのでしょう。このようなプラスにも上限があるというのは、所得という指標で考察し、国際比較である水準以上になると幸福度が頭打ちになる「幸福パラドックス」として知られています。

適度なプラスは幸福だというのは分かります。では、「普通」というのは幸せではないのでしょうか。これは僕はよく健康

幸せと苦しみの概念図２

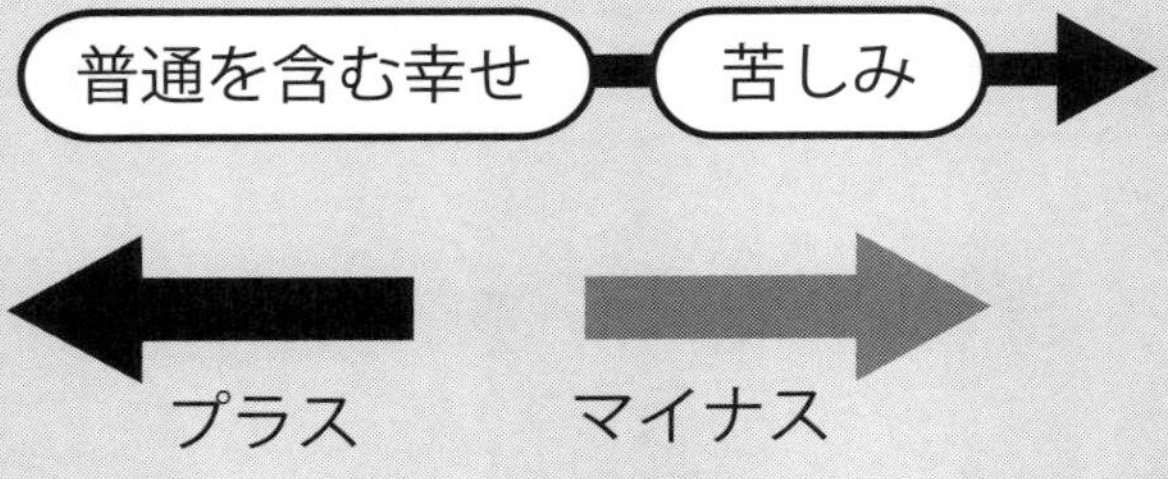

に擬えて話す事があります。健康になりたいと思っている人は多いでしょう。不健康よりもいいに決まっています。

では、健康というのに「普通の健康」と「超健康」は存在するのでしょうか。幸せと普通の関係ですね。超健康…オリンピックレベルの身体能力のことでしょうか。プロスポーツ選手のことでしょうか。イメージとしてはそんな所でしょう。でもオリンピックやプロの人は限られた少数だから価値があるのであって、皆さんがそのような超人的な状態になれることはありません。正規分布が常とすれば、超人は端っこの人です。では凡人の考える超健康とは何でしょうか。僕はそれは妄想だと思っています。超健康などはありません。健康はそもそも普通なのです。普通の健康と、不健康しかありません。マラソンなどの競技大会に出れる人は健康的だという印象はありますが、超健康ではないでしょう。ある意味、野生動物で走れない、逃げれない動物は食べられてしまいますので、大会に出れるレベルが人間にとっても普通の健康です。大会に出れない人を普通として定義してしまうのは問題ですね。その場合は、走れないくらい不健康な状態が普通となってるといえます。普通のレベルが野生動物からすると低過ぎますね。

健康に擬えましたが、もう一度幸せに話を戻しますと、健康と同じく、幸せに関しても普通な状態も幸せなのだろうと思います。普通に食事が食べれて、普通に排泄ができて、普通に運動できる。体を壊して入院したことのある人なら分かると思いますが、当たり前こそが有り難いことであり、普通が何と幸せなことか。当たり前を失って初めてその有り難さが分かるというのも、人間の性なのかもしれません。こうなると、普通も幸せになるので概念図が少し変わります図2。

ここで幸福の研究を見てみましょう。「日本人の幸福感」として大阪商業大学商業経営学部の宍戸邦章氏と大阪商業大学ＧＳＳ研究センターの佐々木尚之氏によって発表された、約３０００名を対象として２０００年～２０１０年の間に８回実施されたJapanese General Social Surveys（JGSS）の累積データです。（宍戸邦章，佐々木尚之，日本人の幸福感，ー階層的APC Analysis によるJGSS累積データ２０００- ２０１０の分析ー社会学評論，62(3)355, 2011-2012）

この論文では、いくつかの視座や提言があります。そこでは、経済的な要因が社会関係的要因に影響を与えていると結論づけています。具体的には、失業など就労状態が低下すると幸福感は低下し、死別や未婚などの婚姻状態もまた幸福度は低下させるが、それは出身階層や社会的な機会の高低によって大きく影響を受けると。つまり、恵まれた家庭環境による恵まれた教育が、その後の職業や婚姻に影響し、結果的に心の幸福感というものを決定しているという結論です。

確かに、経済的な余裕や婚姻状態などのプラス要因があるという状態は幸福に関係していました。経済的な状況が、幸福だと思うかどうかを規定するとしたら、経済的に恵まれていない状況にある人たちは幸せになれないのでしょうか。

プラス要因がある方が幸せな傾向でしたが、同じ論文の中に、次のような興味深い結果も報告されていました。「相対所得仮説」といって、絶対的な所得よりも周りと比較して自分の所得がどうかという感覚が幸福感に影響を与えているという傾向です。このポイントは「比較」という行為が、幸福度に影響するということです。絶対的な状態よりも比較してどうかという較べた結果の方が主観的に幸福感に影響を及ぼしているようです。であれば、比べるということをしなければ違う幸福感が待っているかもしれません。

(※ここでの幸福感は自分が「幸せ」を1とし「不幸せ」を5とし1～5で選択してもらったも

ので測定しています。ちなみに真ん中は3であり「普通」ということになると思いますが、それは不幸せに分類され2分類で考察されています。パーセンテージでは、1、2、3はそれぞれ約30％でした。不幸せの4、5はそれぞれ5.2％、1.2％ですので、そもそも約90％は普通以上とも取れるので解釈には注意が必要です。）

突拍子もない展開と思われるかもしれませんが、ここでインドの状況を紹介したいと思います。これは、論文ではなく、私個人の現地での経験談です。ヨガの研修としてインドに行く事が今までに6回ありました。2週間くらいの時もあれば1ヶ月くらいの時もあり、インドの方々の話を聞くにつれ日本とはだいぶ違う常識があるなと痛感したものです。

インドには、法的に差別は無くなりましたが、しかし現実的にはカースト制という階級制度があります。歴史の授業で習ったことを思い出されるかもしれません。バラモン、クシャトリア、バイシャ、シュードラという階級です（※ out of sudra としてアチュートもある）。これはまた、職業の独占も意味しており、インドでは職業選択の自由はあるようでありません。インドでIT業界が世界レベルで進歩したのは、カーストに規定されない新しい仕事だったからだというのは有名な話です。

さて、インドでは未だにスラム街が存在し、裸足でテント生活という人が大勢います。一日中石を割っている仕事の人もいますし、学校に行かない子ども達も沢山います。日本人の旅行者がショックを受ける光景でもあります。あるときに僕が「辛いでしょうね。」と感想を漏らしたことがあります。正直な感想でした。しかし、ガイドの方がすかさずこう言いました。「先生ね、インドではみんな幸せなんですよ。」と。僕はキョトンとしてしまいました。頭では「何で？」という文字しか浮かばなかったからです。だって日本からしたら普通以下の生活にしか見えない状態だからです。ガイドの方は続けます、「何故なら、いつも神様が見守ってくれてますし、自分のすべきことをするということで満足してるからです。」

これは、ヨガを勉強している方々だと気づかれるかもしれません。ヨガの古典文献には「バガヴァッドギータ」というインド文化の基礎を成すような倫理を形作っている有名な叙事詩があります。これは子ども向けに絵本になっているようなもので、日本の童話に近い存在かもしれません。ここで解かれている倫理は、たられればを悩むのではなく、自分の成すこと「カルマ」を行えということです。これはつまり、人の仕事を奪ってはいけないという実動社会の道徳観に繋がります。

インドのレストランでは、料理を運ぶ人と会計をする人は違います。違う仕事なので、お互い

幸せと苦しみの概念図３

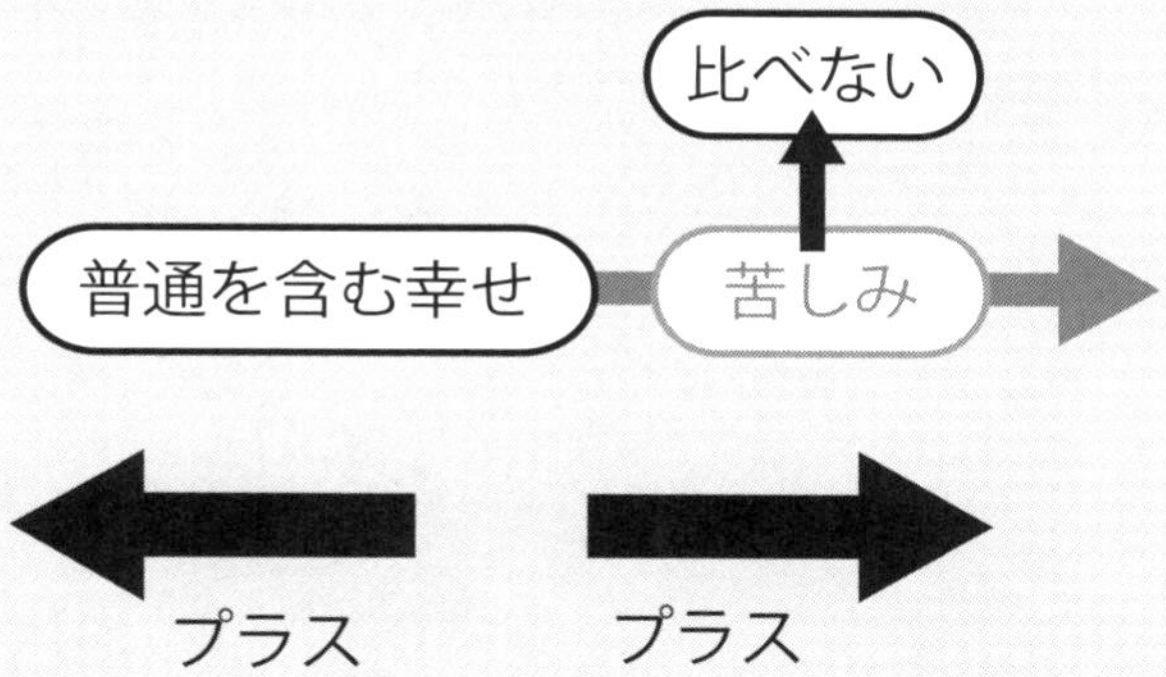

にそれぞれの仕事は奪いません。完全分業といってもいいでしょう。このような制度によって職業を守っているとも捉えられます。階級という統治システムです。一人何役でもこなす日本の感覚とは大きく異なります。日本の経済的な余裕などによる、プラスがあるから幸せだという結論に疑問符がつく体験です。また、インドでは比べていない、つまりは相対的なという概念も少ない事がわかります。比べなければ、不幸という決めつけもないのかもしれません。これでまた概念図が変わります図3。

このようなことを知ると差別システムの根源であるようなカースト制度が一概に問題だとは言えなくなるのです。「所変われば品変わる」です。日本と違うからといっても、その土地には固有の文化があ

幸せと苦しみの概念図4

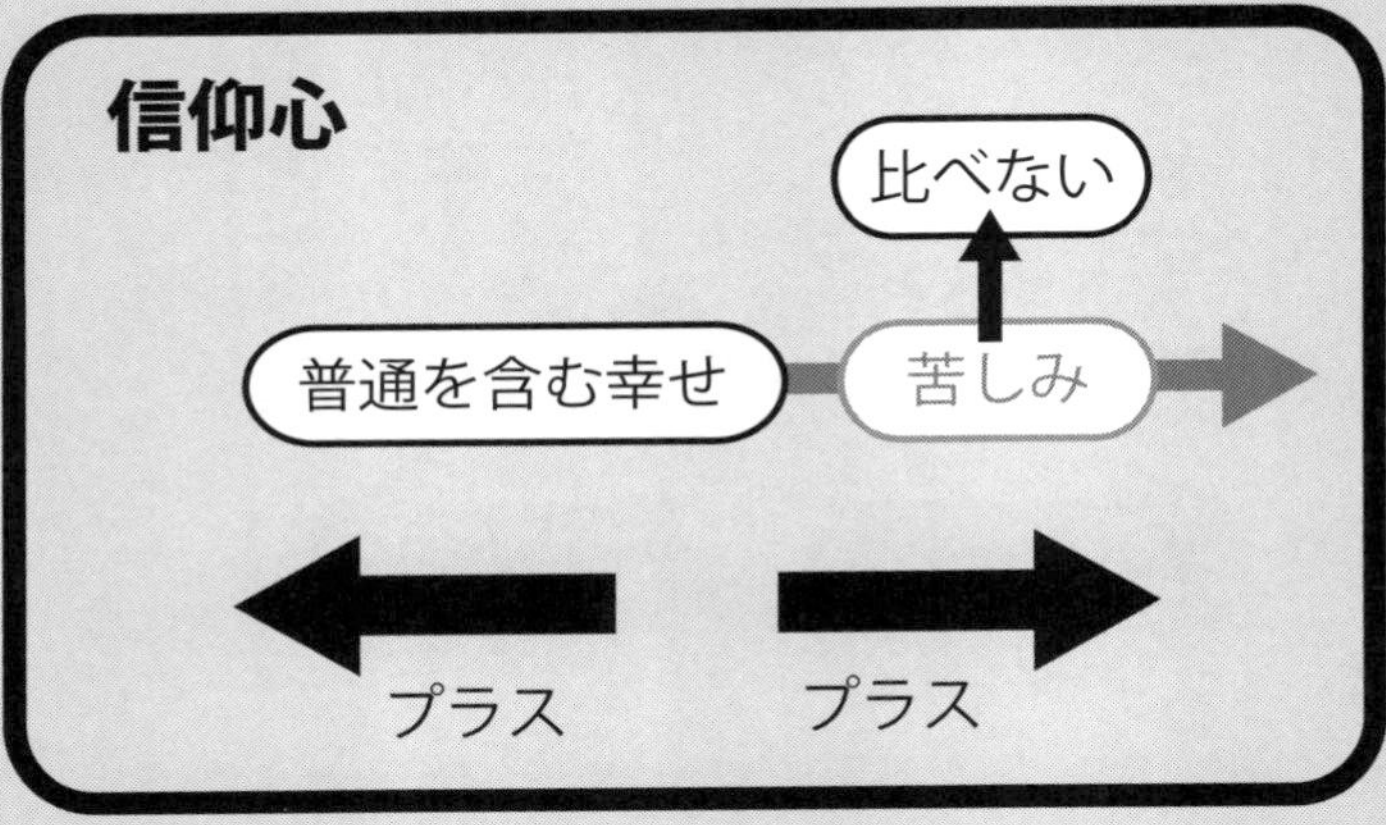

り、社会規範があるのです。（ちなみに、仏教は平等を唱えているので、カースト制度とは対立し、いわゆる下層の人々に支持される所以になります。インドの仏教徒は少数派ですが、そのリーダー的存在が佐々井秀嶺氏という日本人だということはあまり知られていないかもしれません。）

また、インドでは全ての人が神様に見守られているという安心感によって、どのような階級や状況でも幸せであるというその霊性の力にも驚きました。幸福研究において、信仰心の篤い人は幸福度が高いという報告もあります（白石2010、浜田2008）。こうなると幸福というのはやはり心の持ちようなのではないかと思えてきます。

幸福について文献と僕の経験をまとめますと、幸せはプラスがあった方が幸せというのは経済的な側面を背景としてありますが、比較しなければそもそも不幸自体もなくなる可能性がありま す。また、信仰心のような、経済的な基準以外の安心感というより本質的な実感にも幸福感を高める要素がありそうです。信仰心は経典のある特定の宗教でなくても僕はいいと思います。宇宙や自然と繋がることができる霊性に意義があると思います。見えないものを感じることができる感性さえがあれば。これで相当幸せになった気がしませんか図4。

世の面白い研究報告があります。治らない病気を持っている方々にヨガを指導したところ、病院への通院日数や投薬自体はは全く変わらなかったのに、幸福度は上がったというものです。つまり病気が治らなくても幸せを感じることができると幸福度が上がるということです。

私たちは、現状が変わらないと幸せになれないと思い込んでいますが、体と向き合い語り合い、そして受け入れて感謝できた時に、人は幸せを感じることができるのです。

おわりに

幸せになるためには感性を高めることが大切だという意見を述べ、ヨガを使った感性の高め方と、一部過敏な感性を低下させる方法をお伝えしてきました。ヨガは深遠な教えで、20年程度の私の実践では理解しきれない部分もありますが、心身一如の考え方を身体心理学的に捉え、脳と身体と置き換えることで、物事の見方がとてもクリアになります。それはまた空想（fantagy）と現実（reality）の関係であり、都市と自然という人間の社会構造まで広げる概念として把握することができました。

私たちはないものをあると思って苦しみます。あるものとは現実の自然のみなはずなのに、人工的な世界を現実化する技術の進歩によって、空想と現実が曖昧になってきています。ヨガの先人は、現代のような科学の視点がないときに、卓越した感性でその関係性に気づいていたのでしょう。ですから、身体的な行法から脳が作り出す心を制御しようとヨガという体系を作り上げたのだと思います。

大きな脳を持ったヒトは、自分という実存に疑問を感じ、そこに意義を求めます。なぜここに居るのだろう?なぜ生きているのか?何をすべきなのか?実存の不安というのは強い自己意識である「エゴ」を持ったヒトの性なのでしょう。この不安を収めてくれるのが、宗教であり信仰であり、自然崇拝なのでしょう。少子化に超高齢化と、GDPが右肩上がりにもう成長しない日本では、物質的な豊かさから霊性的な豊かさへ重きを置かなければいけない時代に突入しています。もちろん様々な宗教がありますので、そこで安心を手にしてもいいでしょう。しかし、科学の時代ですから、そこを科学的な思考で捉えて納得することもできます。自然崇拝としての神道は日本では素晴らしい体系だと感じています。ヨガはインド文化の叡智ですが、私たちはそこから学び、日本人としての霊性を各自が持つことで、俯瞰したメタ認知的な落ち着きを得ることができます。

虚無感に苛まれ、自分の存在に価値を感じず、現実から逃げ出したいと自ら命を断つ方々が日本で多いのは事実です。しかし、その苦しみを作っている現実が空想の現実化だったとしたらどうでしょう。そこに気づけば苦しみを捨て去ることが出来るかもしれません。簡単なことではないでしょう。それこそ頭で分かったとしても、実際は社会のルールの中で生きている以上、人工的であったとしても現実に違いない部分はあります。でも考えてみて下さい、日本の常識は海外の常識ではありません。日本の外に出ているとまるで違う常識の中で人々は生きています。であれば、日本を出ることも選択肢の一つではないでしょうか。日本という括りの中でも、県が違うだけでも常識は違います。北海道（蝦夷）と沖縄（琉球）はもともと違う国であり、違う文化圏でした。私たちは皆同じではありません。皆違います。同じ人間はいません。貴方は貴方しかいませんし、そこに価値があります。自分の体と会話し、心と体を寄り添わせ、自分の素晴らしさや心地よさに気づいて下さい。自分が快適でいられる場所は体が教えてくれます。

稚拙な文章しか書けない自分の能力に限界を感じながらも、これもまた自分として私は受けいれて書き終えます。本書を執筆するにあたり、最後まで根気よく待っていただいた編集者の原田さん、家族のみんな、会社の仲間に感謝します。少しでもヨガの叡智によって、身体心理学の知恵によって救われる方が増えますように、心から皆様の幸せを祈っております。

そして知恵を授けてくれた先人、ヨガの師匠に感謝いたします。ナマステ。

２０２３年９月

中村尚人

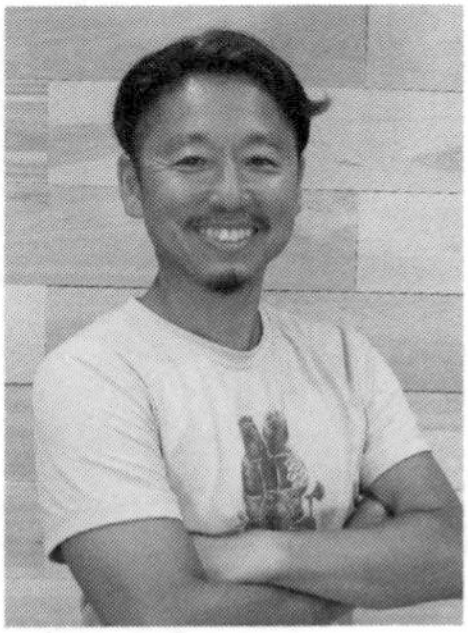

著者紹介

中村尚人（なかむら なおと）

理学療法士、ヨガインストラクター

1999年より理学療法士として大学病院から在宅まで12年間幅広く臨床を経験。その中でヨガと出会う。ヨガの解剖学の第一人者として、2008年からアンダーザライトヨガスクールにて解剖学講座を担当。日本最大のヨガイベント Yoga Fest、オーガニックライフ東京には毎年招聘されている。未病の重要性に気づき予防医学の実現のために医療業界を飛び出し株式会社P3を設立。八王子に studio TAKT EIGHT、全国に予防運動ジム UPRIGHT を設立。また解剖学の視点からアーサナを指導する「アーサナアナトミカルアプローチ」を展開し、安全なヨガ指導を啓蒙している。

株式会社P3代表取締役
E-RYT500
S-VIYASA YTIC 修了
YogaSynergy Level4 teacher

モデル紹介

sammy（島田雅美　しまだ まさみ）

ヨガインストラクター、
俳優

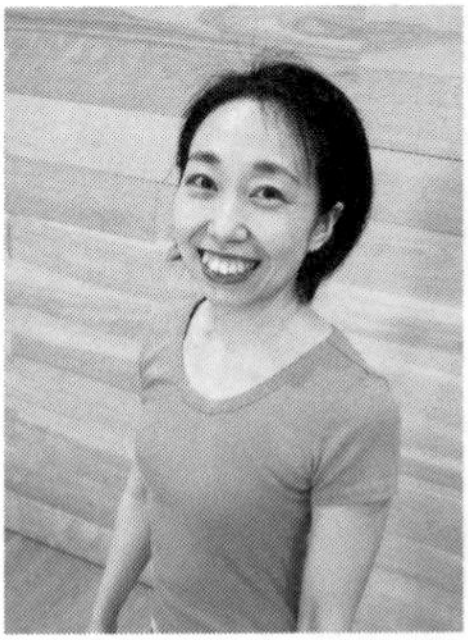

舞台俳優の経験から、心や身体と向き合ううちに yoga に辿り着き、アンダーザライトヨガスクールにて RYT200 を取得。
現在は千葉や都内のヨガスタジオを中心にフリーで活動中。
精油を用いたヨガクラスにも定評があり、アロマテラピーの講演なども行っている。
また、“大人でも側弯症は改善する”を身をもって実証すべく中村氏 考案の運動療法【側弯トレーニング®】を実践している。

衣装協力：【easyoga（イージーヨガ）】
【People Tree(ピープルツリー)】

装幀：梅村昇史
本文デザイン：中島啓子

ヨガだからできる 幸福感の高め方

感覚をチューンナップ 体と心を踊らせる！

2023 年 10 月 10 日　初版第 1 刷発行

著　　者　中村 尚人
発 行 者　東口 敏郎
発 行 所　株式会社ＢＡＢジャパン
〒 151-0073 東京都渋谷区笹塚 1-30-11 ４・５F
TEL　03-3469-0135　FAX　03-3469-0162
URL　http://www.bab.co.jp/
E-mail　shop@bab.co.jp
郵便振替 00140-7-116767
印刷・製本　中央精版印刷株式会社

ISBN978-4-8142-0575-2　C2077

基礎知識から応用まで、ヨガをより深く学ぶ！

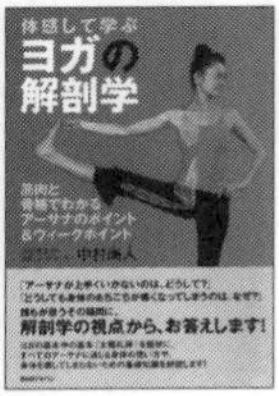

筋肉と骨格でわかる、アーサナのポイント&ウィークポイント

書籍　体感して学ぶ ヨガの解剖学

誰もが思うその疑問に、解剖学の視点からお答えします！本書では、ヨガの基本中の基本「太陽礼拝」のポーズを題材に、すべてのヨガのアーサナに通じる身体の使い方や、身体を壊してしまわないための基礎知識を解説します。

●著者：中村尚人　●判型：四六判　●頁数：228 頁　●本体 1,600 円＋税

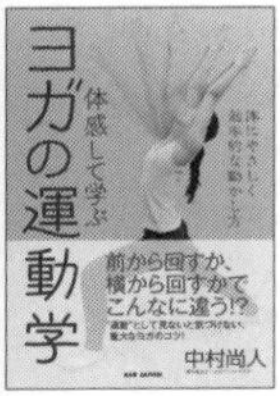

体にやさしく効率的な動かし方

書籍　体感して学ぶ ヨガの運動学

脊柱をきれいに、自由に動かすには？首を動かす時の負担、可動域は“舌の置き所”によって全然違う⁉ 肩に負担をかけない、手の着き方は？体を痛めないためにも、ヨガの効果を高めるためにも、ぜひとも知っておきたい、“ちょっとしたコツ”をわかりやすく解説！

●著者：中村尚人　●判型：四六判　●頁数：200 頁　●本体 1,400 円＋税

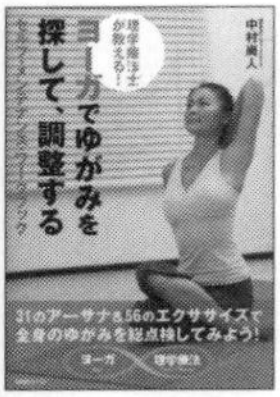

理学療法士が教える！

書籍　ヨーガでゆがみを探して、調整する

セルフ・メンテナンスのためのメニューをヨガインストラクターの理学療法士が提案！①ヨーガで身体をチェック ②呼吸をチェック ③生活習慣をチェック ④自分のゆがみとその原因を確認 ⑤エクササイズで、ゆがみを調整！誰でも、自分で、身体のゆがみを直せるヨガの活用法。

●著者：中村尚人　●判型：B5 判　●頁数：149 頁　●本体 1,600 円＋税

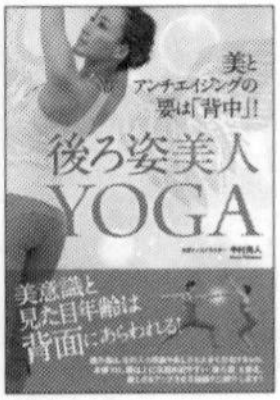

美とアンチエイジングの要は「背中」！

書籍　後ろ姿美人 YOGA

美意識と見た目年齢は背面にあらわれる！どこから見てもきれいなボディラインに！後ろ姿は、その人の印象や美しさを大きく左右するもの。本書では、顔以上に年齢の出やすい「後ろ姿」を整え、美しさをアップさせる秘訣をご紹介します！

●著者：中村尚人　●判型：四六判　●頁数：184 頁　●本体 1,400 円＋税

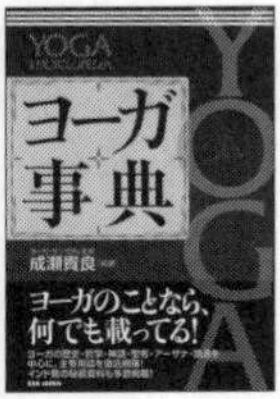

18年の歳月をかけてまとめられたヨーガ用語がここに集約！

書籍　ヨーガ事典

ヨーガのことなら、何でも載ってる！18 年の歳月をかけてまとめられた、日本初のヨーガ事典。この 1 冊でヨーガの歴史・哲学・神話・聖者・アーサナ・語源を中心に、主要用語を徹底網羅！インド発の秘蔵資料も多数掲載！ヨーガティーチャー必携、ヨーガをより深く知るための座右の書。

●著者：成瀬貴良　●判型：A5 判　●頁数：486 頁　●本体 3,800 円＋税